"十二五"职业教育国家规划立项教材

新编全国旅游中等职业教育系列教材

# 食品营养与卫生

SHIPIN YINGYANG YU WEISHENG

吴芳宁◎主编　高金兰◎副主编

U0241841

北京·旅游教育出版社

# 出版说明

结合《现代职业教育体系建设规划(2014—2020年)》的指导意见和《教育部关于"十二五"职业教育教材建设的若干意见》的要求，我社组织旅游职业院校专家和老师编写了"新编全国旅游中等职业教育系列教材"。这是一套体现最新精神的、具有普遍适用性的中职旅游专业规划教材。

该系列教材具有如下特点：

(1)编写宗旨上：构建了以项目为导向、以工作任务为载体、以职业生涯发展路线为整体脉络的课程体系，重点培养学生的职业能力，使学生获得继续学习的能力，能够考取相关技术等级证书或职业资格证书，为旅游业的繁荣和发展输送学以致用、爱岗敬业、脚踏实地的高素质从业者。

(2)体例安排上：严格按教育部公布的《中等职教学校专业教学标准(试行)》中相关专业教学要求，结合中等职业教育规范以及中职学生的认知能力设计体例与结构框架，组织具有丰富教学经验和实际工作经验的专家，按项目教学、任务教学、案例教学等方式设计框架、编写教材。

(3)内容组织上：根据各门课程的特点和需要，除了有正文的系统讲解，还设有案例分析、知识拓展、课后练习等延伸内容，便于学生开阔视野，提升实践能力。

旅游教育出版社一直以"服务旅游业，推动旅游教育事业的发展"为宗旨，与全国旅游教育专家共同开发了各层次旅游及相关专业教材，得到广大旅游院校师生的好评。在将这套精心打造的教材奉献给广大读者之际，深切地希望广大教师学生能一如既往地支持我们，及时反馈宝贵意见和建议。

旅游教育出版社

# 前　言

随着我国社会经济的飞速发展,人民生活水平的不断提高,饮食营养健康与食品卫生安全成了全社会关注的核心问题。为了满足全民对科学饮食、合理营养的需求,提高我国酒店餐饮行业从业人员的营养知识及食品卫生安全常识,特别编写了这本《食品营养与卫生》。

本书主要内容为:营养学基础知识,六大营养素的特点及对人体的生理功能,人体热能的来源及各类营养素的推荐摄入量;各类食品原料营养价值;平衡膳食与合理营养的基本要求;不同人群的营养需求和膳食特点;强化食品与保健食品的概念、功能和安全性;食品污染及其预防、食物中毒的特点及预防;餐饮从业人员必须掌握的食品卫生要求及食品卫生监督管理等。本书知识丰富全面,富有专业特点,信息量大,既有基本理论知识、数据图表,又有生活案例分析、新知识链接等,每章后还附有内容小结及各类练习题。本书适合作为中等职业技术学校酒店专业及相关餐饮专业的教材,具有较强的专业性和实用性。

本书由餐饮行业专家、职业院校专业教师共同编写,他们或有丰富的企业实践经验,或有丰富的专业教学经验。本书主编吴芳宁(陕西省旅游学校烹饪专业高级讲师),副主编高金兰(北京工贸技师学院烹饪系高级讲师)。各章编撰工作分工如下:吴芳宁编写第四章、第五章、第六章、第七章;高金兰编写第二章;苏立(中国全聚德(集团)股份有限公司)编写第三章;王文媛(北京工贸技师学院烹饪系高级讲师)编写第一章。田晶(陕西省旅游学校烹饪专业教师)负责各章课后练习题的编制。在此对参与本次教材编写的各位专家和老师表示深深的感谢。

由于本次教材编写时间紧张,编者水平有限,难免有不足之处,欢迎读者提出宝贵意见和建议,专家学者给予批评指正。

编者
2016 年 8 月

# 目  录

# 第一章 人体需要的营养素和热能

**本章概览**

通过本章的学习,掌握营养、营养素、食物特殊动力作用、必需氨基酸、蛋白质的互补作用、必需脂肪酸、膳食纤维等概念。掌握各种营养素的生理功能及矿物质、维生素的相应缺乏症状,三大产热营养素的作用机理及热能计算等。

**案例导入**

白云幼儿园午饭时间,保育员为每个孩子都分好了饭菜,孩子们开始吃饭。只见宋沈缘一手托着腮帮子,两眼在发呆。老师上前提醒他吃饭后,他便吃了一会儿。过了没有多久,就有小朋友过来说:"老师,宋沈缘把饭都弄到我碗里来了。"老师发现他把不喜欢吃的肉和饭都弄到别的小朋友碗里了。下午的加餐是面条。宋沈缘听说是吃面条,起床穿衣、叠被子、洗手的时间都比以前快了。他很快吃了起来。没过多久,他就叫道:"老师,我还要!"结果他一共吃了两碗半。

请同学们分析,这位小朋友的饮食习惯是否能满足儿童生长发育的营养需求?为什么?

## 第一节 营养和营养素

### 一、营养的基本概念

1.营养的概念

营养是指食物中对人体有生理价值的有效物质被人体摄取、利用,以满足机体生理需要的生物学过程。

2.营养素的概念

营养素是人类为了维持正常的生理功能,满足劳动、日常生活及工作的需要必须从食物中摄取的能供给人体营养的有效成分。

## 二、人体需要的营养素

研究表明,人体必须从食品中获得的营养素有 40 多种(见表 1-1),主要分为宏量营养素、微量营养素、其他膳食成分及其他活性物质。其中蛋白质、脂肪、碳水化合物这三种营养素人体需要量大,属大分子有机化合物,是人体的能量来源,也称为三大产能营养素。

### 表 1-1　人体必需营养素分类

| 氨基酸 | 脂肪酸 | 碳水化合物 | 常量元素 | 微量元素 | 维生素 |
|--------|--------|-----------|---------|---------|--------|
| 异亮氨酸 | 亚油酸 | 淀粉 | 钙 | 铁 | 维生素 A |
| 亮氨酸 | 亚麻酸 | 葡萄糖 | 磷 | 锌 | 维生素 B |
| 赖氨酸 | 花生四烯酸 | 果糖 | 钾 | 碘 | 维生素 E |
| 蛋氨酸 | | 麦芽糖 | 钠 | 硒 | 维生素 K |
| 苯丙氨酸 | | 乳糖 | 镁 | 铜 | 维生素 $B_1$ |
| 苏氨酸 | | | 硫 | 钼 | 维生素 $B_2$ |
| 色氨酸 | | | 氯 | 钴 | 维生素 $B_6$ |
| 缬氨酸 | | | | | 烟酸、叶酸 |
| 组氨酸 | | | | | 维生素 $B_{12}$ |
| | | | | | 生物碱 |
| | | | | | 维生素 C |

资料来源:葛可佑.中国营养科学全书[M].北京:人民卫生出版社,2006.

1.宏量营养素

蛋白质、脂类、碳水化合物——生热营养素,大分子物质。

2.微量营养素

矿物质(无机盐)、维生素——人体不能合成,低分子物质。

3.其他膳食成分

水、膳食纤维。

4.其他活性物质

有些为膳食非必要成分。

### 视野拓展

人体所需要的各种营养素,都需要从饮食中获得。然而一种食品不可能包含所有的营养素,因此人体需要从多种食品中获取足够和平衡的各种营养素,这就要求我们必须科学地安排每日膳食，以提供数量及质量适宜的营养素。

# 第二节　碳水化合物

## 一、碳水化合物的组成

碳水化合物又称糖类，是由一定比例的C(碳)、H(氢)、O(氧)三种元素组成，其中H和O的比例恰好与水相同为2：1，故称此类化合物为碳水化合物，这一名称一直沿用至今。碳水化合物是自然界存在最多、分布最广的一类重要的有机化合物，也是人类摄取能量最经济和最主要的来源。

## 二、碳水化合物的分类

根据糖类的分子结构和组成不同，可分为单糖、双糖、寡糖和多糖4类。

### (一)单糖

1.葡萄糖

主要存在于各种植物性食物中。人体利用的葡萄糖主要由淀粉水解而来，此外还来自蔗糖、乳糖等的水解。葡萄糖不需要经过消化过程就能直接被人体小肠壁吸收，是为人体提供能量的主要原料。血液中的葡萄糖即血糖浓度保持恒定具有极其重要的生理意义。

2.果糖

果糖是自然界中最甜的糖，主要存在于蜂蜜和水果中。食物中的果糖在体内吸收可转化为肝糖原，然后分解为葡萄糖。

3.半乳糖

半乳糖是双糖中的乳糖分解后，一半转变为葡萄糖，一半转变为半乳糖。半乳糖在人体内可转变为肝糖原被利用，又是构成神经组织的重要成分。

食物中单糖的来源和作用见表1-2。

表1-2　食物中单糖的来源和作用

| 单糖种类 | 食物来源 | 作用 |
| --- | --- | --- |
| 葡萄糖 | 主要存在于植物性原料中，一般水果中含量最为丰富，如柑橘、西瓜、葡萄等 | 人体血糖的主要构成成分，在体内氧化可释放能量供机体利用 |

续表

| 单糖种类 | 食物来源 | 作用 |
|---|---|---|
| 果糖 | 主要存在于蜂蜜和水果中 | 果糖在人体内转变为肝糖原,然后分解成葡萄糖被人体吸收 |
| 半乳糖 | 半乳糖很少以单糖形式存在于食品中 | 半乳糖是构成神经组织的重要成分,它在人体内转变成肝糖原后被利用 |

资料来源:食物营养成分 http://yingyang.911cha.com/

**(二)双糖**

双糖是由两分子单糖缩合而成。双糖味甜,多为结晶体,易溶于水,不能直接被人体吸收。蔗糖、乳糖、麦芽糖为天然食物中常见的双糖。

1.蔗糖

蔗糖是由一分子葡萄糖与一分子单糖脱水缩合而成的,在甘蔗和甜菜中含量特别丰富,我们日常生活中用的红糖、白糖均为蔗糖。

2.麦芽糖

麦芽糖是由两分子葡萄糖缩合而成,在各种谷类种子发出的芽中含量较多,以麦芽中含量最高,所以叫麦芽糖。淀粉在酶的作用下可降解生成大量的麦芽糖。

3.乳糖

乳糖是由一分子葡萄糖与一分子半乳糖缩合而成的。乳糖主要存在于乳类乳制品中。乳糖在肠道中吸收较慢,它有利于乳酸菌的生长繁殖。

**视野拓展**

## 乳糖不耐症

乳糖不耐症是指人体不能分解并代谢乳糖(一种糖类,常见于牛奶及其他乳制品中),这是由于肠道内缺乏所需的乳糖酶,或者是由于乳糖酶的活性已减弱而造成的。据估计,全球有75%的成年人体内乳糖酶的活性有减弱的迹象。该症状发生的概率在北欧为5%,而在一些亚洲及非洲国家则超过90%。乳糖不耐症就是缺乏乳糖酶或其活性不足所造成的状态,这种酶是用来消化乳糖的。此类病症在亚洲及非洲很常见。

### （三）寡糖

寡糖又称低聚糖，是由 3~10 个单糖构成的一类小分子多糖，比较重要的寡糖是存在于豆类食品中的棉籽糖和水苏糖，前者是由葡萄糖、果糖和半乳糖构成的三糖，后者是在棉籽糖的基础上加上半乳糖缩合而成的四糖。这两种糖都不能被肠道消化酶分解，但可被肠道中的细菌代谢产生气体和其他的产物，引起人体胀气。

### （四）多糖

多糖是由 10 个以上单糖脱水结合而成的大分子化合物。营养学上比较重要的多糖有淀粉、膳食纤维和糖原。

#### 1.淀粉

淀粉主要贮存在植物细胞中，是当今中国居民膳食中最主要的热能来源。淀粉是葡萄糖的高聚体，在餐饮业又称芡粉，水解到二糖阶段为麦芽糖，完全水解后得到葡萄糖。根据结构不同淀粉有直链淀粉和支链淀粉两类。淀粉是植物体中贮存的养分，贮存在种子和块茎中，杂豆如红、绿小豆中淀粉的含量也较丰富。

#### 2.膳食纤维

膳食纤维是指不能被人体利用（不能被人体消化酶所消化，而且人体不能吸收）的非淀粉多糖物质。有时也可以把非消化性多糖类和植物细胞壁成分木质素统称为膳食纤维。按其在水中的溶解性能大致可分为不溶性食物纤维和可溶性食物纤维两大类。

膳食纤维对人体的生理功能：

（1）膳食纤维刺激肠道蠕动，可减少有害物质与肠壁的接触时间，尤其是果胶类吸水浸涨后，利于粪便排出，从而有效地预防便秘、直肠癌、痔疮及下肢静脉曲张。

（2）可以促进胆汁酸的排泄，抑制血清胆固醇及甘油三酯的上升，降低人的血浆胆固醇水平，可预防动脉粥样硬化和冠心病等心血管疾病的发生。

（3）减少胆汁酸的重吸收，预防胆结石的形成。不溶性膳食纤维能促进人体胃肠吸收水分，延缓葡萄糖的吸收，延缓胃排空速率，延缓淀粉在小肠内的消化速度，同时使人产生饱腹感，对肥胖病人进食有利，可作为减肥食品。

（4）能改善神经末梢对胰岛素的感受性，降低对胰岛素的要求，改善耐糖量，可调节糖尿病人的血糖水平，可作为糖尿病人的食品。

（5）能改善肠道菌群，增加结肠发酵率，发酵产生的短链脂肪酸使肠道有益菌群的增加，有助于正常消化和增加排便量，预防肠癌、阑尾炎等。

但必须值得注意的是，膳食纤维也不能食用过多，否则会影响其他营养素的消化和吸收（如蛋白质的消化和钙、铁的吸收等）。

3.糖原

糖原存在于人和动物体内,由肝脏和肌肉合成和贮存。糖原是一种含有多个葡萄糖分子构成的动物多糖,肝脏中的糖原可分解为葡萄糖以维持正常的血糖浓度,肌肉中的糖原可提供肌体运动所需要的能量。

## 三、碳水化合物的生理功能

### (一)提供能量

碳水化合物是人类获取能量的最经济、最主要和最安全的来源,所有的碳水化合物在体内消化后,主要以葡萄糖的形式被吸收,并迅速氧化给机体提供能量,氧化的最终产物为二氧化碳和水。1g葡萄糖可以产生4kcal(16.71kJ)的能量。脑组织、骨骼肌和心肌活动都只能靠碳水化合物供给能量。

### (二)构成机体的重要物质

碳水化合物是构成机体的重要物质,并参与细胞的多种活动。糖脂是细胞膜与神经组织的结构成分,对维持神经组织系统的机能活动有特别作用。糖蛋白是一些具有重要生理功能的物质,如抗体、酶和激素的组分。核糖及脱氧核糖是核酸的重要组分。

### (三)节约蛋白质作用

当碳水化合物供应不足时,机体为了满足自身对葡萄糖的需要,将通过糖原异生作用将蛋白质转化成葡萄糖,从而满足人体对能量的需求。碳水化合物是机体最直接、最经济的能量来源,若食物能提供足量的可利用碳水化合物时,人体首先利用它作为能量来源,从而避免蛋白质通过糖原异生作用将蛋白质转化成葡萄糖,使更多的蛋白质参与组织构成等更重要的生理功能。

### (四)解毒作用

肝脏中的糖原贮备充足时,对某些化学毒物(如四氯化碳、酒精、砷等)和各种致病微生物产生的毒素有较强的解毒能力。

### (五)增加胃的充盈感

摄入含碳水化合物丰富的食物,容易增加胃的充盈感。特别是缓慢吸收和抗消化的碳水化合物,充盈感的时间会更长。

### (六)增强肠道功能

非淀粉多糖类,如纤维素和果胶、抗性淀粉、功能性低聚糖等抗消化的碳水化合物,能刺激肠道蠕动,有助于正常消化和增加排便量。

## 四、碳水化合物的食物来源及供给量

碳水化合物的主要食物来源是谷类和根茎类食品,如水稻、小麦、玉米、大麦、燕麦、高粱、土豆、山药等。此外蔬菜和水果中含有少量的单糖，也是纤维素和果胶的主要来源。

碳水化合物的供给量一般认为占总能量摄入量的55%~65%。

常见食物碳水化合物含量见表1-3。

表1-3　常见食物碳水化合物含量（以每100g可食部计）

单位:g

| 食物种类 | 碳水化合物含量 | 食物种类 | 碳水化合物含量 |
|---|---|---|---|
| 大米 | 76.6 | 绿豆 | 58.8 |
| 标准粉 | 74.6 | 土豆 | 16.6 |
| 高粱面 | 70.6 | 甜薯 | 29.5 |
| 玉米 | 72.2 | 芋头 | 17.5 |
| 豌豆 | 57.0 | 干莲子 | 61.8 |
| 黄豆 | 25.3 | 板栗 | 39.9 |
| 赤豆 | 60.7 | 花生仁 | 22.1 |

资料来源:杨月欣.中国食物成分表(2004)[M].北京:北京大学医学出版社,2005.

### 视野拓展

## 人体内必不可少的物质——膳食纤维

膳食纤维是一般不易被消化的食物营养素,主要来自植物的细胞壁,包含纤维素、半纤维素、树脂、果胶及木质素等。膳食纤维是健康饮食不可缺少的物质,膳食纤维在保持消化系统健康上扮演着重要的角色,同时摄取足够的膳食纤维也可以预防心血管疾病、癌症、糖尿病以及其他疾病。膳食纤维可以清洁消化壁和增强消化功能,膳食纤维同时可稀释和加速食物中的致癌物质和有毒物质的移除,保护脆弱的消化道和预防结肠癌。膳食纤维可减缓消化速度和最快速排泄胆固醇,所以可让血液中的血糖和胆固醇控制在最理想的水平。

# 第三节　蛋白质

## 一、蛋白质的组成特点

### （一）构成元素

蛋白质是由 C（碳）、H（氢）、O（氧）、N（氮）组成，一般蛋白质可能还会含有 P（磷）、S（硫）、Fe（铁）、Zn（锌）、Cu（铜）、B（硼）、Mn（锰）、I（碘）、Mo（钼）等。一切蛋白质都含 N（氮）元素，且各种蛋白质的含氮量很接近，平均为 16%。其中氮元素是蛋白质组成上的特征，碳水化合物和脂肪都不含氮，仅含有碳、氢、氧三种元素，所以蛋白质是人体氮元素的唯一来源，碳水化合物和脂肪都不能代替蛋白质。蛋白质的组成见图 1-1。

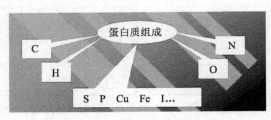

图 1-1　蛋白质的组成

人体需要不同种类的蛋白质。组成蛋白质的基本单位是氨基酸。20 多种氨基酸的联合作用构成了蛋白质的主要生理功能。

### （二）蛋白质基本组成单位——氨基酸

目前已发现 300 多种天然的氨基酸，其中构成蛋白质的主要有 20 多种。氨基酸是组成蛋白质的基本单位，也是蛋白质消化分解的最终产物。

1.氨基酸分类

氨基酸根据其营养学上的作用可分为必需氨基酸和非必需氨基酸两大类。

（1）必需氨基酸是指人体内不能合成或合成的速度不能满足机体的需要，必须每天由食物蛋白质供给的氨基酸。成年人的必需氨基酸有 8 种：亮氨酸、异亮氨酸、赖氨酸、蛋氨酸（甲硫氨酸）、苯丙氨酸、苏氨酸、色氨酸和缬氨酸。此外，对婴儿来说，组氨酸也是必需氨基酸。

（2）非必需氨基酸是指在人体内能够合成，或者可以由其他氨基酸转化而成，不必由食物蛋白质供给的氨基酸。非必需氨基酸有甘氨酸、丙氨酸、谷氨酸、酪氨酸、胱氨酸、丝氨酸、半胱氨酸、脯氨酸、羟脯氨酸、门冬氨酸、精氨酸和羟谷氨酸。从营养学观点来看,非必需氨基酸均是机体构造材料,而必需氨基酸则是食物蛋白质营养价值的关键成分。

常见食品的必需氨基酸含量见表1-4。

表 1-4　常见食品的必需氨基酸含量(以每100g可食部计)

单位:mg

| 氨基酸 | 鸡蛋 | 牛奶 | 猪肉(瘦) | 大豆 | 粳米 | 面粉 |
|---|---|---|---|---|---|---|
| 苏氨酸 | 664 | 142 | 1019 | 1615 | 280 | 328 |
| 缬氨酸 | 866 | 215 | 1134 | 1823 | 394 | 454 |
| 色氨酸 | 204 | 42 | 268 | 462 | 122 | 122 |
| 赖氨酸 | 715 | 237 | 1629 | 2293 | 255 | 262 |
| 蛋氨酸 | 433 | 88 | 557 | 409 | 125 | 151 |
| 苯丙氨酸 | 715 | 150 | 805 | 1800 | 344 | 478 |
| 异亮氨酸 | 639 | 145 | 857 | 1907 | 257 | 384 |
| 亮氨酸 | 1175 | 305 | 1629 | 3631 | 610 | 763 |

资料来源:杨月欣.中国食物成分表(2004)[M].北京:北京大学医学出版社,2005.

人体内的酪氨酸可由苯丙氨酸转变而成,半胱氨酸可由蛋氨酸转变而成,在特殊生理条件下,某些非必需氨基酸人体不能及时合成,如精氨酸、脯氨酸、甘氨酸及上述的胱氨酸和酪氨酸,所以也有人称这些氨基酸为条件必需氨基酸。

2.氨基酸模式

人体对必需氨基酸的需要量随年龄的增长而不断下降。婴儿和儿童对蛋白质和必需氨基酸的需要比成人高,主要是用以满足其生长、发育的需要。

人体对必需氨基酸不仅有数量上的需要,而且还有比例上的要求。所以,为了保证人体合理营养的需要,一方面要充分满足人体对必需氨基酸所需要的数量,另一方面还必须注意各种必需氨基酸之间的比例。各种必需氨基酸之间的相互比例也可以称为氨基酸构成比例或相互比值,亦有人称为氨基酸模式。

如果膳食中蛋白质的氨基酸构成比例与机体的需要不相符合,一种必需氨基酸的数量不足,其他氨基酸也不能充分利用,蛋白质合成就不能顺利进行。一种必需氨基酸过多,也同样会对其他氨基酸的利用产生影响。所以当必需氨基酸供给不足或不平衡时,蛋白质合成减少,也会出现类似蛋白质缺乏的症状。

3.限制性氨基酸

当食物蛋白质中某一种或几种必需氨基酸含量不足或缺乏时,能够限制其他氨基酸的利用,这些必需氨基酸就称为限制性氨基酸。其中含量最低的是第一限制性氨基酸,且根据其缺乏程度类推。一般赖氨酸是谷类蛋白质的第一限制性氨基酸,蛋氨酸则是大豆、花生蛋白质的第一限制性氨基酸。此外,小麦、大麦、燕麦和大米还缺乏苏氨酸,玉米缺乏色氨酸,分别是第二限制性氨基酸。所以,限制性氨基酸是某些食物蛋白质营养价值高低的关键。

## 二、蛋白质的类型

### (一)蛋白质的分类

在营养学上,常按蛋白质的营养价值进行分类,可分为三类。

1.完全蛋白质

完全蛋白质也称优质蛋白质,是指所含的必需氨基酸种类齐全、数量充足、比例适当,不仅可以促进人体的生长发育,还具有维持生命和健康的作用,如乳类中的酪蛋白、乳白蛋白,蛋类中的卵白蛋白、卵黄磷蛋白,肉类中的白蛋白、肌蛋白,大豆中的大豆蛋白,小麦中的麦谷蛋白,玉米中的谷蛋白等。

2.半完全蛋白质

半完全蛋白质是指所含的必需氨基酸种类齐全但有一种或几种数量不足、相互间比例不平衡的蛋白质。作为唯一蛋白质来源时,只能维持身体健康,不能促进生长发育,如小麦、大麦中的麦胶蛋白。

3.不完全蛋白质

不完全蛋白质是指所含的必需氨基酸种类不齐全、数量不充足的蛋白质,作为唯一蛋白质来源时,既不能维持生命,也不能促进生长发育。如动物结缔组织和肉皮中的胶原蛋白,豌豆中的豆球蛋白,玉米中的玉米胶蛋白等。

### (二)蛋白质的互补作用

1.互补作用的概念

将两种或多种不同的食物适当搭配,其各自所缺少的必需氨基酸得以相互补偿,达到较好的比例,从而提高蛋白质的总体营养价值,就称为蛋白质的互补作用。

2.互补作用的原则

为了充分发挥食物蛋白质的互补作用,在搭配食物时应遵循以下几个原则:

一是异性蛋白质之间有互补作用,或互补作用强。即食物的生物学种属越远越好,如荤素搭配,谷、豆、菜混食等,搭配的种类越多越好。

二是同性之间无互补作用,或互补作用弱。

三是食用的时间越近越好,最好同一餐食用。

在日常生活中,一般采取荤素搭配、粮菜兼食、谷豆混食、粗粮细做等措施提高混合食物的营养价值。蛋白质互补在食物调配、原料选择及提高蛋白质的生物价等方面有重要的实际意义。

食品混合前后的蛋白质生物价见表1-5。

表1-5　食物混合前后的蛋白质生物价

| 混合食物的蛋白质的比例(%) | 混合前生物价 | 混合后生物价 |
|---|---|---|
| 小麦　40 | 67 | |
| 玉米　40 | 60 | 70 |
| 大豆　20 | 64 | |
| 大豆　33 | 64 | 77 |
| 小麦　67 | 67 | |
| 大豆　20 | 64 | |
| 玉米　40 | 60 | 73 |
| 小米　40 | 57 | |

资料来源:杨月欣.中国食物成分表(2004)[M].北京:北京大学医学出版社,2005.

## 三、蛋白质的营养价值评价

食物中蛋白质营养价值的高低,主要取决于其所含必需氨基酸的种类、含量及其相互比例是否与人体内的蛋白质相似。评定一种食物中蛋白质营养价值的高低,通常从以下几方面考虑:蛋白质的含量,蛋白质种类,蛋白质的消化率和蛋白质的生物价。

### (一)蛋白质的含量

食品中蛋白质含量的多少是评价其营养价值的基础。蛋白质的含量虽然不能决定一种食品蛋白质营养价值的高低,但其含量太低时无法发挥蛋白质的应有作用。

常见食品蛋白质含量见表1-6。

表 1-6　常见食物蛋白质含量（以每 100g 可食部计）

单位:g

| 食物名称 | 蛋白质含量 | 食物名称 | 蛋白质含量 |
|---|---|---|---|
| 猪肉 | 13.8~18.5 | 大豆 | 39.2 |
| 牛肉 | 15.8~21.7 | 面粉 | 11 |
| 羊肉 | 14.3~18.7 | 红薯 | 1.3 |
| 鸡肉 | 21.5 | 大白菜 | 1.1 |
| 鲤鱼 | 18.1 | 花生 | 25.8 |
| 鸡蛋 | 13.4 | 稻米 | 8.5 |
| 牛奶 | 3.3 | 小米 | 9.7 |

资料来源:杨月欣.中国食物成分表(2004)[M].北京:北京大学医学出版社,2005.

### （二）蛋白质的种类

完全蛋白质的营养价值因其所含的人体所需的必需氨基酸的种类、数量、比例等与人体所需相同,所以它的营养价值就高;半完全蛋白质,因其所含的人体所需的必需氨基酸的种类、数量、比例等与人体所需相差较多,其营养价值低于完全蛋白质;不完全蛋白质所含的人体所需的必需氨基酸的种类、数量、比例等与人体所需相差甚远,所以其营养价值更低。因此食物中含有的完全蛋白质越多,其营养价值就越高,以此类推,半完全蛋白质营养价值次之,不完全蛋白质的营养价值最低。

### （三）蛋白质的消化率

蛋白质的消化率是指一种食物蛋白质可被消化酶分解、吸收的程度,通常以蛋白质中被消化吸收的氮的数量与该种蛋白质的含氮总量的比值来表示。蛋白质的消化率越高,则被机体吸收利用的可能性越大,营养价值也越高。有许多因素可以影响食物中蛋白质的消化率,如食物的属性、烹调加工的方法和人体自身的因素等。一般植物性食品中蛋白质的消化率要比动物性食品蛋白质的消化率低。有的食物中含有蛋白质酶抑制剂,如大豆中的胰蛋白酶抑制剂、蛋清中的抗生物素等,都可降低蛋白质的消化率。

### （四）蛋白质的生物价

生物价是反映食物蛋白质消化吸收后被机体利用程度的指标,是评定食物蛋白质营养价值高低的常用方法。蛋白质消化率越高被机体利用的可能性就越大。影响蛋白质消化率的因素有很多,一般认为植物性食物中的蛋白质由于被纤维素所包围,与体内消化酶不易接触,除大豆及其制品以外,植物蛋白质消化率较动物性食品低。生物价越高,说明蛋白质被机体利用的程度越高,营养价值也越高。

## 四、蛋白质的生理功能

### (一)构成、修补和更新机体组织

蛋白质是构成人体细胞的重要成分,占人体总重量的 16%～19%,人体各种器官组织主要都是由蛋白质构成,如人体的脑、神经、肌肉、内脏、血液、头发等,身体的生长发育、衰老组织的更新、损伤后组织的修补等都离不开蛋白质,蛋白质在体内新陈代谢,同时又不断地修复和更新。如果缺乏蛋白质,就会影响组织细胞的正常生命活动,机体也就无法进行正常的生长发育。

### (二)构成体内重要的生理活性物质

蛋白质也是构成酶和激素的主要成分,酶广泛参与人体各种各样的生命活动,如肌肉收缩、血液循环,能量转化等生命活动,参与机体代谢或机体功能活动的调节,如甲状腺激素能促进蛋白质的合成,胰岛素能调节糖代谢的速度等;作为运载工具参与机体内物质的运输,如血红蛋白参与氧的运输,脂蛋白参与脂肪的运输;作为抗体或细胞因子参与免疫调节,如免疫球蛋白的免疫作用;蛋白质还可作为肌纤维蛋白参与肌肉收缩,或作为胶原蛋白构成机体支架等。

### (三)参与调节和维持体内各种功能

如维持体液的胶体渗透压、酸碱平衡、水分在体内的正常分布。此外,遗传信息的传递及许多重要物质的转运都与蛋白质有关。

### (四)供给热能

食物蛋白质也是能量的一种来源,一般成人每日约有 18% 的能量来自蛋白质。但糖与脂肪可以代替蛋白质提供能量,1g 蛋白质在体内氧化产生 4kcal(16.7kJ)的热能。

## 五、食物来源及供给量

蛋白质广泛存在于动植物性食物中。蛋白质的良好食物来源有:肉类(如畜、禽、鱼类)、奶类(如鲜奶,奶粉)、蛋类、奶类及其制品,大豆及其制品等。一般来说,动物性蛋白质质量好,但因富含饱和脂肪酸和胆固醇,最好和利用率较低的植物性蛋白搭配互补。

成人一般蛋白质摄入量占膳食总热量的 10%～15%,成人按每 kg 体重每天摄入 0.80g 蛋白质较好。我国由于以植物性食物为主,蛋白质质量较差,所以每 kg 体重参考摄入量为 1.0～1.2g/kg。儿童、青少年因生长需要,蛋白质的摄入量可适量增加,以防止必需氨基酸的缺乏。

蛋白质营养不良有两种表现形式:一种是水肿型营养不良,即热能摄入基本满足而蛋白质严重不足;另一种是干瘦型营养不良,指蛋白质和热能摄入均长期不足。蛋白质缺乏在成人和儿童中都有发生,但处于生长阶段的儿童更为敏感,蛋白质缺乏会造成生长发育迟缓、体重下降、淡漠、易激怒、贫血以及患干瘦病或水肿病,并因为易感染而继发疾病。

要保证膳食中优质蛋白质比例,包括动物性蛋白质和大豆蛋白质,应占成人膳食蛋白质供给量 1/3 以上,儿童所占比例应更高,以防止蛋白质营养不良。如果膳食中优质蛋白质达到总摄入量的 40% 以上时,蛋白质的供应量可以减少。如果长期蛋白质摄入量过多,尤其是动物蛋白会同时摄入较多的动物脂肪和胆固醇,而且过多的动物蛋白还会造成含硫氨基酸摄入过多,加速骨骼中钙的流失,易产生骨质疏松。过多的蛋白质也会增加胃、肠、肝、肾的负担,蛋白质脱氨分解产生的氮及大量水分需经肾脏排出体外,若肾功能不好,则危害更大。

### 视野拓展
## 计算蛋白质最少需要量

蛋白质的需要量,因健康状态、年龄、体重等各种因素也会有所不同。身材越高大或年龄越小的人,需要的蛋白质越多。

以下数字是不同年龄的人所需蛋白质的指数。

| 年龄 | 1~3 | 4~6 | 7~10 | 11~14 | 15~18 | 19以上 |
|------|------|------|------|-------|-------|--------|
| 指数 | 1.80 | 1.49 | 1.21 | 0.99 | 0.88 | 0.79 |

其计算方法为:

先找出不同个人年龄段指数;再用此指数乘以对应个人的体重(kg);所得的答案就是不同个人一天所需要的蛋白质克数。

例如:体重 50kg,年龄 33 岁,其对应的指数是 0.79。

则蛋白质需要量为:0.79×50 = 39.5g。

这就是此人一天所需要的蛋白质的量。

一般来说,成年人轻体力劳动者平均一天之中蛋白质的需要量最少约是 45g,也就是一餐大约 15g。注意,早餐必须摄取充分的蛋白质。

适用于需要补充蛋白质的人群:孕妇和哺乳期妇女,工作压力大的都市白领,经常熬夜工作的人,年长的父母,生长发育期的少年儿童,手术康复者,高血压患者。

# 第四节　脂类

## 一、脂类的组成和类型

脂类是脂肪和类脂的总称。脂类主要含有碳、氢、氧 3 种元素;类脂包括磷脂、固醇、蜡质,在营养和食品中比较重要的有磷脂中的卵磷脂、脑磷脂,固醇中的胆固醇、植物固醇。食物中的脂类 95% 是甘油三酯,5% 是类脂。人体内贮存的脂类中,脂肪高达 99%。脂肪通常都是由甘油和脂肪酸组成。下面介绍脂肪酸。

脂肪酸的种类很多,目前已知存在于自然界中的脂肪酸有 40 种。

### (一)根据脂肪酸饱和程度分

(1)饱和脂肪酸。饱和脂肪酸是直链上不含双键的脂肪酸,如软脂酸、硬脂酸、花生酸和月桂酸等。通常 4~12 碳的脂肪酸都是饱和脂肪酸。饱和脂肪酸可增加肝脏合成胆固醇的速度,提高血胆固醇的浓度。摄取过多的饱和脂肪酸会增加引发冠心病的危险。

(2)单不饱和脂肪酸。单不饱和脂肪酸在降低血胆固醇、甘油三酯等方面与多不饱和脂肪酸相近,但不具有多不饱和脂肪酸潜在的不良作用,如促进机体脂质过氧化、促进化学致癌作用和抑制机体的免疫功能等。所以膳食中为了降低饱和脂肪酸,以单不饱和脂肪酸取代部分饱和脂肪酸有重要意义。

动物性食物脂肪的含量及脂肪酸组成比例比较见表 1-7。

表 1-7　动物性食物脂肪的含量及脂肪酸组成比例比较(以每 100g 可食部计)

单位:g

| 名称 | 脂肪 | 饱和脂肪酸 | 单不饱和脂肪酸 | 多不饱和脂肪酸 |
|------|------|-----------|--------------|--------------|
| 猪肉(后臀尖) | 30.8 | 10.81 | 3.4 | 3.6 |
| 牛肉(均值) | 4.2 | 2.0 | 1.7 | 0.2 |
| 羊肉(均值) | 14.1 | 6.2 | 4.9 | 1.8 |
| 驴肉(瘦) | 3.2 | 1.2 | 1.1 | 0.6 |
| 马肉 | 4.6 | 1.6 | 1.5 | 1.1 |

资料来源:杨月欣.中国食物成分表(2004)[M].北京:北京大学医学出版社,2005.

（3）多不饱和脂肪酸。多不饱和脂肪酸包括花生四烯酸、二十碳五烯酸、二十二碳六烯酸。这些多不饱和脂肪酸在人和哺乳动物组织细胞中一系列酶的催化下，可转变为前列腺素、血栓素及白三烯等重要衍生物，几乎参与所有的细胞代谢活动，具有特殊的营养功能。多不饱和脂肪酸对人体健康虽然有很多益处，但不可忽视其易产生脂质过氧化作用，对细胞和组织可造成一定的损伤。因此在考虑脂肪摄入量时，必须同时考虑饱和脂肪酸、多不饱和脂肪酸和单不饱和脂肪酸三者之间的合适比例。

**（二）按脂肪酸空间结构分**

（1）顺式脂肪酸。顺式脂肪酸其联结到双键两端碳原子上的两个氢原子都在链的同侧。天然食物中的油脂，其脂肪酸的结构多为顺式脂肪酸。

（2）反式脂肪酸。反式脂肪酸其联结到双键两端碳原子上的两个氢原子都在链的不同侧。人造黄油是植物油经氢化处理后制成的，植物油的双键与氧结合变成饱和键，其形态由液态变为固态，同时其结构也由顺式变为反式。研究表明，反式脂肪酸可以使血清低密度脂蛋白胆固醇升高，而使高密度脂蛋白胆固醇降低，因此有增加心血管疾病的危险性。

**（三）按人体的生理需要分**

（1）必需脂肪酸。必需脂肪酸为人体健康和生命所必需，但机体自身不能合成，必须依赖食物供应，它们都是不饱和脂肪酸。大多数植物种子都含有，即植物油类，认为它们是必需脂肪酸，目前比较肯定的必需脂肪酸有亚油酸、亚麻酸。其次深海鱼中所含的多不饱和脂肪酸，对人体健康也有诸多好处。必需脂肪酸不仅为营养所必需，而且与儿童生长发育和成长健康有关，更有降血脂、防治冠心病等治疗作用，且与智力发育、记忆等生理功能有一定关系。

（2）非必需脂肪酸。非必需脂肪酸是机体可以自行合成，不必依靠食物供应的脂肪酸，它包括饱和脂肪酸和一些单不饱和脂肪酸。

人们所需的脂肪酸有三类：多不饱和脂肪酸、单不饱和脂肪酸和饱和脂肪酸。我们常用的食用油通常都含人体需要的三种脂肪酸。

动物油、椰子油和棕榈油的主要成分是饱和脂肪酸，而多不饱和脂肪酸的含量很低。心脏病人舍弃动物性饱和油后，可从植物油中摄取植物性饱和油。

橄榄油、坚果油（即阿甘油）、菜籽油、玉米油、花生油的单不饱和脂肪酸含量较高，人体需要的三种脂肪酸中，以单不饱和脂肪酸的需要量最大，玉米油、橄榄油可作为这种脂肪酸的重要来源。

葵花籽油、粟米油、大豆油等植物油和海洋鱼类中含的脂肪多为多元不饱和脂肪酸。多元不饱和脂肪酸是这些食用油的主要成分，其他两种脂肪酸含量不多。三种脂肪酸中，多不饱和脂肪酸最不稳定，在油炸、油炒或油煎的高温下，最容易被氧化变成毒油。而偏偏多不饱和脂肪酸又是人体细胞膜的重要原料之一,在细胞膜内也有机会被氧化,被氧化后,细胞膜会丧失正常机能而使人生病。故即使不吃动物油而只吃植物油,吃得过量,也一样会增加患大肠乳癌、直肠癌、前列腺癌或其他疾病的机会。

常用食用油的脂肪含量和脂肪酸组成比例见表1-8。

表1-8  常用食用油的脂肪含量和脂肪酸组成比例表

| 食用油 | 脂肪含量（g/100g） | 组成（%） | | |
| --- | --- | --- | --- | --- |
| | | 饱和脂肪酸 | 单不饱和脂肪酸 | 多饱和脂肪酸 |
| 花生油 | 100.0 | 19.8 | 42.5 | 37.6 |
| 菜籽油 | 100.0 | 4.5 | 74.0 | 21.5 |
| 豆油 | 100.0 | 14.8 | 20.9 | 62.3 |
| 芝麻油 | 100.0 | 12.5 | 40.9 | 46.6 |
| 黄油 | 82.5 | 58.3 | 34.3 | 5.8 |
| 猪油 | 99.0 | 42.7 | 45.6 | 8.5 |

资料来源:杨月欣,王光亚,潘兴昌.中国食物成分表(2002)[M].北京:北京大学医学出版社,2002.

## 二、类脂

类脂是一种在某些理化性质上与脂肪相似的物质,主要包括磷脂、糖脂、固醇类和脂蛋白。在营养学上有特殊意义的是磷脂和固醇两类化合物。

### (一)磷脂

重要的磷脂有卵磷脂和脑磷脂。

1.卵磷脂

主要存在于脑、肾、肝、心、蛋黄、大豆、花生、核桃、蘑菇等食物中。

2.脑磷脂

主要存在于脑、骨髓和血液中。磷脂是生物膜的重要组成成分,对脂肪的吸收和运转以及贮存脂肪酸,特别是对不饱和脂肪酸起着重要作用。脑磷脂能防止脂肪肝的形成,有利于胆固醇的溶解和排泄,防止动脉粥样硬化。脑磷脂也是磷的重要来源。

据世界卫生组织(WHO)专门委员会报告,一般成人每日需补充6~8g磷脂,食用 22~83g 的磷脂可以降低血中的固醇,且无任何副作用,因此磷脂是重要的保健食品。

### (二)固醇(甾醇)

固醇可分为动物固醇和植物固醇。

#### 1.胆固醇

胆固醇就是最重要的动物固醇。人体各组织中皆含有胆固醇,是脑、神经、肝、肾、皮肤和血细胞生物膜的重要组成成分,是合成类固醇激素和胆汁酸的必需物质,对人体健康非常重要。但是人体血液中胆固醇浓度太高,可能有引起心血管疾病的危险。

胆固醇主要含于动物性食物中(见表 1-9),以动物内脏,尤其脑中含量最丰富,蛋黄和鱼子中含量也高,再次为蛤贝类,鱼类和奶类含量较低。

**表 1-9 常见动物性食物胆固醇含量(以每 100g 可食部计)**

单位:mg

| 食物名称 | 含量 | 食物名称 | 含量 | 食物名称 | 含量 |
|---|---|---|---|---|---|
| 猪肉(肥肉) | 80 | 牛脑 | 2447 | 鸭蛋 | 565 |
| 猪肉(肥) | 109 | 猪肾 | 354 | 咸鸭蛋 | 647 |
| 猪肉(瘦) | 81 | 鸡(均值) | 106 | 鲤鱼 | 84 |
| 牛肉(肥瘦) | 84 | 鸭(均值) | 94 | 青鱼 | 108 |
| 牛肉(瘦) | 58 | 鹅 | 74 | 海鳗 | 71 |
| 羊肉(肥瘦) | 92 | 鸡肝 | 356 | 带鱼 | 76 |
| 羊肉(瘦) | 60 | 鸭肝 | 341 | 对虾 | 193 |
| 猪肝 | 288 | 鹅肝 | 285 | 海蟹 | 125 |
| 牛肝 | 297 | 鸡蛋 | 585 | 赤贝 | 144 |
| 猪脑 | 2571 | 鸡蛋黄 | 1510 | 乌贼 | 168 |

资料来源:杨月欣.中国食物成分表 2002[M].北京:北京大学医学出版社,2002.

#### 2.植物固醇

植物固醇可促进饱和脂肪酸和胆固醇代谢,具有降低血中胆固醇的作用。植物固醇主要存在于麦胚油、大豆油、菜籽油、燕麦油等植物油中。

### 三、脂类的营养价值评价

营养学上根据以下三项指标评价一种脂肪的营养价值。

**（一）脂肪的消化率**

一种脂肪的消化率与它的熔点有关，含不饱和脂肪酸越多熔点越低，越容易消化。因此，植物油的消化率一般可达到 100%。动物脂肪，如牛油、羊油，含饱和脂肪酸多，熔点都在 40℃ 以上，消化率较低，为 80%~90%。

**（二）必需脂肪酸的含量**

植物油中亚油酸和亚麻酸含量比较高，营养价值比动物脂肪高。

**（三）脂溶性维生素的含量**

动物的贮存脂肪几乎不含维生素，但肝富含维生素 A 和维生素 D，奶和蛋类的脂肪也富含维生素 A 和维生素 D。植物油富含维生素 E。这些脂溶性维生素是维持人体健康所必需的。

### 四、脂类的生理功能

**（一）供给和贮存能量**

1g 脂肪在体内可分解产生能量 9kcal（37.66kJ）的能量，是供能营养素中能值最高的营养素。体内养分过多时，过剩的糖、蛋白质等便转变成脂肪储存起来，是体内能量的主要贮存形式。

**（二）保护机体不受损伤**

人体脂肪主要分布在皮下、腹腔、肌肉间隙和脏器周围，对各种组织器官有缓冲机械冲击、固定位置的保护作用，另外皮下脂肪还有维持正常体温的作用。人体内脂肪组织对器官有支撑和衬垫作用，可保护内部器官免受外力伤害。

**（三）构成机体的重要成分**

脂肪是构成人体细胞的主要成分，如糖脂是人脑和神经组织的组成成分。磷脂、胆固醇是机体活性成分或可转化为活性成分。如胆固醇可合成胆汁酸和类固醇激素等重要物质，有重要生理功能。

**（四）提供脂溶性维生素的吸收**

脂肪是脂溶性维生素的良好溶剂，食物脂肪中含有多种脂溶性维生素，这些维生素随着脂肪的吸收而被吸收。当饮食中脂肪缺乏或脂肪吸收障碍时，体内脂溶性维生素也会随之发生变化。

**（五）提供必需脂肪酸**

人体必需脂肪酸主要靠膳食中的脂肪提供，必需脂肪酸作为合成胆固醇和磷脂的成分对于胆固醇的运输，防止其在血管壁上沉积具有重要作用。

动物性食物脂肪的含量及脂肪酸组成比例比较见表 1-10。

**表 1-10  动物性食物脂肪的含量及脂肪酸组成比例比较(以每 100g 可食部计)**

单位:g

| 名称 | 脂肪 | 饱和脂肪酸 | 单不饱和脂肪酸 | 多不饱和脂肪酸 |
|------|------|-----------|---------------|---------------|
| 猪肉(后臀尖) | 30.8 | 10.81 | 3.4 | 3.6 |
| 牛肉(均值) | 4.2 | 2.0 | 1.7 | 0.2 |
| 羊肉(均值) | 14.1 | 6.2 | 4.9 | 1.8 |
| 驴肉(瘦) | 3.2 | 1.2 | 1.1 | 0.6 |
| 马肉 | 4.6 | 1.6 | 1.5 | 1.1 |
| 鸡 | 9.4 | 3.1 | 3.7 | 2.2 |
| 鸭 | 19.7 | 5.6 | 9.3 | 3.6 |
| 鹅 | 19.9 | 5.5 | 10.2 | 3.1 |
| 鸽 | 14.2 | 3.3 | 8.3 | 1.8 |
| 鹌鹑 | 3.1 | 1.1 | 1.0 | 0.8 |
| 鸡肝 | 4.8 | 1.7 | 1.1 | 0.6 |
| 鸡心 | 11.8 | 2.7 | 4.0 | 2.7 |
| 鸭皮 | 50.2 | 14.9 | 27.7 | 4.7 |
| 鸭肝 | 7.5 | 2.8 | 2.0 | 0.8 |
| 鸭心 | 8.9 | 2.2 | 3.7 | 1.1 |
| 鹅肝 | 3.4 | 1.6 | 0.5 | 0.3 |
| 鲤鱼 | 4.1 | 0.8 | 1.3 | 0.6 |
| 青鱼 | 4.2 | 1.5 | 1.3 | 0.4 |
| 银鱼 | 4.0 | 1.0 | 1.1 | 1.5 |
| 鲢鱼 | 3.6 | 0.8 | 1.0 | 0.5 |
| 鲫鱼 | 2.7 | 0.5 | 0.8 | 0.5 |

资料来源:杨月欣,王光亚,潘兴昌.中国食物成分表(2002)[M].北京:北京大学医学出版社,2002.

### 五、脂肪的摄入量和食物来源

#### （一）脂肪的摄入量

不同的民族和地区间由于经济发展水平和饮食习惯的不同，脂肪的实际摄入量有很大差异。我国建议每日膳食中脂肪的适宜摄入量应占总能量的比例为：成年人20%～30%，儿童和少年可达25%～30%。成人胆固醇的每日摄入量应不超过300mg。

#### （二）食物来源

脂肪的食物来源主要是烹调油，也包括食物本身所含的油脂。通常，动物脂肪含饱和脂肪酸较多；而植物油含不饱和脂肪酸多，是人体必需脂肪酸的良好来源。一般认为，植物油中如大豆油、花生油、芝麻油、玉米油、米糠油等营养价值高，动物脂肪中如奶油、蛋黄油、鱼脂、鱼肝油的营养价值较高。动物性食物以肉类含脂肪较高，禽类次之，鱼类较少。肉类中猪肉、羊肉含脂量较多，牛肉次之。

　　📖 **视野拓展**

## 1：1：1——人体膳食脂肪酸完美比例

世界卫生组织、联合国粮农组织和中国营养学会等权威机构通过研究认为：当人体膳食中的饱和脂肪酸、单不饱和脂肪酸、多不饱和脂肪酸的平衡比例达到1：1：1时，才是最健康、完美的营养吸收。这三类脂肪酸起着平衡营养的重要作用，如果过量吸收饱和脂肪酸和单不饱和脂肪酸，易引起体内胆固醇增高，引起高血压、冠心病、糖尿病、肥胖症等疾病，三类脂肪酸不平衡时就会破坏体内脂肪系统的正常代谢，让疾病有机可乘。

所以专家建议家庭不要长期单一食用一种油，油要轮着吃，可以多食调和油，这样才有利于身体健康。调和油是通过特殊的工艺将几种不同的植物油（如花生油、葵花籽油、玉米胚芽油、粟米油等）按照一定的比例进行配制而成，其营养成分比单一原料的食用油高出很多，口味适合中国人的饮食习惯。

目前许多家庭对食用油健康的认识还不够，多数家庭几年如一日吃同一种油，而忽视了一个重要的饮食理念——营养均衡。所以，为了达到营养均衡的目的，仅靠多补充一种脂肪酸是不够的。

📖 视野拓展

## 脂肪摄入过多与健康

膳食脂肪可增加食物美味,改善人对食物的食欲;可增加饱腹感,延迟胃的排空。

膳食脂肪摄入量与冠心病发病率和死亡率呈明显正相关。膳食脂肪摄入量过好形成的肥胖还可引起多种疾病(见图 1-2)。高脂膳食还可使脂肪在肝中过量积存,从而形成脂肪肝。

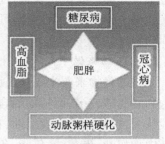

图 1-2　肥胖可引起多种疾病

# 第五节　维生素

## 一、概述

### (一)维生素的概念

维生素也称维他命,是促进人体生长发育,维持人体正常生理功能的一类微量低分子有机化合物。

### (二)维生素的特点

(1)各种维生素的化学结构不同,在人体中的功能也有差异,但它们都基本存在于天然食物中。

(2)维生素必须由食物供给。

(3)人体对维生素的每日需求量很小,仅以 mg 或 μg 计,但其因在调节物质代谢过程中起着十分重要的作用而不可缺少。

(4)维生素多以辅酶或辅基的形式参与酶的功能。

(5)维生素一般不构成机体组织,也不产生热能。

### (三)维生素的分类与命名

1.分类

根据维生素的溶解性能,可分为脂溶性维生素和水溶性维生素。

(1)脂溶性维生素主要包括维生素 A、维生素 D、维生素 E 和维生素 K。

(2)水溶性维生素主要包括 B 族维生素和维生素 C、维生素 H 等。

**2.命名**

维生素的命名方式一般有三种。

(1)根据维生素被发现的顺序来命名。按照 26 个英文字母的顺序命名,如维生素 A、维生素 B、维生素 C、维生素 D 等。

(2)按照维生素的化学结构来命名。化学里有醇、酚等结构,如视黄醇。根据维生素的溶解性将维生素分为脂溶性维生素和水溶性维生素两大类。

(3)以其生理功能来命名,比如维生素 A 有防止干眼病的功能,就有"抗干眼病维生素"的名字。

主要维生素命名对照见表 1-11。

表 1-11　主要维生素命名对照表

| 以字母命名 | 以化学结构命名 | 以功能命名 |
| --- | --- | --- |
| 维生素 A | 视黄醇 | 抗干眼病维生素 |
| 维生素 D | 钙化醇 | 抗佝偻病维生素,阳光维生素 |
| 维生素 E | 生育酚 | |
| 维生素 K | 叶绿醌 | 凝血维生素 |
| 维生素 $B_1$ | 硫胺素 | 抗脚气病维生素 |
| 维生素 $B_2$ | 核黄素 | |
| 维生素 $B_6$ | 吡哆醇,吡哆醛,吡哆胺 | |
| 维生素 $B_{12}$ | 钴胺素,氰胺素原 | |
| 维生素 PP | 尼克酸,烟酸 | 抗癞皮病维生素 |
| 维生素 M | 叶酸 | |
| 维生素 H | 生物素 | |
| 维生素 C | 抗坏血酸 | |

资料来源:杨月欣,王光亚,潘兴昌.中国食物成分表(2002)[M].北京:北京大学医学出版社,2002.

## 二、脂溶性维生素

### (一)维生素 A

维生素 A(又名视黄醇、抗干眼病维生素)只存在于动物性食品中,以两种形式出现:视黄醇为维生素 $A_1$,脱氢视黄醇是维生素 $A_2$。植物性食品只能提供作为维生素 A 前体的胡萝卜素,其中以 β-胡萝卜素最重要。

狭义的维生素 A 仅指视黄醇,广义的则包括维生素 A 和维生素 A 原。动物性食物来源的具有视黄醇生物活性功能的维生素 A,包括视黄醇、视黄醛、视黄酸等物质。植物中不含维生素 A,在黄、绿、红色植物和真菌中含有类胡萝卜素,其中一部分被动物摄食后可转化为维生素 A。可在体内转变成维生素 A 的类胡萝卜素称为维生素 A 原,如 α-胡萝卜素、β-胡萝卜素、γ-胡萝卜素等。

维生素 A 及维生素 A 原对热、酸、碱相当稳定,但在 pH 小于 4.5 的条件下,维生素的效价也有所降低。维生素 A 及维生素 A 原在 120℃ 下经过 12 小时加热仍无损失,但有氧存在时,于同样温度下经 4 小时加热就有损失。果、蔬、肉、乳、蛋等食品中的维生素 A 及维生素 A 原在一般情况下对热烫、高温杀菌、碱性、冷冻等处理比较稳定。

1.生理功能

（1）维持视觉功能。

①人体视网膜的杆状细胞内含有感光物质视紫红质,由维生素 A 和视蛋白合成,具有感受弱光的作用,使人在弱光下能看清物体。

②当维生素 A 缺乏时,暗适应能力下降,在弱光下视力减退,严重者可致夜盲症。

（2）维持上皮细胞的正常生长与分化。

维生素 A 对上皮细胞的分化可以起到调控作用,具有维护呼吸道、消化道、泌尿道、性腺和腺体的上皮组织,眼睛的角膜、结膜以及皮肤健康和正常功能的作用,可增强上皮细胞的抗病能力。

（3）促进生长发育。

①维生素 A 可促进蛋白质的生物合成,帮助牙齿骨骼钙化,是骨骼正常发育的必需物质。

②维生素 A 还具有其他生理功能,如维持机体正常的免疫功能和抑癌防癌作用等。

2.缺乏症

（1）人体长期缺乏维生素 A,易发生暗适应能力下降,严重会引起夜盲症、干眼病。

（2）人体长期缺乏维生素 A 导致皮肤、黏膜的上皮细胞发生萎缩、角化和坏死,降低机体抵抗细菌、病毒、破坏的能力,易患皮肤角化等疾病。

3.食物来源与参考摄入量

维生素 A 的良好食物来源是各种动物性食物。肝脏、鱼肝油、鱼卵、全奶、奶油、禽蛋等均含有丰富的维生素 A。植物性食物中绿色蔬菜、黄色蔬菜和水果中均含有丰富的维生素 A 原,如胡萝卜、菠菜、油菜、豌豆苗、韭菜、南瓜、杏等。

维生素 A 的 RNI(每日推荐摄入量)为成人每人每天摄入量为 800μg 视黄酸当量。

长期摄入过量维生素 A 可发生中毒,急性表现为恶心、呕吐、嗜睡;慢性表现为食欲不振、毛发脱落、头痛、耳鸣、复视等。

常见蔬菜、水果类胡萝卜素(维生素 A 原)的含量见表 1-12。

表 1-12　常见蔬菜、水果类胡萝卜素的含量(以每 100g 可食部计)

单位:μg

| 蔬菜名称 | 胡萝卜素 | 水果名称 | 胡萝卜素 |
|---|---|---|---|
| 豆瓣菜 | 9550 | 沙棘 | 3840 |
| 西蓝花 | 7210 | 刺梨 | 2900 |
| 冬寒菜 | 6950 | 杧果 | 2080 |
| 羽衣甘蓝 | 4368 | 哈密瓜 | 920 |
| 胡萝卜 | 4107 | 柑橘 | 890 |
| 芥蓝 | 3450 | 木瓜 | 870 |
| 芹菜叶 | 2930 | 海棠果 | 710 |
| 菠菜 | 2920 | 西瓜 | 450 |
| 荠菜 | 2590 | 荷柿 | 440 |
| 茴香 | 2410 | 樱桃 | 210 |
| 小白菜 | 1853 | 橙 | 160 |
| 空心菜 | 1713 | 李子 | 150 |
| 芥菜 | 1700 | 中华猕猴桃 | 130 |
| 小白菜 | 1680 | 柿 | 120 |
| 韭菜 | 1596 | 红果 | 100 |
| 南瓜 | 1518 | 葡萄 | 50 |
| 茼蒿 | 1510 | 梨 | 33 |
| 苋菜 | 1490 | 桑葚 | 30 |

资料来源:①杨月欣,王光亚,潘兴昌.中国食物成分表(2002)[M].北京:北京大学医学出版社,2002.
②杨月欣.中国食物成分表(2004)[M].北京:北京大学医学出版社,2005.

## （二）维生素 D

维生素 D 又名钙化醇、抗佝偻病维生素、阳光维生素。

维生素 D 类是指含环成氢烯菲环结构，并具有钙化醇生物活性的一大类物质，以维生素 $D_2$（又名麦角钙化醇）及维生素 $D_3$（又名胆钙化醇）最为常见。维生素 $D_2$ 是由酵母菌或麦角中的麦角固醇经紫外光照射后的产物，维生素 $D_3$ 是人体从食物摄入，或在体内合成的胆固醇摄入，或在体内合成的胆固醇经转变为 7-脱氢胆固醇储存于皮下在紫外光照射后生成的。

### 1.生理功能

维生素 D 能促进肠内钙、磷吸收和骨肉钙沉积，可调节血钙平衡。此外还能促进小肠钙吸收，对骨骼及牙齿的钙化过程起重要作用，保证正常生长发育。

### 2.缺乏症

（1）佝偻病。对于婴幼儿、青少年来说，若长期缺乏维生素 D，会导致骨骼不能正常钙化，易引起骨骼变软和弯曲变形，形成"X"或"O"形腿、胸骨外凸（即"鸡胸"）、囟门闭合延迟等。

（2）软骨病。对于成年人，尤其是孕妇、乳母和老人等特殊人群在缺乏维生素 D 和钙、磷时，容易患软骨病，主要表现为腰脊酸痛、腿部疼痛、脚跟疼痛等。

（3）骨质疏松症。骨质疏松一般易发生在老年人或更年期前后的妇女，因生理原理，体内维生素 D 水平较低，易引起骨折。

### 3.食物来源与参考摄入量

（1）食物中维生素 D 的含量很少，主要存在于酵母和鱼肝油中。为此，婴幼儿食品常给予维生素 D 强化。

（2）我国居民维生素 D 的每日推荐摄入量为：0～10 岁 10μg、11 岁至成人 5μg、50 岁以后 10μg。由于日光直接照射皮肤可产生胆钙化醇，所以在户外活动较多的人不容易缺乏维生素 D，一般不需另外补充。

（3）长期摄入过多的维生素 D 也可导致中毒。

### 视野拓展

## 为什么维生素 D 又被称为阳光维生素

维生素 D 被称为"阳光维生素"是因为只要皮肤每周两到三次暴露于阳光中持续 15 分钟，身体就会产生足够的维生素 D。维生素 D 对人们体内钙的吸收和利用以及维持强壮的骨骼至关重要。如今，在防止骨质疏松症和抑郁症复发方面，维生素 D 也被认为是最重要的营养素。维生素 D 是一种可以溶解于脂肪的维生素，其储存于身体脂肪中，一经需要，就会被身体释放出来。

### （三）维生素 E

维生素 E（又名生育酚和抗不育维生素）是所有具有生育酚生物活性化合物的总称，在自然界以生育酚和三烯生育酚的形式存在，其中 α-生育酚的活性最强。

1.生理功能

维生素 E 具有抗氧化作用，能防止不饱和脂肪酸的自动氧化，保护细胞免受自由基损害；并且参与蛋白质的更新合成。维持细胞的完整和正常功能，与发育、抗衰老有密切关系；与生殖功能也有关；可防止流产。维生素 E 还具有抗动脉粥样硬化与抗癌作用。

2.缺乏症

体内维生素 E 摄入不足时会造成红血球被破坏、肌肉的变性、贫血症、生殖机能障碍，不孕不育。

3.食物来源与摄入量

维生素 E 广泛地存在于食物中，植物油、种子、坚果类、蛋黄和绿色蔬菜中含量丰富，肉、鱼、禽、乳中也都含维生素 E。

维生素 E 的膳食推荐摄入量定为成年人每天 14mg 左右。当膳食中多不饱和脂肪酸摄入量时，维生素 E 的摄入量也应增加，维生素 E（mg）与多不饱和脂肪酸（g）比值达到 0.6 时，才能满足机体的需要。

### （四）维生素 K

1.生理功能

维生素 K（又名止血素或凝血素）在医学上作为止血药用，所以也称为"止血维生素"。维生素 K 不仅是凝血酶原的主要成分，而且还能促使肝脏凝血酶的合成。

2.缺乏症

体内如果缺乏维生素 K，将导致血液中的凝血酶原降低、出血凝固时间长，还会出现皮下肌肉及胃肠道常有出血现象等体内不正常的出血症状。

3.食物来源与参考摄入量

维生素 K 主要存在于深绿色蔬菜和动物肝脏中，肠道微生物也可以合成，一般不易缺乏。

维生素 K 的摄入量，我国尚无规定，一般认为成人每人每日摄入量为 20~100μg，婴儿不得少于 10μg。

### 三、水溶性维生素

#### (一)维生素 $B_1$

**1.生理功能**

维生素 $B_1$ 能够构成辅酶,维持体内正常代谢,并且能促进胃肠蠕动、维持神经、肌肉的正常功能。

**2.缺乏症**

维生素 $B_1$ 摄入不足时,轻者表现为肌肉乏力、精神淡漠和食欲减退,重者会发生典型的脚气病,严重病人可引起心脏功能失调、心力衰竭和精神失常。维生素 $B_1$ 缺乏时,容易引发脚气病。

**3.食物来源与参考摄入量**

维生素 $B_1$ 广泛存在于天然食物中,含量较丰富的有动物内脏(肝、心及肾)、肉类、豆类、花生及粮谷类、干果及坚果中。水果、蔬菜、蛋、奶中含量较低。粮谷类是我国人民的主食,也是维生素 $B_1$ 的主要来源,但因维生素 $B_1$ 多存在于麸皮及胚芽中,如米面碾磨过于精白,米过分淘洗,蒸煮中加碱,均可造成维生素 $B_1$ 的大量损失。

我国维生素 $B_1$ 的每日推荐摄入量为:1 ~ 14 岁 0.6 ~ 1.5mg,成人男性 1.4mg,女性 1.3mg,孕妇 1.5mg,乳母 1.8mg。

常见食物中维生素 $B_1$ 的含量见表 1-13。

表 1-13　常见食物中维生素 $B_1$ 的含量( 每 100g)

单位:mg

| 食物名称 | 含量 | 食物名称 | 含量 |
|---|---|---|---|
| 稻米(籼、标) | 0.15 | 黄豆 | 0.41 |
| 稻米(早籼特等) | 0.13 | 豌豆 | 0.49 |
| 面粉(标准粉) | 0.28 | 花生仁(生) | 0.72 |
| 面粉(富强粉) | 0.17 | 猪肝 | 0.21 |
| 小米 | 0.33 | 猪肉(腿) | 0.53 |
| 高粱米 | 0.29 | 猪心 | 0.19 |
| 玉米(白) | 0.27 | 牛肝 | 0.16 |
| 玉米(黄) | 0.21 | 鸡蛋黄 | 0.33 |

资料来源:杨月欣,王光亚,潘兴昌.中国食物成分表(2002)[M].北京:北京大学医学出版社,2002.

📖 视野拓展

# 脚气病 ≠ 脚气

脚气是足癣的俗名。有的人把脚气和脚气病混为一谈,这是不对的。医学上的脚气病是因缺乏维生素 $B_1$ 引起的全身性疾病,而脚气则是由真菌(又称毒菌)感染所引起的一种常见皮肤病,又叫脚湿气、香港脚。

脚气病没有传染性,而脚气有传染性。

脚气病主要累及神经系统、心血管系统,还可引起水肿及浆液渗出。临床上以消化系统、神经系统及心血管系统的症状为主,常发生在以精白米为主食的地区。其症状表现为多发性神经炎、食欲不振、大便秘结,严重时可出现心力衰竭,称脚气性心脏病;还有的有水肿及浆液渗出,常见于足踝部其后发展至膝、大腿至全身,严重者可有心包、胸腔及腹腔积液。

维生素 $B_1$ 缺乏时,早期表现为:疲乏无力,肌肉酸痛,食欲下降,体重减轻,继之出现典型的症状——上升性对称性周围神经炎,先发生在下肢,呈袜套状分布,感觉异常、肌肉无力、心动过速、心前区疼痛;严重者表现为心力衰竭,水肿。

## (二)维生素 $B_2$

维生素 $B_2$(核黄素)在自然界中主要以磷酸酯的形式存在于黄素单核苷酸(FMN)和黄素腺嘌呤二核苷酸两种辅酶中。

### 1.生理功能

维生素 $B_2$ 参与体内生物氧化与能量生成。维生素 $B_2$ 在体内以两种辅基形式即黄素腺嘌呤二核苷酸、黄素单核苷酸与特定蛋白质结合,形成黄素蛋白参与体内氧化还原反应与能量生成;参与色氨酸转变为烟酸、维生素 $B_6$ 转变为膦酸吡哆醛的过程;参与体内的抗氧化防御系统,提高机体对环境应激适应能力。

### 2.缺乏症

缺乏维生素 $B_2$ 后,可导致物质代谢紊乱,表现为唇炎、口角炎、舌炎、阴囊皮炎、脂溢性皮炎等症状。维生素 $B_2$ 缺乏会影响维生素 $B_6$ 和烟酸代谢。核黄素缺乏还影响铁的吸收,易出现继发缺铁性贫血。

### 3.食物来源与参考摄入量

维生素 $B_2$ 的良好食物来源主要是动物性食物,如畜、禽类的肝、肾、心维生素 $B_2$ 的含量较高。其次是奶类和蛋类。在植物性原料中,一些菌藻类(如香菇)和绿叶蔬菜(如菠菜)中及豆类中含有一定量的维生素 $B_2$。

我国居民维生素 $B_2$ 的每日膳食推荐摄入量为:1~14 岁 0.6~1.5mg,成人男性 1.4mg,女性 1.2mg,孕妇、乳母 1.7mg。

常见食物中维生素 $B_2$ 的含量见表 1-14。

### 表 1-14  常见食物中维生素 $B_2$ 的含量(每 100g)

单位:mg

| 食物名称 | 含量 | 食物名称 | 含量 |
| --- | --- | --- | --- |
| 酵母(干) | 3.35 | 口蘑(干) | 1.10 |
| 猪肝 | 2.08 | 花生仁(熟) | 0.10 |
| 猪肾 | 1.14 | 紫菜 | 1.02 |
| 鸡肝 | 1.10 | 黑木耳 | 0.44 |
| 猪心 | 0.48 | 黄豆 | 0.20 |
| 黄鳝 | 0.98 | 豌豆(大洋豌豆) | 0.31 |
| 河蟹 | 0.28 | 蚕豆(带皮) | 0.23 |
| 全牛乳 | 0.14 | 苋菜(紫) | 0.12 |
| 全鸡蛋 | 0.31 | 菠菜 | 0.11 |
| 全鸭蛋 | 0.35 | 面包 | 0.06 |

资料来源:杨月欣,王光亚,潘兴昌.中国食物成分表(2002)[M].北京:北京大学医学出版社,2002.

#### (三)维生素 $B_6$

维生素 $B_6$ 有吡哆醇、吡哆醛、吡哆胺三种形式,它们以磷酸盐的形式广泛分布于动、植物体内。

1.生理功能

维生素 $B_6$ 是机体中很多酶系统的辅酶,参与氨基酸的脱羧作用、转氨基作用、色氨酸的合成、含硫氨基酸的代谢、氨基酮戊酸形成和不饱和脂肪酸代谢。它还帮助糖原由肝脏或肌肉中释放能量,参与烟酸的形成、氨基酸的运输等。

2.缺乏症

缺乏维生素 $B_6$ 人体会出现贫血、脑功能紊乱、皮炎、婴儿生长缓慢等症状。

3.食物来源与参考摄入量

维生素 $B_6$ 的食物来源很广泛,动植物中均含有但一般含量不高。其中含量较多的食物有蛋黄、肉、鱼、肝、肾、全谷、豆类、蔬菜。人体肠道内也可合成少量维生

素 $B_6$,一般认为人体不易缺乏维生素 $B_6$。

我国居民膳食中维生素 $B_6$ 每日适宜摄入量(AI)为:1～14 岁 0.5～1.1mg,成人 1.2mg,50 岁后 1.5mg,孕妇、乳母 1.9mg。

### (四)维生素 $B_{12}$

**1.生理功能**

维生素 $B_{12}$(钴胺素)可以通过增加叶酸的利用率来影响核酸和蛋白质的合成,从而促进红血球的发育和成熟。维生素 $B_{12}$ 还参与胆碱的合成。缺少胆碱会影响脂肪代谢而产生脂肪肝。

**2.缺乏症**

人体缺乏维生素 $B_{12}$ 时可引起巨红细胞性贫血(恶性贫血)以及神经系统损伤。

**3.食物来源与摄入量**

膳食中的维生素 $B_{12}$ 来源于动物食品,主要食物来源为肉类、动物内脏、鱼、禽、贝壳类及蛋类,乳及乳制品中含有少量。植物性食品中基本不含维生素 $B_{12}$,口服维生素 $B_{12}$ 人体不能吸收,需要药物注射。

我国居民维生素 $B_{12}$ 的每日适宜摄入量为:成人 2.4μg,孕妇 2.6μg,乳母 2.8μg。

### (五)维生素 PP

维生素 PP 又名烟酸,即抗癞皮病维生素,是吡啶衍生物,有烟酸和烟酰胺两种物质。烟酰胺是烟酸在体内的重要存在形式。

**1.生理功能**

维生素 PP 在体内以辅酶Ⅰ和辅酶Ⅱ形式作为脱氢酶的辅酶,参与呼吸链组成,在生物氧化还原反应中起电子载体或递氢体作用;参与蛋白质核糖基化过程,与 DNA 复制、修复和细胞分化有关;作为葡萄糖耐受因子的组分,促进胰岛素反应;大剂量服用具有降低血胆固醇、甘油三酯及 β-脂蛋白浓度和扩张血管的作用。

**2.缺乏症**

维生素 PP 缺乏会引起癞皮病,典型症状为皮炎、腹泻及痴呆,又称 3D 症状。

**3.食物来源与参考摄入量**

维生素 PP 广泛存在于动物和植物性食物中,动物内脏如肝脏含量很高,蔬菜也含有较多的维生素 PP,谷类含量也不少,但与核黄素一样受加工程度的影响。此外,由于结合型对吸收的影响,一些谷类中所含维生素 PP 的营养价值受到限制。

中国居民每日维生素 PP 推荐摄入量为:成人男性 14mg,女性 13mg,孕妇 15mg。

### (六)叶酸

叶酸由蝶酸和谷氨酸结合而成,故又称蝶酰谷氨酸。食物中的叶酸大部分是多谷氨酸型叶酸。

**1.生理功能**

叶酸参与血红蛋白及甲基化合物如肾上腺素、胆碱、肌酸等的合成。叶酸与许多重要的生化过程密切相关,直接影响核酸的合成及氨基酸代谢,对细胞分裂、增殖和组织生长具有极其重要的作用。

**2.缺乏症**

人体缺乏叶酸时可引起巨红细胞性贫血、舌炎和腹泻,造成新生儿生长不良。

**3.食物来源与参考摄入量**

叶酸广泛存在于各种动植物食品中。富含叶酸的食物为动物肝、肾和鸡蛋、豆类、酵母、坚果类、绿叶蔬菜及水果等。

我国建议叶酸每日推荐摄入量为:成人 400μg,孕妇 600μg,乳母 500μg。

常见食物中叶酸的含量见表 1-15。

表 1-15  常见食物中叶酸的含量(以每 100g 可食部计)

单位:μg

| 食物 | 含量 | 食物 | 含量 | 食物 | 含量 |
|------|------|------|------|------|------|
| 猪肝 | 425.1 | 猪肾 | 9.2 | 鸡肝 | 1172.2 |
| 鸡蛋 | 425.1 | 鸭蛋 | 125.4 | 菠菜 | 87.9 |
| 韭菜 | 61.2 | 茴香 | 120.9 | 油菜 | 46.2 |
| 小白菜 | 57.2 | 蒜苗 | 90.9 | 西红柿 | 5.6 |
| 辣椒 | 69.4 | 黄豆 | 181.1 | 腐竹 | 48.4 |
| 豆腐 | 39.8 | 豌豆 | 82.6 | 豇豆 | 66.0 |
| 扁豆 | 49.6 | 花生 | 107.5 | 核桃 | 102.6 |

资料来源:杨月欣,王光亚,潘兴昌.中国食物成分表(2002)[M].北京:北京大学医学出版社,2002.

**(七)维生素 C**

**1.生理功能**

维生素 C(抗坏血酸)参与组织胶原的形成,保持细胞间质的完整,维护结缔组织、骨、牙、毛细血管的正常结构与功能,促进创伤与骨折愈合。维生素 C 参与体内氧化还原反应,促进生物氧化过程。维生素 C 能促进机体对铁的吸收和叶酸的利用。

维生素 C 是抗氧化剂,具有降低血清胆固醇、参与肝脏解毒、阻断亚硝胺形成、增强机体应激能力的作用,可促进抗体生成和白细胞的吞噬能力,增强机体免疫功能。

2．缺乏症

缺乏维生素 C 则发生坏血病，出现造血机能障碍、牙齿松动、骨骼变脆、毛细血管及皮下出血等症状。

3．食物来源与参考摄入量

维生素 C 主要来源于新鲜水果、蔬菜中，水果中以红枣、山楂、柑橘类含量较高，蔬菜中以绿色蔬菜如辣椒、菠菜等含量丰富。野生果蔬如苜蓿、苋菜、沙棘、猕猴桃和酸枣等中的维生素 C 含量尤为丰富。

我国建议维生素 C 的每日推荐摄入量为：儿童 60～90mg，青少年及成人100mg，孕妇及乳母 130mg。

由于维生素 C 易受贮存和烹调加工的影响，所以果蔬要尽可能保持新鲜和生食。

常见蔬菜和水果中维生素 C 的含量见表 1-16。

表 1-16　常见蔬菜和水果中维生素 C 的含量（以每 100g 可食部计）

单位：mg

| 蔬菜名称 | 维生素 C | 水果名称 | 维生素 C |
| --- | --- | --- | --- |
| 辣椒 | 144 | 刺梨 | 2585 |
| 甜椒 | 130 | 酸枣 | 900 |
| 彩椒 | 104 | 冬枣 | 243 |
| 萝卜缨 | 77 | 鲜枣 | 243 |
| 芥蓝 | 76 | 沙棘 | 204 |
| 芥菜 | 72 | 黑醋栗 | 181 |
| 油菜薹 | 65 | 中华猕猴桃 | 62 |
| 小白菜 | 64 | 红果 | 53 |
| 羽衣甘蓝 | 63 | 草莓 | 47 |
| 菜花 | 61 | 桂圆 | 43 |
| 青椒 | 59 | 荔枝 | 41 |
| 苦瓜 | 56 | 红毛丹 | 35 |
| 豆瓣菜 | 52 | 橙 | 33 |
| 香菜 | 48 | 番木瓜 | 31 |

| 蔬菜名称 | 维生素 C(mg) | 水果名称 | 维生素 C(mg) |
|---|---|---|---|
| 苋菜 | 47 | 柿 | 30 |
| 水萝卜 | 45 | 柑橘 | 28 |
| 芦笋 | 45 | 醋栗 | 28 |
| 莲藕 | 44 | 葡萄 | 25 |

资料来源:杨月欣.中国食物成分表(2004)[M].北京:北京大学医学出版社,2005.

**(八)维生素 H**

维生素 H 又称生物素、辅酶 R,是水溶性维生素。它是合成维生素 C 的必要物质,是脂肪和蛋白质正常代谢不可或缺的物质,是一种维持人体自然生长、发育和正常人体机能健康必要的营养素。

**1.生理功能**

生物素与酶结合参与体内糖及脂肪代谢;预防白发及脱发,有助于治疗秃顶;缓和肌肉疼痛;对忧郁、失眠确有一定助益;还参与维生素 $B_{12}$、叶酸、泛酸的代谢。

**2.缺乏症**

维生素 H 缺乏时出现食欲不振、舌炎、皮屑性皮炎、白发脱发等症状和疾病。

**3.食物来源与参考摄入量**

牛奶、牛肝、蛋黄、动物肾脏,草莓、柚子、葡萄等水果,瘦肉、糙米、啤酒、小麦中都含有维生素 H。在复合维生素 B 和多种维生素的制剂中,通常都含有维生素 H。

我国建议维生素 H 每日推荐摄入量为:成人 25～300μg。维生素 H 和维生素(维生素食品)A、维生素 $B_2$、维生素 $B_6$、维生素 PP 一起使用功效更佳。

# 第六节  矿物质

## 一、矿物质概述

**(一)矿物质概念**

矿物质又称无机盐,是指维持人体正常生理功能所必需的无机化学元素,如钙、磷、钠、氯、镁、钾、硫、铁、锌等,除碳、氢、氧、氮以有机物形式存在外,其余元素均为无机盐的矿物质。矿物质占人体体重的 4%～5%(碳、氢、氧、氮约占人体体重

96%）。矿物质与有机营养素不同,其既不能在人体内合成,除排泄外也不能在机体代谢过程中消失,但在人的生命活动中具有重要的作用。

**（二）矿物质分类**

人体几乎含有元素周期表中自然界的所有元素,但它们的含量差别很大。在从人体中已检出的 81 种元素中,按它们在体内的含量和膳食中的需要不同,可分为常量元素和微量元素两大类。

1.常量元素

常量元素也称主量元素或宏量元素,指占人体体重在 0.01% 以上的,每日膳食需要量在 100mg 以上的元素。除碳、氢、氧、氮外,还包括硫、磷、钙、钠、钾、氯和镁 7 种元素。其中前 6 种是蛋白质、脂肪、碳水化合物与核酸的主要成分,称基本结构元素;后 5 种则是体液的必需成分,称常量矿物质元素。一般把钙、磷、硫、钾、钠、氯和镁称为必需常量矿物质元素。

2.微量元素

微量元素又称痕量元素,是相对于宏量元素而言,指占人体体重在 0.01% 以下,每日膳食需要量在 100mg 以下的元素。在人体中某些化学元素存在数量极少,甚至仅有痕量,但有一定生理功能,且必须通过食物摄入,称之为必需微量元素。按其生物学作用可分为三类:

（1）人体必需微量元素,共 8 种,包括碘、锌、硒、铜、钼、铬、钴及铁。

（2）人体可能必需的元素,共 5 种,包括锰、硅、硼、钒及镍。

（3）具有潜在的毒性,但在低剂量时可能具有人体必需元素功能的元素,包括氟、铅、镉、汞、砷、铝及锡,共 7 种。

**（三）矿物质的生理功能**

矿物质在人体内虽然含量不高,但是其生理意义却不容忽视。

（1）矿物质是构成人体组织的重要成分,如钙、磷,主要存在于骨骼和牙齿中,铁集中在细胞,是血红蛋白及细胞色素酶的重要组成成分。

（2）调节体液的酸碱平衡。

（3）维持细胞内外液渗透压的平衡。

（4）构成酶的成分或参与酶的激活和维持神经和肌肉的兴奋性,如盐酸对于胃蛋白酶元、氯离子对于唾液淀粉酶等。

（5）构成某些特殊生理功能物质的重要成分,如血红蛋白和细胞色素系统中的铁、甲状腺素中的碘等。

**（四）矿物质的生物有效性**

1.概念

矿物质的生物有效性是指食品中矿物质实际被机体吸收、利用的程度。

2.矿物质的影响因素

食品中矿物质的总含量,不足以准确评价该食品中矿物质的营养价值,因为这些矿物元素被人体吸收利用率还决定于如下因素:

矿物质的化学形式,颗粒大小与溶解性,食物组成,食品烹调加工及人的年龄、性别、生理状态等。

### (五)矿物质的安全性

每种微量元素当过量摄入时,可产生有害作用。在低于此量的一定范围内,对机体正常生命活动无影响,这可能是机体的一种耐受表现,但也可能是该元素维持着体内某种重要生理功能的表现,因此这段剂量范围称"安全和适宜摄入范围"。如果剂量低于此范围时,总会出现一定生理功能的不良反应,则表明该元素是机体所必需,此时出现的是缺乏效应。

微量元素的有害作用即毒性,是指微量元素在体内过量时,引起机体发生各种功能障碍的能力,可表现为急性中毒、慢性中毒、致癌和致畸作用。

### (六)酸性食品与碱性食品

食物在体内经过消化、吸收、代谢后产生的残渣,所含的成酸元素如氯、磷、硫等较多的食品称为酸性食品;含较多的成碱元素如钾、钠、镁、钙等较多的食品称为碱性食品。大部分的鱼、肉、禽、蛋等动物性食品中含有丰富的硫蛋白,主食的米、面及其制品则含磷较多,所以它们均属于酸性食品,可降低血液等的 pH。大部分蔬菜、水果、豆类都属于碱性食品,它们代谢后生成碱性物质,能阻止血液等向酸性变化。

人们在日常饮食中必须注意酸性和碱性食品的适宜搭配,以便于维持机体正常的酸碱平衡,也有利于食品中各种营养成分的充分利用。

## 二、常见无机盐简介

### (一)钙(Ca)

钙是人体中含量最多的无机元素,正常成年人体内钙含量为 850~1200g,其中99%存在于骨骼和牙齿中,剩余1%的钙以游离或结合状态存在于软组织、细胞外液和血液中,称为混溶钙池。这部分钙与骨骼保持动态平衡,人体内有相当强大的保留钙和维持细胞外液中钙浓度的机制,当膳食钙严重缺乏或机体发生钙异常丢失时,可通过骨脱钙化纠正低钙血症,而保持血钙的稳定。

1.生理功能

钙是构成骨骼和牙齿的重要成分,并且维持神经与肌肉活动,如血钙增高可抑制神经肌肉的兴奋性,反之则引起神经肌肉兴奋性增强,导致手足抽搐。钙还可以促进体内某些酶的活性。

此外,钙还参与血凝过程、激素分泌、维持体液酸碱平衡以及细胞内胶质稳定等。

2.缺乏症

人体长期缺钙就会导致骨骼和牙齿发育不良、血凝不正常、甲状腺机能减退。对于婴幼儿来说,缺钙会导致佝偻病,出现"X"形腿、"O"形腿、"鸡胸"等症状。儿童缺钙会出现佝偻病,若血钙降低轻者出现多汗、易惊、哭闹症状,重者出现抽搐症状;中老年人缺乏易发生骨质疏松、骨质增生、肌肉痉挛、四肢麻木、腰腿酸疼症状和高血压、冠心病等;孕妇缺钙不仅严重影响胎儿的正常发育,还容易在中年后患骨质疏松症。我国现有膳食结构中居民钙摄入量普遍偏低,因此钙缺乏症是较常见的营养性疾病。

3.钙的吸收

在膳食中有很多因素影响钙的吸收。

(1)不利因素:

①膳食中的草酸,植酸、糖醛酸可与钙结合形成不溶性草酸钙和植酸钙。膳食中磷酸盐过多,不利于钙的吸收。

②摄入过多脂肪或脂肪消化不良会降代钙的吸收率。

③摄入过多的水果、蔬菜和谷类中的膳食纤维会影响钙的吸收。

(2)有利因素:

①维生素 D、乳糖、低聚糖能促进钙的吸收。

②充足的膳食蛋白质,有利于钙的吸收。

③醋酸、乳酸能促进钙的吸收。

4.食物来源与参考摄入量

在天然食物中,乳类及其制品含钙丰富,且吸收率高,是理想的钙来源。水产品中钙含量也较高,如鱼类、小虾、小虾皮等中有丰富的钙,豆类及豆制品中含钙也比较丰富,尤其是黄豆及其制品,以及黑豆和赤小豆。芝麻酱也是钙的良好来源。绿叶蔬菜如油菜、芹菜叶、雪里蕻含钙量也较多。

常见食物中钙的含量见表 1-17。

表 1-17　常见食物中钙的含量(以每 100g 可食部计)

| 食物名称 | 含钙量 | 食物名称 | 含钙量 | 食物名称 | 含钙量 |
|---|---|---|---|---|---|
| 牛奶 | 104 | 带鱼 | 28 | 糙米 | 14 |
| 牛奶粉 | 676 | 海带 | 348 | 糯米 | 26 |

续表

| 食物名称 | 含钙量 | 食物名称 | 含钙量 | 食物名称 | 含钙量 |
|---|---|---|---|---|---|
| 鸡蛋 | 48 | 猪肉 | 6 | 富强面粉 | 27 |
| 鸡蛋黄 | 112 | 黄豆 | 191 | 黄玉米面 | 22 |
| 鸭蛋 | 62 | 青豆 | 200 | 大白菜 | 69 |
| 鹅蛋 | 34 | 黑豆 | 224 | 芹菜 | 80 |
| 鹌鹑蛋 | 47 | 豆腐 | 164 | 韭菜 | 42 |
| 鸽蛋 | 108 | 芝麻酱 | 1170 | 绿苋菜 | 187 |
| 虾皮 | 991 | 花生仁 | 284 | 芥蓝 | 128 |
| 虾米 | 555 | 大枣 | 64 | 洋葱 | 24 |
| 河蟹 | 126 | 核桃仁 | 108 | 金针菜 | 301 |
| 大黄鱼 | 53 | 南瓜子 | 235 | 马铃薯 | 8 |
| 小黄鱼 | 78 | 西瓜子 | 237 | 发菜 | 875 |

资料来源:杨月欣.中国食物成分表(2004)[M].北京:北京大学医学出版社,2005.

钙的每天适宜摄入量标准见表1-18。

表1-18　钙的每天适宜摄入量(AI)标准

单位:mg/d

| 人群 | 婴儿 | 儿童 | 青少年 | 成人 | 老年 | 孕妇 | 乳母 |
|---|---|---|---|---|---|---|---|
| AI | 300~400 | 600~800 | 1000 | 800 | 1000 | 1000~1200 | 1200 |

资料来源:杨月欣.中国食物成分表(2004)[M].北京:北京大学医学出版社,2005.

**(二)磷(P)**

磷是人体质量分数较多的元素之一。在成人体内质量分数为650~900g,占体内无机盐总量的1/4,平均占体重1%左右。人体内的磷85%~90%以羟磷灰石形式存在于骨骼和牙齿中。其余10%~15%与蛋白质、脂肪、糖及其他有机物结合,分布于几乎所有组织细胞中,其中一半左右在肌肉。

磷在体内代谢受维生素D、甲状腺素以及降钙素调节。

1.生理功能

(1)构成骨骼、牙齿以及软组织。

（2）调节能量释放。

（3）是生命物质成分。

（4）是酶的重要组成成分。

（5）促进物质活化，以利体内代谢的进行。

此外，磷酸盐还参与调节酸碱平衡。磷酸盐能与氢离子结合，以不同形式、不同数量的磷酸盐类排出，从而调节体液的酸碱度。

2.食物来源和参考摄入量

动物性和植物性食物都含有丰富的磷。瘦肉、蛋、乳及动物的肝、肾中磷的含量都很高，海带、紫菜、芝麻酱、花生、干豆类、坚果、粗粮含磷也较丰富。但粮谷中的磷为植酸磷，不经过加工处理吸收利用率低。

磷的需要量与年龄关系密切，同时还取决于蛋白质摄入量，据研究，维持平衡时每人每天需要磷的量为 520~1200mg。其无可观察到副作用水平为 1500mg。

磷也是人体含量较多的元素之一，约占人体重的 1%，有 80%~90% 的磷与钙一起构成骨骼和牙齿，其余的以磷脂、磷蛋白及磷酸盐的形式存在于细胞和血液中。成人体内含 600~900g 磷，它不但构成人体成分，且参与生命活动中非常重要的代谢过程。

（三）铁（Fe）

铁是人体必需微量元素中含量最多的一种，一般成年人含铁量为 4~5g。铁在人体中分布很广，主要存在于血红蛋白中，占 60%~75%，3% 存在于血红蛋白中，1% 为含铁酶类。以上这些铁为功能性铁，其余的铁以铁蛋白和含铁血黄素等形式存在于肝、脾与骨髓中，约占体内铁总量的 25%。

1.铁的生理功能

铁最主要的功能是构成血红蛋白与肌红蛋白，参与体内氧与二氧化碳的转运、交换和组织呼吸过程。铁与红细胞形成和成熟有关，骨髓造血组织中的铁，可进入幼红细胞内，参与合成血红蛋白。

2.铁的缺乏症

人体缺铁，常可导致缺铁性贫血，婴幼儿、孕妇及乳母等人群中更易发生。人体铁缺乏常表现的症状有乏力、面色苍白、头晕、心悸、指甲脆薄、食欲不振，学习和工作效率下降。此外，还伴有心慌、气短、眼花、精力不集中等症状。

3.铁的吸收

人体铁的来源有两条途径：一是从食物中摄取，二是再次利用血红蛋白破坏时释放出的血红蛋白铁。

人体对铁的吸收利用率很低，只有 10%~20%。一般而言，大多数动物性食物中的铁为血红素铁，这类铁可被肠黏膜上皮细胞直接吸收，消化吸收率较高；植物性食物中的铁大多以非血红素铁的形式存在,这一类型的铁消化吸收率较低。

影响铁元素吸收的因素有很多。

(1)不利因素:

①食物中的植酸、草酸、酸和磷酸可与铁结合形成不溶性铁盐,而降低其吸收率。

②茶叶和咖啡中的多酚类物质不利于非血红素铁的吸收。

③胃酸缺乏或过多服用抗酸药物会阻碍铁的吸收。

(2)有利因素:

①提高维生素 C 的摄入量有助于非血红素铁的消化吸收。

②某些单糖、有机酸有利于非血红素铁的吸收。

另外,机体对铁的需要量的多少及贮存铁的多少也会影响血红素铁和非血红素铁的吸收率。

4.铁的食物来源与膳食参考摄入量

膳食中铁的良好食物来源有动物肝脏、动物血、畜肉、禽肉、鱼类。植物性原料因受酸、草酸等因素影响消化吸收率较低。在烹调时,使用铁制炊具,一部分铁离子可溶于食物中,被人体吸收。使用铝和不锈钢材质炊具会使膳食中的铁的含量减少。

常用食物的含铁量见表 1-19。

**表 1-19 常用食物的含铁量(以每 100g 可食部计)**

单位:mg

| 食物名称 | 含量 | 食物名称 | 含量 | 食物名称 | 含量 |
|---|---|---|---|---|---|
| 猪肝 | 26.2 | 绿豆 | 6.5 | 杏仁(炒) | 3.9 |
| 排骨 | 1.4 | 花生仁(炒) | 6.9 | 核桃仁 | 3.2 |
| 牛肝 | 6.6 | 黄花菜(干) | 16.5 | 白果(干) | 0.2 |
| 羊肝 | 7.5 | 黄花菜(鲜) | 8.1 | 莲子(干) | 3.6 |
| 鸡肝 | 12.0 | 小米 | 5.1 | 松子仁 | 4.3 |
| 蛋黄 | 6.5 | 黄豆 | 8.2 | 蛋糕(烤) | 4.4 |
| 瘦猪肉 | 3.0 | 黑豆 | 7.0 | 口蘑 | 19.4 |
| 牛乳 | 0.3 | 大米 | 2.3 | 芹菜 | 1.2 |
| 芝麻(黑) | 22.7 | 标准面粉 | 3.5 | 藕粉(杭州) | 17.9 |

续表

| 食物名称 | 含量 | 食物名称 | 含量 | 食物名称 | 含量 |
|---|---|---|---|---|---|
| 芝麻(白) | 14.1 | 富强粉 | 2.7 | 全蛋粉 | 10.5 |
| 芝麻酱 | 9.8 | 干枣 | 2.3 | 紫菜 | 54 |
| 豇豆 | 7.1 | 葡萄干 | 9.1 | 菠菜 | 2.9 |

资料来源:杨月欣,王光亚,潘兴昌.中国食物成分表(2002)[M].北京:北京大学医学出版社,2002.

我国建议每天铁的膳食参考摄入量见表1-20。

表1-20 我国建议每天铁的膳食参考摄入量(DRIs)

单位:mg

| 人群 | 儿童 | 青少年 | 成人 | 孕妇 | 乳母 |
|---|---|---|---|---|---|
| DRIs | 10 | 20 | 15 | 35 | 25 |

资料来源:杨月欣.中国食物成分表(2004)[M].北京:北京大学医学出版社,2005.

**(四)碘(I)**

一般成人体内含碘量为20~50mg。其中20%左右存在于甲状腺。

**1.碘的生理功能**

碘在人体内主要参与甲状腺素的合成,甲状腺素是人体的重要激素,能促进生物氧化,调节蛋白质合成和分解,促进糖和脂肪代谢,调节水盐代谢,促进维生素的吸收和利用,增强酶的活力。

**2.碘的缺乏症与过量症**

人体碘缺乏会导致甲状腺合成不足,刺激甲状腺增生肥大,由于环境、食物引起的碘缺乏一般地域性特征明显,故称作地方性甲状腺肿大,俗称"大脖子病"。孕妇在孕期若严重缺碘可导致胎儿发育迟缓,使新生儿生长损伤,尤其是神经组织与肌肉组织,导致智力低下,出现以小、聋、哑、瘫为临床表现的"呆小症"。

如果碘摄入过量,可导致高碘性甲状腺肿大。

**3.食物来源与碘的参考摄入量**

含碘较丰富的食物有海产品,如海带、紫菜、海蜇、海虾、海蟹、海盐等。

人体对碘的需要量受年龄、性别、体重、发育及营养状况等所左右。中国营养学会建议碘的每日供给量:成人150μg,孕妇加25μg,乳母加50μg。碘的无可观察到副作用水平为1000μg(UL850μg)。

常见海产品食物中碘的含量见表1-21。

表 1-21　常见海产品食物中碘的含量(以每 100g 可食部计)

单位:μg

| 食物名称 | 含量 | 食物名称 | 含量 | 食物名称 | 含量 |
|---|---|---|---|---|---|
| 海带(干) | 240 000 | 海参 | 6000 | 海盐(山东) | 29~40 |
| 紫菜(干) | 18 000 | 龙虾(干) | 600 | 湖盐(青海) | 298 |
| 海蜇(干) | 1320 | 带鱼(鲜) | 80 | 井盐(四川) | 753 |
| 淡菜 | 1200 | 黄花鱼(鲜) | 120 | 再制盐 | 100 |
| 干贝 | 1200 | 干发菜 | 18 000 | | |

资料来源:杨月欣,王光亚,潘兴昌.中国食物成分表(2002)[M].北京:北京大学医学出版社,2002.

**(五)锌(Zn)**

锌是人体必需的微量元素。人体含锌 2~2.5g,主要存在于肌肉、骨骼、皮肤。按单位重量含锌量计算,以视网膜、脉络膜、前列腺为最高,其次为骨骼、肌肉、皮肤、肝、肾、心、胰、脑和肾上腺等。

1.生理功能

锌能作为酶的组成成分或作为酶的激活剂;促进生长发育与组织再生;作为味觉素的结构成分,促进食欲;并参与创伤组织的修复;还有维护免疫功能。

2.食物来源与参考摄入量

锌的来源广泛,但动、植物性食物的锌质量分数和吸收率有很大差异。植物性食品由于含植酸盐、膳食纤维等较多,锌的吸收率较低,一般以动物性食物如贝壳类海产品、红色肉类、动物内脏等作为锌的良好来源。按每 100g 含锌量(mg)计算牡蛎最高可达 100 以上,畜禽肉及肝脏、蛋类为 2~6,鱼及其他海产品在 1.5 左右,畜禽制品 0.3~0.5。植物中,豆类及谷类 1.5~2.0,但利用率低,且在碾磨中质量分数下降,其中谷类发酵后,由于植酸减少,有利于锌的吸收。蔬菜及水果类质量分数较低,牛奶中锌的质量分数也较低。

若以我国居民膳食中锌的平均吸收率为 25%计算,锌的每日推荐摄入量为:1~9 岁为 10mg,10 岁以上为 15mg,成年男子为 14.6mg,孕妇、乳母为 20mg。锌的无可观察到副作用水平为 30mg。

**(六)钾(K)**

钾为人体的重要阳离子之一。正常成人体内钾总量约为 20mg/kg,正常人血浆中浓度为 3.5~5.3mmol/L。各种体液内都含有钾。

1.生理功能

钾维持碳水化合物、蛋白质的正常代谢;维持细胞内正常渗透压;维持神经肌肉的应激性和正常功能;维持心肌的正常功能;维持细胞内外正常的酸碱平衡和电离子平衡;降低血压。许多研究已经发现,血压与膳食钾、尿钾、总体钾或血清钾呈负相关。

人体内钾总量减少可引起钾缺乏症,主要表现为肌无力及瘫痪、心律失常、横纹肌肉裂解症及肾功能障碍等。正常进食的人一般不易发生钾摄入不足。

2.食物来源与参考摄入量

大部分食物都含有钾,但蔬菜和水果是钾最好的来源。

我国居民膳食中钾的每日适宜摄入量为:儿童1500mg,青少年及成人2000mg,孕妇、乳母2500mg。

常见食物中钾的含量见表1-22。

表1-22　常见食物中钾的含量(以每100g可食部计)

单位:mg

| 蔬菜名称 | 钾 | 水果名称 | 钾 |
|---|---|---|---|
| 甜菜叶 | 547 | 鳄梨 | 599 |
| 毛豆 | 478 | 椰子 | 475 |
| 南瓜 | 445 | 鲜枣 | 375 |
| 大蒜 | 437 | 沙棘 | 359 |
| 菱角 | 437 | 芭蕉 | 330 |
| 羽衣甘蓝 | 395 | 黑醋栗 | 322 |
| 蚕豆 | 391 | 红果 | 299 |
| 竹笋 | 389 | 榴梿 | 261 |
| 红心萝卜 | 385 | 香蕉 | 256 |
| 芋头 | 378 | 桂圆 | 248 |
| 紫背天葵 | 367 | 樱桃 | 232 |
| 苋菜 | 340 | 石榴 | 231 |
| 豌豆 | 332 | 杏 | 226 |
| 芥菜 | 316 | 无花果 | 212 |

续表

| 蔬菜名称 | 钾 | 水果名称 | 钾 |
|---|---|---|---|
| 菠菜 | 311 | 柠檬 | 209 |
| 荸荠 | 306 | 哈密瓜 | 190 |
| 蕹菜 | 304 | 木瓜 | 182 |
| 芦笋 | 304 | 桃 | 166 |
| 春笋 | 300 | 干桑葚 | 159 |
| 莲藕 | 293 | 橙 | 159 |

资料来源:杨月欣,王光亚,潘兴昌.中国食物成分表(2002)[M].北京:北京大学医学出版社,2002.

（七）硒（Se）

硒是目前研究最活跃的必需微量元素。成人体内含硒为 14～21mg,多分布于指甲、头发、肾脏和肝脏,肌肉和血液中较少。

1.生理功能

硒是谷胱甘肽过氧化物酶（SOD）活性中必需成分。维生素 E 对此有协同作用。硒是重金属的天然解毒剂,因为硒可以与许多重金属结合而排出体外,硒是有希望的抗癌元素。

缺硒可导致克山病的发生。克山病是一种以多发性灶状心肌坏死为主要病变的地方性心肌病,缺硒是发病的重要因素,其症状有心脏扩大、心功能失常、心律失常等。用亚硒酸钠防治克山病已取得良好效果。大骨节病也是与缺硒有关的疾病,其主要病变是骨端软骨细胞变性坏死、肌肉萎缩、发育障碍,用硒、维生素 E 防治大骨节病亦有效。

2.食物来源与参考摄入量

我国硒的每日推荐摄入量为:儿童 20～45μg,青少年与成人 50μg,乳母 65μg。

（八）氟（F）

1.生理功能

氟既是人体所必需微量元素,过量又可引起中毒。目前已知与氟化物相关联的组织为骨与牙釉质。氟已被证实是唯一能降低儿童和成年人龋齿患病率和减轻龋齿病情的营养素。

摄入过量的氟可引起急性或慢性中毒,主要造成骨及牙齿的损害,即所谓氟骨病。

2.食物来源与参考摄入量

一般情况下,动物性食品中氟的含量高于植物性食品,海洋动物中氟的含量高于淡水及陆地食品,鱼和茶叶中氟的含量很高。

我国是氟病高发国家,高水氟、高土壤氟的地区很广泛。水氟低及采用饮水加氟的地区较少,在一日总氟摄入量中饮水氟的比例也较高。

我国膳食中氟的每日适宜摄入量为:成人 1.5mg,儿童与少年 0.6~1.4mg。

**视野拓展**

# 营养补充剂的是是非非

1.营养补充剂的定义

营养补充剂又称膳食补充剂(dietary supplement)、饮食补充剂(food supplements)、营养素补充剂、营养品等,定义为:口服的含有补充膳食成分的产品,包括维生素、矿物质、氨基酸、纤维素、草药制品及其他许多可以广泛利用的成分。

营养补充剂有如下几个特点。

(1)营养补充剂是作为膳食以外的补充,量较少(我国对营养素补充剂的要求是每日食用量冲剂不得超过 20g,口服液不得超过 30g)。

(2)营养补充剂不以补充能量为目的(我国 SFDA 规定的营养素补充剂仅包括维生素和矿物质)。

(3)剂型可以是片剂、胶囊、冲剂、口服液(不同于强化食品,载体并非食物)。

(4)包括某些保健品(功能性食品)。

(5)口服,不同于肠外营养制剂。

2.营养补充剂是食品还是药?有什么功能?

根据中华人民共和国卫生部《关于营养素补充剂管理有关问题的通知》的规定:"以补充维生素、矿物质为目的的产品,列入营养素补充剂进行管理;以膳食纤维、蛋白质或氨基酸等营养素为原料的产品,符合普通食品要求的,按普通食品进行管理;具有保健功能的,按保健食品有关规定管理。"

所以说,即使有一部分营养补充剂算是"药",那也是属于绿色 OTC 的非处方药(见图 1-3)。

目前还没有科学证据能证明大量服用维生素或矿物质能治疗或治愈癌症或其他慢性病,比如服用维生素能减轻感冒症状,但并不能防治。即

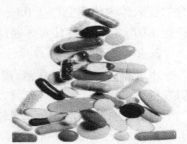

**图 1-3 形形色色的营养补充剂**

便有报道大量服用某些抗氧化营养素可能会有保护性作用,但这方面研究才刚刚开始,尚无定论。所以,当你那些拿着某些直销品牌瓶瓶罐罐的人向你信誓旦旦鼓吹"吃了我们的这个××粉、××片,你这个病啊,绝对可以治好。那谁谁谁,就是吃了,什么药都没吃,现在身体可好了"时,你可以把他列入不信任的黑名单中了。

# 第七节　水

## 一、水的生理功能

水是构成人体组织细胞和体液的重要成分。水具有很强的溶解性,各种物质在适当条件下均可溶于水中,甚至一些脂肪和蛋白质也可分散于水中形成乳浊液或胶体溶液,这使水成为体内各种生化反应的重要媒介。水的流动性很强,可作为各种物质的载体,对于营养物质的吸收和运输、代谢产物的运输和排泄有着重要作用。水本身直接参与体内物质代谢,促进各种生理活动和生化反应。

此外,水还能调节体温并起到润滑作用。

## 二、人体水的平衡

水的平衡对人体维持内环境的稳定具有非常重要的作用。人体通过水的摄入和排泄维持水的平衡。

### 1.补充人体水的来源

补充人体水的来源包括三个部分:饮用水和其他饮料、固体食物中的水、人体代谢产生的代谢水。

代谢水(内生水)是指营养素在人体内氧化代谢过程中产生的水。1g 碳水化合物在人体内代谢会产生 0.6g 的水,每 1g 蛋白质可产生 0.41g 的水,每 1g 脂肪可产生 1.07g 的水。每日人体通过代谢可产生大约 300ml 的水。

### 2.水的排泄

水的排泄主要通过尿液、皮肤和肺、粪便等途径。水摄入不足或丢失过多,可引起机体失水。

成人每日水的摄入量与排出量见表 1-23。

表1-23 成人每日水的摄入量与排出量

单位:ml

| 来源 | 摄入 | 排除途径 | 排出量 |
|------|------|----------|--------|
| 食物 | 1000 | 呼吸 | 350 |
| 饮水或饮料 | 1200 | 皮肤 | 500 |
| 代谢水 | 300 | 粪便 | 150 |
|  |  | 尿 | 1500 |
| 总量 | 2500 |  | 2500 |

资料来源:杨月欣,王光亚,潘兴昌.中国食物成分表(2002)[M].北京:北京大学医学出版社,2002.

## 三、水的参考摄入量

水的需要量主要受代谢、年龄、体力活动、气温、膳食等因素的影响,需要量变化很大。美国 RDA 提出:成人每消耗 4.186kJ(1kcal)能量,水的需要量为1ml。由于婴儿和儿童体表面积较大,身体中水分的百分比和代谢率较高,易发生失水,而水中毒的危险性很小。孕妇、哺乳期妇女由于水分额外分泌,水的需要量也要增加。

📖 视野拓展

## 生活中的水的软硬度与人体健康的关系

水质的软硬度是最值得关注的一个重要指标,饮用水干净是最基本的一个原则,也就是说健康的饮用水硬度要有一个适当的范围,干净的饮用水必须没有对身体有害的毒素、漂浮物。目前软水、硬水的划分标准是以水中钙镁离子含量的多少来衡量。每升水中含有相当 1mg 的氧化钙为 1 度,硬度低于 8 度为软水,高于 8 度为硬水。钙镁离子是人体每天必需的微量元素,如果水有一定硬度,通过饮水就可以补充一定量的钙镁离子。而长期饮用软水的人,则需要通过其他途径补充钙镁元素。饮用水的硬度偏高或者偏低都不好,因为水的硬度和一些疾病有密切关系。科学研究发现,在水质硬度较高地区心血管疾病发病率较低,而在水质硬度较低的地区会存在缺乏钙、镁等微量元素等情况。

我国生活用水规定的标准是硬度不能超过 25 度,最适宜的饮用水的硬度为 6~10 度。同时水的口感也与水质的软硬度有关,多数矿泉水硬度较高,所以使人感到清爽可口,泡茶口感将受到影响,所以,喝茶时尤其是喝绿茶时最好用软水来冲泡。酸碱度也是水质好坏的重要因素,据净水专家介绍,弱碱性水对健康是最有益的,目前多数自来水都达不到这个要求,标准的饮用水的酸性 pH 应该是 7.0 ~ 7.5。

# 第八节　人体需要的热能

## 一、人体能量平衡及其意义

人体为了维持生命及从事各项体力活动,必须每日从各种食物中获得能量以满足需要。人体能量的来源是食物中的糖类、脂类和蛋白质等三种营养,而食物中的矿物质和维生素不能供给能量。

人体能量代谢的最佳状态是达到能量消耗与能量摄入的平衡。这种能量平衡能使机体保持健康并能胜任必要的社会生活。能量代谢失衡,即能量缺乏或过剩都对身体健康不利。

## 二、能量单位及热能系数

### (一)能量单位及热能系数

**1.能量单位**

能量的国际单位是焦耳(J)。营养学上由于使用的数值比较大,通常采用千焦耳(kJ)为常用单位。但是,习惯上也还可以用卡(cal)或者千卡(kcal)作为能量单位。焦耳和卡的换算关系是:

$1cal = 4.184J$,或者 $1kcal = 4.184kJ$。

**2.热能系数**

热能系数或者能量系数,指每克碳水化合物、脂肪、蛋白质在体内氧化产生热能的值。三种产能营养素的热能系数分别为:1g 碳水化合物产能量 4.0kcal(16.74kJ),1g 脂肪产能量 9.0kcal(37.56kJ),1g 蛋白质产能量 4.0kcal(16.74kJ)。

产能营养素在体内的燃烧(生物氧化)过程和在体外燃烧过程不尽相同,体外燃烧是在氧作用下完成的,化学反应激烈,伴随着光和热;体内氧化是在酶的作用下缓慢进行的,比较温和;特别是最终产物不完全相同,所以产生的热量(即能量)也不完全相同。

### (二)体内能量的转移、储存和利用

产能营养素在体内氧化分解为二氧化碳和水,同时,伴随能量的释放和转移,

其中,约一半能量为维持体温而散发掉,另一半能量则转移到 ATP 和磷酸肌酸等含高能键的物质中,当人体需要能量时再转移到细胞的功能系统而被利用,最终,大部分仍转为热散发掉。

## 三、人体的能量消耗

人每天的能量消耗主要由维持基础代谢、食物的特殊动力作用及从事各种活动所消耗的能量等三种方面构成。对于生长发育期的儿童、青少年还需要能量供生长发育消耗。

人类为了维持正常的生命活动及从事学习、劳动等,每天从各种食物中获取能量,以满足机体的需要。成年人的能量消耗主要用于维持基础代谢、体力活动和食物热效应三个方面;对于孕妇、乳母、儿童、婴幼儿及病人还包括生长发育、康复等特殊生理阶段的能量需要。

### (一)基础代谢

基础代谢是机体用于维持体温、心跳、呼吸、各器官组织和细胞基本功能等最基本的生命活动所必需的能量消耗。测定这一数值前要求空腹 12~14 小时,清醒静卧半小时以上,室温保持 20℃~25℃,无任何体力活动和紧张的思维活动,全身肌肉松弛,消化系统处于静止状态下。

实际上基础代谢受许多因素的影响,特别是身体的状况,如身高、体重、性别、年龄,以及气候等。一般相对地说,男性基础代谢比女性高,儿童和青少年比成年人高,寒冷气候下比温热气候下高。

### (二)体力活动的能量消耗

每日从事各种活动消耗的能量,主要取决于体力活动的强度和持续时间。体力活动一般分为职业活动、社会活动、家务活动和休闲活动等,其中以职业活动消耗的能量差别最大。一般根据劳动强度不同,分 3 个等级。

1.轻体力活动

75%时间坐或站立,25%时间站着活动。如办公室工作,售货员、酒店服务员工作,组装和修理电子产品、化学实验操作、教师讲课等。

2.中等体力活动

75%时间坐或站立,25%时间进行特殊职业活动。如学生日常活动、机动车驾驶、电工安装、车床操作、金工切割等。

3.重体力活动

60%时间坐或站立,40%时间进行特殊职业活动。如非机械化农业劳动、体育运动、炼钢、舞蹈、装卸、搬运、采矿等。

影响体力活动能量消耗的因素有很多,如体重越重、肌肉越发达,能量消耗就越多;劳动强度越大、持续时间越长,能量消耗就越多;对工作熟练程度越差,能量消耗就较多。

实际上,各种劳动强度的等级划分,与特定职业活动的机械化、自动化水平直接有关,随着科学技术的迅速发展,人们的劳动强度正逐步降低。

### (三)食物的热效应

食物的热效应(TEF)也称食物的特殊动力作用,是指人体摄食过程中引起的额外的能量消耗。这是摄食后一系列消化、吸收、利用及营养素代谢产物之间相互转化过程中所消耗的能量。例如,进食碳水化合物可使能量消耗增加 5%~6%,进食脂肪增加 4%~5%,进食蛋白质增加 30%~40%。一般成人摄入的混合膳食能量消耗增加约相当于基础代谢的 10%。

### (四)生长发育及孕妇、乳母对能量的需求

婴幼儿、儿童、青少年的能量消耗还应包括生长发育所需要的能量,主要是机体生长发育中形成新的组织所需要的能量及新生成的组织进行新陈代谢所需要的能量。孕妇的能量消耗则应包括满足胎儿的生长发育和自身器官及生殖系统的孕期发育特殊需要的能量。母乳合成和分泌乳汁也需要额外补充能量。

## 四、能量的来源及推荐摄入量

### 1.能量来源

人体所需的能量来源于食物中蛋白质、脂肪和碳水化合物三种产能营养素。根据我国人民的饮食习惯和生理需要,我国居民所需热能的 10%~15% 应由蛋白质提供,20%~30% 应由脂肪提供,55%~65% 应由碳水化合物提供。

每 g 营养素在体内氧化所产生的能量值称为食物的能量卡价,也称能量系数。食物的卡价是经体外燃烧实验推算而得,较在体外氧化燃烧释放的热能偏低。每 1g 蛋白质、脂肪和碳水化合物的消化率分别为 92%、95%、98%,在体内氧化可供热能分别为 4.0kcal(16.74kJ)、9.0kcal(37.56kJ)、4.0kcal(16.81kJ)。

### 2.能量的推荐摄入量

人体能量代谢的最佳状态是达到能量消耗与能量摄入的平衡,能量代谢失衡即能量缺乏或过剩都对身体不利。能量的摄入必须满足机体对能量的需求,一般成人能量的摄入和消耗保持平衡,就能维持人体的健康和正常体力活动的需要。正常情况下,人体能量的需要与食欲相适应,当正常食欲得到满足时,能量需要量一般也可以满足。

膳食中能量供给量依不同性别、年龄、活动强度而不同,各个国家都有相应的能量供给量的推荐值,包括三大产能营养素合理的摄入比。

### 五、热能的计算

根据食物中所含的三大能量因子的质量克数,计算每一种热能质的热量,然后再综合计算所摄入食物的总热能。

举例应用如下:

计算 100g 馒头(标准粉)中,含碳水化合物 49.8g,蛋白质 7.8g,脂肪 1.0g,试计算 100g 标准粉制成的馒头中的热能是多少?

解:100 克馒头中三大能量因子的量分别是:

碳水化合物 49.8g,蛋白质 7.8g,脂肪 1.0g。

碳水化合物的热能是:49.8×4.0＝199.2(kJ)

蛋白质的热能是:7.8×4.0＝31.2(kJ)

脂肪的热能是:1.0×9.0＝9.0(kJ)

总热能为:199.2+31.2+9.0＝239.4(kJ)

答:100g 馒头所产生的热能为 239.4kJ。

## 本章小结

营养素的概念、分类、功能。人体所需能量来源于三大产能营养素,用于维持基础代谢、体力活动和食物特殊动力作用。中国营养学会制定了"中国居民膳食营养素参考摄入量"。

碳水化合物的生理功能、分类和膳食中的主要种类。葡萄糖是人体利用的能量物质,淀粉是人类膳食的重要组成成分。

蛋白质的生理功能、营养价值。摄取足够量的蛋白质能保持氮平衡,必需氨基酸和限制性氨基酸是食物蛋白质营养价值高低的重要衡量指标。蛋白质的互补作用在实际生活中有重要的指导意义。

脂类的生理功能和组成。脂肪中的不饱和脂肪酸对人体的生理功能有重要意义,必需脂肪酸是人体生命中不可缺少的物质。类脂和固醇对人体健康具重要作用。

维生素分为脂溶性维生素和水溶性维生素。脂溶性维生素有维生素 A、维生素 D、维生素 E、维生素 K 四种;水溶性维生素有维生素 B、维生素 C 等。维生素缺乏时会出现相应的缺乏症状。

矿物质有重要的生理功能,分为常量元素和微量元素。矿物质中钙、铁是对人体健康极其重要的元素。

水是人体需要量最大、最重要的营养素。膳食纤维被营养学家称为"第七营养素"。

掌握人体热能的计算方法,做到合理控制热量的摄入。

### 练习题

**一、填空题**

1.组成蛋白质的基本单位是_____。

2.根据蛋白质所含必需氨基酸的种类和比例通常将蛋白质分为_____、_____、_____三大类。

3.婴儿必需氨基酸除了成人所需的八种必需氨基酸以外,还有_____。

4.矿物质在人体中含量的多少可分为_____、_____。

5.人体的热能消耗包括_____、_____和_____三方面。

6.维生素按其溶解性可分为_____和_____两大类。

7.被营养学家称为"第七营养素"的是_____。

8.由摄取食物而引起能量消耗额外增加的现象称_____。

9.凡在人体内总重量小于_____者为微量元素。

10.与胎儿"神经管畸形"的形成密切相关的维生素是_____。

**二、单项选择题**

1.下列(　　)是人体必需氨基酸。

A.亮氨酸、赖氨酸　　　　　　　　B.天门冬氨酸、苯丙氨酸

C.缬氨酸、精氨酸　　　　　　　　D.苏氨酸、脯氨酸

2.以下食物中胆固醇含量最低的是(　　)。

A.猪肝　　　　B.猪脑　　　　C.蛋黄　　　　D.牛奶

3.下列不属双糖的是(　　)。

A.果糖　　　　B.葡萄糖　　　　C.麦芽糖　　　　D.半乳糖

4.人体中含量最多的无机元素是(　　)。

A.钙　　　　B.磷　　　　C.钾　　　　D.锌

5.以下脂类中不利于动脉粥样硬化防治的是(　　)。

A.单不饱和脂肪酸　　　　　　　　B.反式脂肪酸

C.长链多不饱和脂肪酸　　　　　　D.磷脂

6.因摄入不足可导致夜盲症的营养素是(　　)。

A.维生素 A　　　　B.维生素 C　　　　C.维生素 K　　　　D.维生素 E

7.被称作"抗脚气病因子"的维生素是(　　)。

A.维生素 A　　　　B.维生素 $B_1$　　　　C.维生素 C　　　　D.维生素 D

8.被称为核黄素的维生素是(　　　)。

A.维生素 B₁　　　　B.维生素 B₂　　　　C.维生素 B₁₂　　　　D.维生素 B₆

9.能被人体消化吸收的碳水化合物是(　　　)。

A.棉籽糖　　　　B.果胶　　　　C.纤维素　　　　D.淀粉

10.机体缺乏能量的主要表现是(　　　)。

A.体重下降　　　　B.水肿　　　　C.溶血　　　　D.湿疹

11.我国人群日常饮食中能量的主要来源是(　　　)。

A.蛋白质　　　　B.糖类　　　　C.脂肪　　　　D.乙醇

12.干瘦型营养不良所致的主要原因是(　　　)。

A.天然食物某些营养素缺乏　　　　B.食物烹饪过程中营养被破坏

C.人体胃肠道功能的降低　　　　D.能量严重摄入不足

13.含碘最丰富的食物是(　　　)。

A.白菜　　　　B.玉米　　　　C.海带　　　　D.胡萝卜

14.标准体重的计算公式为(　　　)。

A.标准体重(kg)＝身高(cm)－85　　　　B.标准体重(kg)＝身高(cm)－100

C.标准体重(kg)＝身高(cm)－95　　　　D.标准体重(kg)＝身高(cm)－105

三、多项选择题

1.以营养素中属于产能营养素的有(　　　)。

A.矿物质　　　　B.碳水化合物　　　　C.脂类　　　　D.蛋白质

E.维生素

2.下列属于非必须必需氨基酸的是(　　　)。

A.甘氨酸　　　　B.丙氨酸　　　　C.谷氨酸　　　　D.组氨酸

E.蛋氨酸

3.维生素 D 缺乏的表现是(　　　)。

A.佝偻病　　　　B.软骨病　　　　C.呆小症　　　　D.骨质疏松症

E.贫血

4.锌的生理功能是(　　　)。

A.促进伤口愈合　　　　B.维持神经、肌肉正常活动

C.构成骨骼　　　　D.促进食欲

E.参与血凝过程

5.与巨幼红细胞贫血有关的是(　　　)。

A.尼克酸　　　　B.叶酸　　　　C.维生素 B₁₂　　　　D.维生素 A

E.铁

6.机体缺乏蛋白质后可出现(　　　)现象。

A.皮肤油脂增多　　　　　　　B.皮肤粗糙

C.皮肤毛孔变大　　　　　　　D.头发稀疏

7.人乳中乳糖的作用是(　　)。

A.供给能量　　　　　　　　　B.有利于钙吸收

C.促进肠道蠕动　　　　　　　D.增加免疫力

8.脂肪是人体必需的重要营养素,以下不是其生理作用的是(　　)。

A.提供能量　　　　　　　　　B.保护机体,维持

C.防止便秘　　　　　　　　　D.促进脂溶性维生素的吸收

E.产生免疫作用

9.维生素 D 缺乏可有(　　)等表现。

A.胁骨串珠　　　B.夜盲　　　　C.方颅　　　　　D.X 形腿

10.人体缺钙导致下列(　　)症状。

A.佝偻病　　　B.O 形腿　　　　C.抽搐　　　　　D.骨质疏松

E.鸡胸

四、名词解释

1.营养

2.营养素

3.必需氨基酸

4.食物特殊动力作用

5.完全蛋白质

6.蛋白质生物价(BV)

7.必需脂肪酸

8.矿物质的生物有效性

9.矿物质

10.营养学

11.酸性食品

12.基础代谢(BM)

13.膳食纤维

14.产能营养素

15.限制性氨基酸

16.基础代谢率(BMR)

五、简答题

1.蛋白质的营养功能有哪些?

2.影响蛋白质消化的因素有哪些?

3.简述蛋白质摄取过量的副作用。

4.脂类的生理功能有哪些？

5.碳水化合物的营养功能有哪些？

6.简述水的营养功能。

7.膳食纤维的生理功能有哪些？

8.简述营养素的分类和功能。

六、论述题

论述蛋白质的营养学意义。

七、计算题

计算 350g 蒸米饭的热能是多少？（其中 100g 蒸米饭中含碳水化合物为25.9g，蛋白质 2.6g，脂肪 0.3g。）

# 第二章　各类食品原料的营养价值

掌握各种不同类型的食品原料的营养价值特点,了解这些食品对人体有哪些特殊的生理功能,学会针对不同人群的膳食应该选择食物,从而掌握日常生活中合理地选择食物,科学地搭配食物,做到每日膳食食物之间相互代替,保持营养搭配合理。

## 案例导入

王大妈今年已 76 岁了,身患高血压、动脉硬化、脑梗及骨质疏松等多种病,长年吃降压药和治疗心脏病的药物,平时饮食多以粮食为主,每天也进食肉类及少量蔬菜。可每隔两三个月王大妈总觉得浑身乏力,走路都成问题。她总认为,人是铁,饭是钢,可能是她的饭吃得少了,于是每顿就吃很多,一天的主食能吃 0.5kg 多,但仍然改变不了症状。无奈之下,只好去医院打点滴,补充大量的钾。挂了三天吊瓶,精神好多了,腿走起路来也有劲了。

现在如果让你建议,从饮食上来调整,你该怎么做才能保证王大妈每日精神状态好、腿脚有劲呢?

食品原料指通过烹饪加工可以制作各种主食、菜肴、糕点或小吃的可食性原材料。食品原料应符合以下条件:含有人体需要的营养成分,以满足人体对营养物质的需要;不应含有对人体有害的成分(即无毒无害);食品的感官性状良好。

了解各种食品原料所含的化学成分与营养价值,对于我们识别食品原料的质量,正确地保管及合理地选择、搭配食品原料,最大限度地发挥食品原料的食用价值和营养价值,具有重要的指导意义。食品原料的营养价值是指某种食品原料中所含的热能和营养素能满足人体需要的程度。理想的、营养价值较高的食品原料除含有人体必需的热能和营养素以外,还要求各种营养素的种类、数量、组成比例都符合人体的需要,并且易被人体消化、吸收。用这一标准去衡量食品原料,除了母乳对于出生4~5个月以内的婴儿是比较全面的食物以外,世界上没有任何一种食物能达到这一要求。从实际情况看,由于食品原料的种类不同,所含有的营养素分布与含量都存在差异,都有各自的特点,即使是同一种原料,由于不同的品种、产地、种植条件、使用肥料、收获时间、贮存条件及不同的烹饪加工方法等,都会影响到食物中营养素的组成与含量。

## 一、评价食品原料营养价值的意义

食品原料营养价值的评价意义在于以下几方面。

(1)了解不同食品原料中营养素的组成与含量的特点,以便于最大限度地利用食物资源,开发并利用新的食物资源。

(2)了解食品原料在收获、加工、贮存等过程中可能存在的影响原料营养价值的因素,以便于在烹饪过程中对食物的质量进行控制。

(3)指导不同人群的膳食选择与营养配餐、营养食谱编制,使食品原料的选择与搭配更加合理。

(4)方便餐饮服务人员指导就餐者就餐,提供方便快捷的营养指导与咨询。

在评价食品原料的营养价值时,还需要考虑一些非营养素类的物质,如动物性原料中的含氮浸出物,蔬菜和水果中的色素、有机酸等,这些物质对于改善食物的感观性状,增加食物的色、香、味、形,保持食物的特殊风味,促进人体的食欲和消化吸收,提高人体对食物中营养素的消化吸收率都有着非常重要的作用。

有些食品原料中还含有一些天然存在的抗营养因子,如大豆蛋白中的抗胰蛋白酶因子、抗维生素因子;鸡蛋中的抗生物素因子;植物性原料中的草酸、植酸、单宁等。这些抗营养因子的存在,影响到人体对食物中营养素的消化和吸收,在烹饪的过程中应尽量除去,有利于提高食物的营养价值。

## 二、食品营养价值的评价方法

食品营养价值指食品中所含的热能和营养素能满足人体营养需要的程度。对食品营养价值的评价,一般主要根据如下几方面。

(1)营养素的种类及含量。首先考虑的应该是食物中营养素的品种及不同营养素含量多少。一般认为,食品中所提供营养素的种类和含量,越接近人体需要,该食品的营养价值就越高。

(2)营养素的质量高低。营养素含量多少固然十分重要,而其质量优劣有时更能反映食物营养价值的高低。如评定食物中蛋白质的营养价值时,除测定其含量外,还需分析它的质量即必需氨基酸的含量、组成、配比、消化吸收情况等;如评定食物中铁的营养价值时,不仅要考虑到食物中铁的含量,还要考虑它的吸收利用情况,如肝脏或瘦肉中富含的铁易吸收,而菠菜中的铁不易吸收。评定食物中蛋白质还包括必需氨基酸的含量及其相互间的比值,对脂类尚应考虑饱和脂肪酸与多不饱和脂肪酸的比例。

(3)营养素在加工烹调过程中的损失和变化。加工烹调过程可以使食物成分发生变化,营养素出现不同程度的损失,以矿物质和水溶性维生素损失最甚,从而影响了食物的营养价值。如米、面加工精度过高,淘洗次数过多,烹调温度过高,将损失较多的 B 族维生素;大豆加工制成豆腐等豆制品,可明显提高蛋白质的消化吸收和利用,因为加工去除或破坏了大豆中的抗营养素因子。

(4)认识食物的营养价值时,还应注意到某些食品内天然存在的一些抗营养因素或毒性物质。如大豆中的抗胰蛋白酶因子,高粱含有较多的单宁等。

(5)食品中各种营养素的人体消化率,主要是蛋白质、脂类和钙、铁、锌等无机盐和微量元素的消化率。

(6)食品所含各种营养素在人体内的生物利用率,尤其是蛋白质、必需氨基酸及钙、铁、锌等营养素被消化吸收后,能在人体内被利用渗入体组织的程度。

(7)食品的色、香、味、形,即感官状态,可通过条件反射影响人的食欲及消化液分泌的质与量,从而明显影响人体对该食物的消化能力。所以食品感官状态也是评价食品营养价值的一个重要标志。在同一类食品之间,往往因品种、产地、成熟程度、碾磨程度、加工烹饪方式等而有很大的不同,在考虑食品营养价值时应该注意。

# 第一节　谷类的营养价值

谷类指禾本科作物的种子,是我国人民的主食,在膳食中具有重要的地位,主要包括小麦、稻谷及一些杂粮,例如高粱、玉米、大麦、燕麦、小米、青稞、荞麦等,是人体热能最主要的来源。我国人民膳食中 70%以上的热能和 50%的蛋白质是由谷物提供,谷物同时也是膳食中无机盐与 B 族维生素的重要来源。

## 一、谷类的结构及主要营养素分布

谷类的结构因品种不同而有一定的差异,但基本结构大致相似,以小麦和稻谷为例,都是由谷皮、糊粉层、胚乳、内胚层和胚芽组成(见图 2-1)。

谷皮为谷类的外壳,占谷粒质量的 13%～15%,主要成分为纤维素、半纤维素和木质素,并含有少量的蛋白质、脂肪和 B 族维生素。

糊粉层中含有比较多的维生素和无机盐,但在加工过程中多被丢弃。

胚乳是粮谷的主要部分,占谷粒质量的 83.5%,含有大量的淀粉和比较多的蛋白质。蛋白质主要分布在胚乳的外周部分,越到谷粒的中心蛋白质的含量越少。胚乳中的其他营养含量比较少。

胚芽只占谷粒质量的 2% ~ 3%,但含有丰富的脂肪、蛋白质、无机盐和一些维生素。

谷粒不同部位营养素的分布见表 2-1。

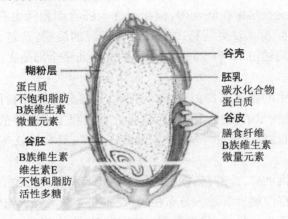

**图 2-1　谷粒的基本结构**

**表 2-1　谷粒不同部位营养素的分布**

单位:%

| 部位 | 蛋白质 | 硫胺素 | 核黄素 | 尼克酸 | 泛酸 | 吡哆醇 |
|------|--------|--------|--------|--------|------|--------|
| 谷皮 | 19 | 33 | 42 | 86 | 50 | 73 |
| 胚乳 | 70 ~ 75 | 3.0 | 32 | 12 | 43 | 4 |
| 胚芽 | 8 | 64 | 26 | 2 | 7 | 21 |

## 二、谷类的营养价值

### (一)蛋白质

谷类可提供一定量的蛋白质,随谷类的品种和种植的土壤、结构、气候及栽培的条件等不同而存在一定的差异。由于所含必需氨基酸不平衡,主要是缺少赖氨酸(玉米缺色氨酸),所以蛋白质的生物利用率较低。谷类蛋白质的含量一般在7% ~ 15%。燕麦最多为 15.6%,小麦为 10%,大米和小米为 8%。因谷粒外层蛋白质含量高,故经过精加工的精米、精面蛋白质含量低于粗米和标准粉,胚芽的蛋白质营养价值比较高,但由于在加工的过程中大多被除去,因而加工的成品粮中赖氨酸的含量很低,为第一限制氨基酸。谷类蛋白质的含量和营养价值虽然不高,但作为主食,在蛋白质的供给量上有着非常重要的意义。

**（二）碳水化合物**

谷粒中含碳水化物 70%~80%,主要是淀粉,消化率很高,也是人体热能最经济的来源。淀粉主要集中在胚乳内,糊粉层深入胚乳细胞间也有少量的淀粉。其他部分一般不含淀粉。谷类淀粉中含有两种形式的淀粉:直链淀粉与支链淀粉。一般谷类中直链淀粉占 20%~25%,糯米中的淀粉几乎全部是支链淀粉。

**（三）脂类**

脂类在谷类中的含量不高,只占 1%~2%,主要分布在糊粉层和胚芽,以甘油三酯为主,还含有少量的植物固醇和卵磷脂。小麦和玉米胚芽的甘油三酯以不饱和脂肪酸为主,可达到 80% 以上,其中亚油酸占 60%,具有比较高的营养价值。

**（四）无机盐**

谷类含有丰富的磷,此外钙、铁、锌、镁、铜、钼等微量元素的含量也比较高。所有无机盐的分布都与膳食纤维的分布相平行,主要存在于谷皮与糊粉层,因而在加工的过程大多被丢失。另外,谷类含有一定量的植酸,与无机盐形成不溶性的植酸盐,很难被人体消化吸收,因而,谷类无机盐的营养价值比较低。

**（五）维生素**

谷类是膳食中 B 族维生素的重要来源,如硫胺素、核黄素、尼克酸、泛酸和吡哆醇等,集中分布在谷类的糊粉层和胚芽部分,因而加工的方法与程度可影响谷类原料中维生素的含量。黄色玉米和小米中还含有一些胡萝卜素。玉米中的尼克酸主要为结合型,必须加工处理转化为游离型才能被人体吸收利用。小麦胚芽中含有比较多的维生素 E,小麦胚芽是提取维生素 E 的良好原料,具有比较高的营养和经济价值。谷类原料中维生素 A、维生素 D、维生素 C 的含量非常低。从米、面加工精度对营养素的损失考虑,为保留各种营养素,特别是维生素,加工精度不宜过高。

常见粮食中维生素的含量见表 2-2。

表 2-2　常见粮食中维生素的含量(以每 100g 计)

单位:mg

| 品种 | 硫胺素 | 核黄素 | 尼克酸 | 胡萝卜素 |
|------|--------|--------|--------|----------|
| 标准大米 | 0.19 | 0.06 | 1.6 | 0 |
| 特一大米 | 0.15 | 0.05 | 1.3 | 0 |
| 标准面粉 | 0.46 | 0.06 | 2.5 | 0 |

| 品种 | 硫胺素 | 核黄素 | 尼克酸 | 胡萝卜素 |
|------|--------|--------|--------|----------|
| 富强粉 | 0.24 | 0.07 | 2.0 | 0 |
| 精白粉 | 0.06 | 0.07 | 1.1 | 0 |
| 玉米粉（黄） | 0.31 | 0.10 | 2.0 | 0.13 |
| 玉米粉（白） | 0.21 | 0.07 | 1.9 | 0 |
| 小米 | 0.57 | 0.12 | 1.6 | 0.19 |

### 三、常见谷类的营养价值

#### （一）小麦

小麦是世界第一大粮食作物，小麦是我国北方人民的主食，自古就是滋养人体的重要食品。《本草拾遗》中提到"小麦面，补虚，实人肤体，厚肠胃，强气力"。小麦营养价值很高，富含淀粉、维生素、无机盐等。小麦加工精度越高，营养素越低，碳水化合物和热量增加。

#### （二）大米

相传神农、黄帝时期已开始栽培稻谷，到殷商时代，稻谷已成为五谷之首。稻谷是中国人的主食之一，大米分籼米、粳米和糯米三类。大米主要营养素为淀粉，所含蛋白质主要是米精蛋白，易于消化吸收。大米富含丰富的 B 族维生素，是预防脚气病、消除口腔炎症的重要食疗资源。大米煮粥时，上面有一层浓滑如膏的稀黏之物，这是米油，人称粥油，是补气填精的上品，病人、产妇、老人及体弱者最宜食用。

#### （三）玉米

现代研究证实，玉米富含碳水化合物，蛋白质、脂肪、维生素、无机盐有一定含量。玉米中的维生素含量非常高，为稻米、小麦的 5～10 倍。玉米含有丰富的不饱和脂肪酸，尤其是亚油酸的含量高达 60%以上，它和玉米胚芽中的维生素 E 协同作用，可降低血液胆固醇浓度并防止其沉积于血管壁。因此，玉米对冠心病、动脉粥样硬化、高脂血症及高血压等都有一定的预防和治疗作用。维生素 E 还可促进人体细胞分裂，延缓衰老。玉米中还含有一种长寿因子——谷胱甘肽，它在硒的参与下，生成谷胱甘肽氧化酶，具有恢复青春、延缓衰老的功能。

#### （四）燕麦

燕麦，别称皮燕麦，为禾本科植物。燕麦是世界性栽培作物，俗称油麦、玉麦、雀麦、野麦，是一种低糖、高营养、高能食品。

燕麦含粗蛋白质达 15.6%，脂肪 8.5%，以及磷、铁、钙等元素。燕麦中水溶性膳食纤维分别是小麦和玉米的 4.7 倍和 7.7 倍。燕麦中的 B 族维生素、尼克酸、叶酸、泛酸都比较丰富，特别是维生素 E，每 100g 燕麦粉中高达 15mg。此外燕麦粉中还含有谷类食粮中均缺少的皂苷（人参的主要成分）。燕麦中蛋白质的氨基酸组成比较全面，人体必需的 8 种氨基酸含量的均居首位，每 100g 燕麦含赖氨酸高达 0.68g。燕麦的营养价值和保健作用，已被古今中外医学界所公认。燕麦具有降低血压、降低胆固醇、防治大肠癌、防治心脏疾病功效，长期食用燕麦片，有利于糖尿病和肥胖病的控制。

# 第二节  豆类及豆制品的营养价值

豆类包括大豆和其他豆类，为人类的重要食物之一。大豆单位质量所提供的热能虽然与粮谷类相近似，其提供的蛋白质和脂类要比粮谷类高很多。发达国家为解决营养过剩问题，发展中国家为改善膳食蛋白质的营养状况，均致力于大豆的生产和豆制品的开发。充分利用、开发豆类食品，对改善我国人民的膳食与营养状况，补充蛋白质的来源，增强人民体质，均具有重要的意义。

## 一、大豆的营养价值

大豆主要指黄大豆、青大豆、黑大豆等。大豆中含有丰富的蛋白质、脂类，有比较多的无机盐，B 族维生素的含量也多于粮谷类。

### （一）蛋白质

大豆蛋白质的含量平均为 30%～50%，是一般粮谷类的 3～5 倍，多于牛肉的含量，8 种必需氨基酸的组成与比例也符合人体的需要，除蛋氨酸含量略低以外，其余与动物性蛋白质相似。大豆中的蛋白质是最好的植物性优质蛋白质，并含有丰富的赖氨酸、是粮谷类蛋白质互补的理想食物来源。大豆蛋白质消化率因烹调加工方式不同而有明显的差别，干炒大豆为 60%，煮整粒大豆时为 65%，加工成豆浆后为 85%，豆腐的蛋白质消化率为 92%～96%，

### （二）脂类

大豆脂肪含量丰富，平均含量为 18.3%，不饱和脂肪酸占 80% 以上，人体所必需的亚油酸平均含量达 50.8%。大豆油在人体内的消化率高达 97.5%，具有防止胆固醇在血管中沉积、防止动脉粥样硬化的作用。大豆脂肪中含有 1.8%～3.2% 的磷脂，可降低血液中的胆固醇含量、血液黏度、促进脂肪吸收，有助于防止脂肪肝和控制体重，并具有溶解"脂褐素"（老年斑）、促进腺体分泌等多种功能，因而日益受

到人们的广泛关注。

### (三)碳水化合物

大豆中的碳水化物含量不高,只占 25%,其中一半为淀粉、阿拉伯糖、半乳聚糖、蔗糖等;另一半则为棉籽糖、水苏糖等,这些物质存在于大豆细胞壁,不能被人体消化吸收,在肠道中经细菌作用可发酵产生二氧化碳和氨,引起腹部胀气。

### (四)无机盐与维生素

大豆含有丰富的磷、铁、钙,每 100g 大豆中分别含有磷 571mg、铁 11mg 和钙 367mg,明显多于谷类。由于大豆中植酸含量较高,可能会影响铁和锌等矿物元素的生物利用。大豆中维生素 $B_1$.维生素 $B_2$ 和烟酸等 B 族维生素含量也比谷类多数倍,并含有一定数量的胡萝卜素和丰富的维生素 E,但由于膳食纤维等抗营养因子的存在,钙与铁的消化吸收率并不高。大豆中硫胺素、核黄素和尼克酸等 B 族维生素的含量也比粮谷多数倍。

## 二、其他豆类的营养价值

豌豆、蚕豆、绿豆、赤小豆、芸豆、刀豆等称杂豆,其营养素的组成和含量与大豆有很大的区别。这些豆类碳水化合物含量比较高,为 50%~60%;蛋白质的含量低于大豆,但高于粮谷类,为 25%;脂类的含量比较低,约为 1%。

大豆和杂豆营养价值比较见表 2-3。

表 2-3　大豆和杂豆营养价值比较(以每 100g 计)

单位:mg

| 名称 | 蛋白质 | 脂肪 | 硫胺素 | 核黄素 | 钙 | 铁 | 锌 |
|------|------|------|------|------|------|------|------|
| 大豆 | 35.1 | 16.0 | 0.41 | 0.20 | 191 | 8.2 | 3.3 |
| 红豆 | 20.2 | 0.6 | 0.16 | 0.11 | 74 | 7.4 | 2.2 |
| 绿豆 | 21.6 | 0.8 | 0.25 | 0.11 | 81 | 6.5 | 2.2 |
| 扁豆 | 25.3 | 0.4 | 0.26 | 0.45 | 137 | 19.2 | 1.9 |
| 豌豆 | 20.3 | 1.1 | 0.49 | 0.14 | 97 | 4.9 | 2.4 |

我国上述豆类的种植比较广,品种比较多,是一类重要的食物。下面介绍常见豆类的营养价值。

### (一)豌豆

豌豆中蛋白质含量为 20%~25%,以球蛋白为主,氨基酸组成中色氨酸的含量较多,蛋氨酸相对比较缺乏;脂类含量低,只有1%;碳水化合物的含量高,为57%~60%,B族维生素的含量比较丰富,钙、铁的含量也比较多,但其消化吸收率并不一定高。未成熟的豌豆含有一定量的蔗糖,因而有一定的甜味,并含有一定量的抗坏血酸。

### (二)赤小豆

赤小豆中蛋白质含量为19%~23%,以球蛋白为主,其中的胱氨酸与蛋氨酸为限制性氨基酸;脂类含量也远远低于大豆,为1%~2%;碳水化合物的含量为55%~60%,其中一半为淀粉,其余为戊糖、半乳糖、蔗糖、糊精等;磷、铁、B族维生素的含量与豌豆相似。

### (三)绿豆

绿豆营养素的组成和含量与赤小豆相似,但绿豆中的淀粉主要为戊聚糖、糊精和半纤维素,用它制成的粉丝韧性强,久煮不烂,因而常用于制作粉丝。

## 视野拓展

# 大豆中的抗营养因子

大豆中存在有一些抗营养因子,影响人体对大豆中各种营养素的消化与吸收,因而,大豆不作加工整粒食用时,不但蛋白质的营养价值很低,其他的营养素例如钙、碳水化合物的消化吸收率都很低。下面介绍大豆中几种主要的抗营养因子。

### 1.蛋白酶抑制剂

大豆及其他豆类中都含有蛋白酶抑制剂,包括能抑制胰蛋白酶、糜蛋白酶、胃蛋白酶的物质,存在最为广泛的是胰蛋白酶抑制剂,或称为胰蛋白酶因子,对人体胰蛋白酶具有一定的抑制作用,影响人和动物对蛋白的消化与吸收,从而对动物,特别是幼小动物的生长不利。但抗胰蛋白酶因子用蒸汽加热的方法就可失其活性。

### 2.植物红细胞血凝素

植物红细胞血凝素是一种能凝结人和动物血液的蛋白质,也是影响动物生长的因子,在加热的过程中可以被破坏。

### 3.植酸

大豆中含有的植酸能与锌、钙、镁、铁等元素融合,影响这些元素被人体消化吸收与利用。在pH为4.4~5.5时,大豆中的植酸可溶解35%~75%,但蛋白质很少溶解,因此,在控制pH的条件下,可制得含植酸很少的蛋白质。大豆发芽时,植酸酶的活性增加,分解植酸可提高大豆中钙、铁、锌等无机盐与微量元素的利用率。

### 4.寡聚糖、水苏糖与棉籽糖等

此类物质不能被人体消化,但能被肠道微生物发酵产生胀气,因此被称为肠道胀气因子,主要存在于烘炒过的大豆中,豆腐在加工的过程中基本上被消除,腐乳中的胀气因子可被根霉分解。

### 5.皂苷及其他苷类

大豆中含有皂苷及其他苷类1%~3%,皂苷曾被人为是一种对人体有害的物质,但对它的进一步研究认为,它对人体具有降低血脂和胆固醇的作用。

### 6.膳食纤维

大豆中还含有一定量的膳食纤维,存在于大豆的外皮,不能被人体消化吸收。

## 三、常见豆制品的营养价值

### (一)豆腐

豆腐是我国人民发明并喜爱的一种豆制品,在东南亚和日本、朝鲜等国家和地区也广为流传,由于营养素过剩性疾病发病率的日益增加,豆腐以其独特的营养价值在目前也受到了欧、美等国人民的关注。

豆腐根据其原料的不同可分南豆腐与北豆腐两种。南豆腐的原料为大豆,制成的成品含水量约为90%,质地细嫩,蛋白质含量在4.7%~7%不等,脂肪含量一般在1%,另外还含有一些碳水化合物。北豆腐的原料一般采用提取脂肪后的大豆,制成的豆腐含水量为85%,蛋白质含量增加,一般在7%~10%,脂肪的含量明显低于南豆腐,不到1%,质地比南豆腐硬。

豆腐在加工的过程中除去了大量的膳食纤维,各种营养素的利用率都有所增加,以蛋白质为例,整粒大豆蛋白质的消化率为65%,加工为豆腐后,蛋白质的消化率提高至92%~96%。此外,钙、铁、锌等无机盐与微量元素的消化率也有所提高。

### (二)豆浆

豆浆也是我国人民常饮的一种豆制品。豆浆含蛋白质为2.5%~5%,主要与原料使用的量和加水量有关;脂肪含量不高,为0.5%~2.5%;碳水化合物的含量为1.5%~3.7%。豆浆的营养素种类与含量比较适合于老年人及高血脂的患者饮用,因为豆浆中的脂肪含量低,可以避免牛奶中高含量的饱和脂肪酸对老年人及心血管系统疾病患者的不利影响。

### (三)豆腐干

与豆腐相比,豆腐干中的水分的含量明显降低,只有65%~78%,因而各种营养素的含量都有所增加。千张又称百叶,千张水分含量更低,蛋白质的含量可达到20%~35%,其他的各种营养素含量都有不同的增加。

### （四）发酵豆制品

包括豆豉、豆瓣酱、豆腐乳、臭豆腐等。大豆经过发酵工艺后，蛋白质部分分解，较易消化吸收，某些营养素的含量增加，特别是核黄素，由于微生物在发酵过程中可以合成，以湖南豆豉为例，每 100 g 含核黄素 0.61 mg，明显高于其他豆制品。

### （五）豆芽

大豆与绿豆都可以制作豆芽。豆芽除含有豆类的营养素外，其显著的特点是豆类在发芽的过程中能产生抗坏血酸，虽然其含量受发芽情况的影响而有很大的不同，但在一些特殊气候与环境条件下，却是一种良好的抗坏血酸的来源。

# 第三节　蔬菜、果品类的营养价值

蔬菜和水果是人们日常生活中的重要食品，它们在营养素的组成与含量上有一定的共性——都含有很多的水分，蛋白质、脂肪的含量很低，含有一定量的碳水化合物，而一些无机盐、维生素的含量丰富，同时还是人体膳食纤维非常重要的来源。蔬菜与水果还含有一些非营养素的物质，例如一些色素、有机酸、芳香物质等，赋予蔬菜与水果良好的感官性质，对增加食欲、促进消化与吸收有着重要的意义。

## 一、蔬菜的营养价值

蔬菜的品种很多，按其食用的部位可分为鲜豆类、根茎类、嫩茎、叶、苔、花、瓜、茄果、菌藻等。各个品种间的营养素组成和营养价值有比较大的差别。

### （一）碳水化合物

蔬菜中所含的碳水化合物包括淀粉、糖、纤维素和果胶。根茎类蔬菜中含有比较多的淀粉，例如土豆、山药、藕、红薯等的碳水化合物含量可达到 10%～25%，薯类在一些地区人们的膳食中占有一定的比例，成为人体热能的重要来源之一；而一般蔬菜中淀粉的含量只有 2%～3%；一些有甜味的蔬菜含有少量的糖，例如胡萝卜、番茄、甜薯等。

蔬菜是人体膳食纤维（纤维素、半纤维素、果胶）的重要来源。叶类和茎类的蔬菜中含有比较多的纤维素与半纤维素，而南瓜、胡萝卜、番茄等则含有一定量的果胶。

### （二）无机盐与微量元素

蔬菜中含有人体需要的一些无机盐，特别是钠、钾、钙、镁、铁、磷、氟等，不但可以补充人体的需要，对肌体的酸碱平衡也起很重要作用。蔬菜中还含有一定量的微量元素，例如铜、锌、碘、钼等。其中含钙比较多的蔬菜主要有豇豆、菠菜、蕹菜、冬苋菜、芫荽、马铃薯、苜蓿、芹菜、韭菜、嫩豌豆等;含铁量比较高的蔬菜主要有黄花菜、荠菜花、芹菜、芫荽、荸荠、小白菜等绿叶蔬菜;含钠比较多的蔬菜主要有芹菜、马兰头、榨菜、茼蒿等;含钾比较多的蔬菜主要有鲜豆类蔬菜,以及辣椒、榨菜、蘑菇、香菇等;含铜比较多的蔬菜有芋头、菠菜、茄子、茴香、荸荠、葱、大白菜等;含锌相对比较多的蔬菜有大白菜、萝卜、茄子、南瓜、马铃薯等。大多数蔬菜中虽然含有比较多的无机盐和微量元素,但由于这些蔬菜中也含有很高的草酸及膳食纤维,影响了无机盐和微量元素的消化吸收,营养价值不高。草酸含量高的蔬菜主要有菠菜、牛皮菜、蕹菜、鲜笋、洋葱等。

**(三)维生素**

蔬菜中含有丰富的维生素,其中最重要的是维生素C、胡萝卜素等。维生素A和维生素D在蔬菜中的含量不高。维生素C主要分布在代谢旺盛的叶、花、茎等组织器官中,与叶绿素的分布相平行,以青椒、菜花、雪里蕻等含量为高,如青椒为144mg/100g,柿子椒为72mg/100g,芥蓝为76 mg/100g,白菜花为61 mg/100g,雪里蕻为52 mg/100g,油菜为36 mg/100g 等。与叶菜类相比,大多数瓜类和根茎类蔬菜的维生素C含量并不高,如黄瓜、番茄,但由于可以生食,不会因烹饪过程而破坏维生素C,因而其利用率比较高。

胡萝卜素与蔬菜中其他色素共存,凡绿色、红色、橙色、紫色蔬菜中都含有胡萝卜素,深色的叶类蔬菜中胡萝卜素的含量尤其高,如韭菜、油菜、菠菜、苋菜、莴笋叶等,每100 g 蔬菜中含量可高达2mg 以上。蔬菜中含有黄酮类物质,其中生物类黄酮属于类维生素物质,与抗坏血酸有相类似的作用,并具有抗氧化作用,能保护蔬菜中的维生素C免受破坏,维生素E、视黄醇等也有抗氧化作用。生物类黄酮在青椒、甘蓝、大蒜、洋葱、番茄中的含量丰富。

部分蔬菜中的维生素C和胡萝卜素的含量见表2-4。

表2-4　部分蔬菜中的维生素C和胡萝卜素含量(以每100g可食部计)

单位:mg

| 蔬菜名称 | 维生素C | 胡萝卜素 | 蔬菜名称 | 维生素C | 胡萝卜素 |
|---|---|---|---|---|---|
| 红胡萝卜 | 13 | 4.13 | 菠菜 | 32 | 2.92 |
| 小红辣椒 | 144 | 1.39 | 绿苋菜 | 47 | 2.11 |
| 绿菜花 | 51 | 7.21 | 芥蓝 | 76 | 3.45 |
| 白菜花 | 61 | 0.03 | 小白菜 | 28 | 1.68 |
| 番茄 | 19 | 0.55 | 黄瓜 | 9 | 0.09 |

### （四）蛋白质、脂肪

蔬菜中蛋白质的含量很低，为 1%~3%，其氨基酸的组成不符合人体的需要，不含或仅含有微量的脂肪。

### （五）芳香物质、色素及酶类

蔬菜中含有多种芳香物质，其油状挥发性化合物称为精油，主要成分为醇、酯、醛、酮、烃等，有些芳香物质是以糖或氨基酸状态存在的，需要经过酶的作用分解成精油（如蒜油）。芳香物质赋予食物香味，能刺激食欲，有利于人体的消化吸收。

蔬菜中含有许多种色素，例如胡萝卜素、叶绿素、花青素、番茄红素等，使得蔬菜的色泽五彩缤纷，对人体的食欲具有一定的调节作用，可以增加食物的色泽，在烹饪过程中还用于配菜。

另外，一些蔬菜中还含有酶类、杀菌物质和一些具有特殊功能的物质。例如萝卜中含有淀粉酶，生食萝卜能助消化；大蒜中含有植物杀菌素和含硫的香精油，生食大蒜可以预防肠道传染病，并有刺激食欲的作用；大蒜和洋葱能降低胆固醇；苦瓜有降低血糖的作用，这与含有一种多肽或特殊蛋白质有关。

## 二、果品的营养价值

果品类根据营养价值的不同，分为鲜果类、干果类、硬果类、瓜类。尽管大多数鲜果和瓜类如西瓜、哈密瓜、甜瓜等的营养价值与蔬菜有许多相似之处，但也有许多不同的特点。

### （一）碳水化合物

鲜果中的碳水化合物以葡萄糖、果糖、蔗糖、淀粉为主，纤维素和果胶的含量也很高。鲜果的品种很多，不同品种的鲜果中碳水化合物的种类和含量有一定的区别。

苹果、梨等仁果类水果的碳水化物以单糖为主，因而口感比较甜，葡萄糖和蔗糖的含量相对双较少；浆果类水果如葡萄、草莓、猕猴桃等以葡萄糖和果糖为主；桃、杏等核果类水果及柑橘类水果蔗糖的含量比较高。由于单糖和双糖的甜味不同，因而水果中单糖和双糖的糖的含量和比例直接影响到水果的甜度及风味，使水果各具特色。

干果是各种鲜果经脱水后制成的果品，如葡萄干、杏脯等含糖量较高。

未成熟的水果中含有一定的淀粉，随着水果的成熟，淀粉逐步转化为单糖或双糖，例如香蕉未成熟时淀粉的含量为 26%，成熟的香蕉淀粉含量只有 1%，而糖的含量则从 1%上升到 20%。

水果中的膳食纤维主要以果胶类物质为主，是由原果胶、果胶和果酸组成。山楂、苹果、柑橘含果胶类物质比较多,具有很强的凝胶性,加适量的糖和酸就可以加工制成果冻和果浆、果酱产品。

（二）脂肪和蛋白质

坚果(或硬果)是指具有坚硬外壳的一类果实,包括花生、核桃、瓜子、松子、芝麻、栗子等。坚果类分为两类:含淀粉类和含脂肪类。栗子、莲子、白果等属于含淀粉类坚果,其中含淀粉较高;花生、芝麻、核桃等属于含脂肪类坚果,其中含脂肪较高。

常见脂肪类坚果脂肪酸的含量见表2-5。

表2-5　常见脂肪类坚果脂肪酸的含量(以每100g可食部计)

单位:mg

| 名称 | 总脂肪 | 棕榈酸 | 硬脂酸 | 油酸 | 亚油酸 | 亚麻酸 |
|------|--------|--------|--------|------|--------|--------|
| 核桃 | 58.8 | 5.3 | 2.7 | 14.3 | 64.0 | 12.2 |
| 花生 | 44.3 | 12.4 | 3.7 | 38.4 | 37.7 | 0.9 |
| 葵花子 | 52.8 | 8.3 | 4.3 | 19.9 | 65.2 | 0.2 |
| 南瓜子 | 46.1 | 12.4 | 5.2 | 37.4 | 44.7 | 0.3 |
| 松子 | 58.5 | 7.8 | 2.9 | 37.7 | 34.7 | 11.0 |
| 西瓜子 | 44.8 | 9.7 | 6.9 | 11.0 | 71.6 | 0.4 |
| 榛子 | 50.3 | 4.6 | 1.9 | 23.5 | 49.9 | 3.5 |

坚果类一般都具有比较高的营养价值,含有丰富的优质蛋白质和人体必需脂肪酸,特别富含具有补脑健脑作用的卵磷脂。

（三）维生素、无机盐

水果中含有丰富的维生素,特别是维生素C,在鲜枣中的含量特别高,鲜枣的维生素C可达到300~600mg/100g;其他水果例如山楂、柑橘中维生素C含量也比较高,可分别达到90 mg/100g、40 mg/100g。但水果中维生素C的含量也并非都很高,仁果类水果中的维生素C含量就不高,苹果、梨、桃、李、杏等水果中的维生素C含量一般不超过5mg/100g。水果特别是枣类中含有比较多的生物类黄酮,对维生素C具有保护作用,这也是枣类中维生素C含量高的一个重要因素。

一些黄色的水果中含有一定量的胡萝卜素,例如杧果、杏、枇杷中的胡萝卜素含量中分别为3.8 mg/100g、1.3 mg/100g、1.5 mg/100g。

此外,水果中也含有丰富的无机盐,特别是钙、钾、钠、镁、铜等,属于理想的碱性食物。

部分水果中的维生素 C 和胡萝卜素含量见表 2-6。

表 2-6　部分水果中的维生素 C 和胡萝卜素含量(以每 100g 可食部计)

单位:mg

| 名称 | 维生素 C | 胡萝卜素 | 名称 | 维生素 C | 胡萝卜素 |
| --- | --- | --- | --- | --- | --- |
| 鲜枣 | 243 | 0.24 | 杧果 | 41 | 8.05 |
| 猕猴桃 | 60~250 | 0.13 | 菠萝 | 18 | 0.20 |
| 山楂 | 53 | 0.10 | 草莓 | 47 | 0.03 |
| 川红橘 | 33 | 0.18 | 鸭梨 | 4 | 0.01 |
| 富士苹果 | 2 | 0.60 | 玫瑰香葡萄 | 4 | 0.02 |

### (四)色素与有机酸

富含色素是水果的一大特色,色素赋予水果各种不同的颜色。使水果呈紫红色的色素是花青素,花青素是水果中的重要色素,这种色素能溶解于水,在果皮中的含量高,果肉中也含有一定的量。花青素的化学性质比较活泼,对光、热敏感,加热可被破坏,在酸性环境中稳定,遇碱成紫蓝色,而遇铁、铝则成为灰紫色。

使水果呈黄色的色素主要是胡萝卜素,其中 β-胡萝卜素可部分转化为对人体具有生理活性的视黄醇。

水果富含有机酸,主要的有机酸有苹果酸、柠檬酸、酒石酸等,此外还含有微量的琥珀酸、苯甲酸、醋酸等。柑橘类、浆果类水果中柠檬酸的含量最多,常常与苹果酸共存;仁果类水果中苹果酸的含量最高;葡萄中含有酒石酸;而琥珀酸、延胡索酸有明显的涩味,主要存在于未成熟的水果中,特别是葡萄、柿子、香蕉中。

由于有丰富的有机酸的存在,水果多具有酸味,具有增加食欲的作用,还能保护维生素 C。

### 视野拓展

## 蔬菜和水果中的抗营养因子

蔬菜和水果中含有一些影响人体对营养素消化吸收的物质,我们将这类物质统称为抗营养因子。抗营养因子的存在不仅会影响蔬菜和水果中本身营养素的消化吸收,也会干扰同时摄入的其他食物中营养素的消化吸收,当含量比较高时还可能产生食物中毒现象。抗营养因子的存在受植物遗传因素、环境条件和不合理的加工、储藏条件等多种因素的影响,了解抗营养因子在蔬菜和水果中的存在规律及对人体的作用,有利于我们对食物的选择,有利于采用合理的烹饪方法降低其对人体的不利影响,预防食物中毒的发生。

**1.毒蛋白**

毒蛋白中含量比较高的是植物红细胞凝结素,这是一种糖蛋白,对人和动物的毒性作用主要是影响肠道吸收维生素、无机盐及其他营养素。前面已经介绍过,植物红细胞凝结素在生大豆中含有一定的量,在其他豆类,例如菜豆、绿豆、芸豆等类中都有,在扁豆、刀豆、蚕豆等豆类中也发现有类似的毒性。大豆凝结素在常压下蒸汽处理 1 小时就可被灭活。在豆类和马铃薯中还含有一类似毒蛋白,具有蛋白酶抑制剂,存在的范围广,能抑制胰蛋白酶的活性,影响人体对蛋白质的消化吸收;菜豆和芋头中还含有淀粉酶的抑制剂,因而,应禁忌生食或不熟的豆类和薯芋类。

**2.氰苷类物质**

蔬菜水果中含有一些氰苷类物质。氰苷类物质存在于很多可食的植物中,特别是在豆类、仁果类水果的果仁、木薯的块根中含量比较高。在酸或酶的作用下,氰苷类可水解产生氰氢酸,它对人和动物体内生物氧化过程起重要作用的细胞色素具有强烈的抑制作用,具有比较大的危害性。现在还发现,用含氰的工业废水灌溉农田,作物虽不会被毒死,但被灌溉的作物中有毒氰化物的含量明显增加。

**3.硫苷类化合物**

甘蓝、萝卜、芥菜等十字花科蔬菜及洋葱、大蒜等蔬菜中都含有辛辣类物质,其主要成分是硫苷类化合物。过多地摄入硫苷类化合物,有致甲状腺肿的生物作用,其作用机制是妨碍碘的吸收;致甲状腺肿物质对甲状腺素的合成具有竞争性抵制作用,油菜、芥菜、萝卜等植物的可食部分中致甲状腺肿物质的含量并不高,但籽粒中的含量比茎叶中的含量要高出 20 倍以上。

**4.皂苷**

皂苷又称皂素,能与水生成溶胶溶液,搅动时会像肥皂一样产生泡沫。皂苷有溶血作用。皂苷主要有大豆皂苷和茄碱两种,前者无明显毒性,后者则有剧毒。茄碱主要存在于茄子、马铃薯等茄属植物,分布在表皮,虽然含量并不很高,但多食以后会引起喉部、口腔瘙痒和灼热感。需要注意的是,茄碱即使煮熟也不会被破坏。

**5.草酸**

草酸几乎存在于一切植物中,但有些植物中含量比较高,例如菠菜中草酸的含量为 0.3%~1.2%，食用大黄中草酸的含量为 0.2%~1.3%，甜菜中草酸的含量为 0.3%~0.9%，其他蔬菜例如莴苣、芹菜、甘蓝、花椰菜、萝卜、胡萝卜、马铃薯、豌豆等中草酸的含量只有上述蔬菜中草酸含量的 10%~20%。草酸对食物中各种无机盐特别是钙、铁、锌等的消化和吸收有明显的抑制作用。

6.亚硝酸盐

一些蔬菜中的硝酸盐含量比较高。施用硝态化肥会使蔬菜中的硝酸盐含量增加。蔬菜在腐烂时极易形成亚硝酸盐；而新鲜蔬菜若存放在潮湿和温度过高的地方也容易产生亚硝酸盐；腌菜时放盐过少、腌制时间过短都有可能产生亚硝酸盐。亚硝酸盐食用过多会产急性食物中毒，产生肠原性青紫症；长期少量摄入也会对人体产生慢性作用，特别是亚硝酸盐在人体内与胺结合，产生亚硝胺时，有致癌作用。

7.生物碱

鲜黄花菜中含有秋水仙碱。秋水仙碱本是无毒的，但经肠道吸收后在体内氧化成二秋水仙碱，就能产生很大的毒性作用。秋水仙碱可溶解于水，因而通过焯水、蒸煮等过程会减少其在蔬菜中的含量，减少对人体的毒性。

# 第四节　畜类原料的营养价值

畜类原料主要指猪、牛、羊等的肌肉、内脏及制品。畜类食品可以供给人体丰富的蛋白质、脂肪、无机盐及部分维生素。畜类的肌肉与内脏的营养素在组成与含量上有一定的区别，因而营养价值也有所不同。

畜类原料的消化吸收率高，饱腹作用强，可加工烹调成各种美味佳肴，是我国居民喜食的动物性原料。

## 一、蛋白质

畜类的肌肉和部分内脏组织如肝脏、肾脏、心脏等含有丰富的蛋白质，含量可达到 10%~20%。肌肉组织中的蛋白质主要有肌球蛋白、肌红蛋白和球蛋白等，属于完全蛋白质，存在于结缔组织中的间质蛋白如胶原蛋白、弹性蛋白，由于必需氨基酸的组成不符合人体的需要，色氨酸、酪氨酸、蛋氨酸的含量比较低，属于不完全蛋白质。

不同品种及部位的畜类原料蛋白质的含量见表 2-7。

表 2-7　不同品种及部位的畜类原料蛋白质的含量

单位:%

| 品种 | 蛋白质 | 品种 | 蛋白质 | 品 种 | 蛋白质 |
|---|---|---|---|---|---|
| 牛肉(瘦) | 22.0 | 驴肉(瘦) | 20.0 | 兔肉 | 22.0 |
| 羊肉(后腿) | 15.5 | 羊肉(瘦) | 23.6 | 猪肉(里脊) | 17.8 |
| 猪前蹄 | 15.1 | 猪肉(五花) | 7.7 | 猪肝 | 20.6 |
| 猪脑 | 10.3 | 猪肚 | 12.2 | 猪大肠 | 5.3 |

一般来说,畜肉中含有优质蛋白质与米面、蔬菜搭配比较理想,可以弥补单纯粮食的缺陷,使氨基酸平衡,达到食品原料之间蛋白质的互补作用。

## 二、脂类

畜类原料脂类的含量因动物的品种、年龄、肥瘦的程度和部位而有很大的差异,可以在 10%～90%,平均为 10%～30%。

畜类原料的中性脂肪以饱和脂肪酸为主,由硬脂酸、软脂酸和油酸组成,熔点比较高,因而在一般的温度条件下为固体状态。羊肉中含有的 4-甲基辛酸、4-甲基壬酸等中链饱和脂肪酸,是羊肉具有特殊膻味的原因。

内脏中含有比较丰富的胆固醇,特别是大组织中,每 100g 大脑中胆固醇的含量可达到 2000～3000 mg;每 100g 肝脏中胆固醇含量可达 350～400 mg;每 100g 瘦肉中胆固醇的含量只有 70 mg 左右;每 100g 肥肉中胆固醇的含量略高,约为 100mg。

## 三、维生素

畜类原料的肝是多种维生素的丰富来源,每 100 g 肝中含有维生素 A、维生素 D 0.19 mg、维生素 $B_2$ 1.36mg、尼克酸 16.3 mg。畜肉中的维生素含量与肝相比并不高。

## 四、无机盐

畜类原料的肝脏、肾脏、血液中含有丰富的血红素铁,红色肌肉中铁的含量也比较高(见表 2-8)。人体对这类铁的消化吸收率高,一般不受膳食中其他因素的影响。钙主要集中在骨骼组织中,肌肉组织中钙的含量并不高。一些微量元素的含量与动物饲料中的含量有一定的关系,但总的来说,畜类原料含有比较丰富的锌、硒、镁等微量元素。

表 2-8　猪的不同组织中铁的含量（以每 100g 可食部计）

单位：mg

| 名称 | 含量 | 名称 | 含量 | 名称 | 含量 |
|------|------|------|------|------|------|
| 肥猪肉 | 1.1 | 猪舌 | 7.7 | 猪肾 | 5.6 |
| 瘦猪肉 | 23.0 | 猪心 | 4.4 | 猪肝 | 31.1 |
| 猪蹄筋 | 2.1 | 猪心 | 7.6 | 猪脑 | 2.0 |

## 五、碳水化合物

畜类原料缺乏碳水化物，只有很少量的糖原以肝糖原和肌糖原的形式存在于肝脏和肌肉组织中。

## 六、含氮浸出物

在畜类原料中含有一些含氮浸出物，这些含氮浸出物是使肉汤具有鲜味的主要成分，这些含氮浸出物主要包括肌肽、肌酸、肌酐、氨基酸、嘌呤化合物等，成年动物中含氮浸出物的含量高于幼年动物。

# 第五节　禽类原料的营养价值

禽类原料包括家禽和野禽的肌肉、内脏及其制品，主要有鸡、鸭、鹅、鹌鹑等。禽类食物是一类食用价值很高的食物。

禽类原料在营养素的种类与含量上与畜类有一定的相似之处，但仍存在差别。

禽类原料可加工烹制成各种美味佳肴。禽类可提供多种维生素，主要以维生素 A 和 B 族维生素为主。内脏含量比肌肉中多，肝脏中含量最多。禽类含有多种矿物质，内脏含量普遍高于肌肉。其中铁主要以血红素形式存在，消化吸收率很高。鸭肝含铁最为丰富，每 100g 含铁达 23mg。

## 一、蛋白质

禽类富含优质蛋白质，脂肪含量较丰富，是一种缺乏碳水化合物的原料。

禽类肌肉的蛋白质含量比畜类略高，可达到 20% 以上，属于完全蛋白质，氨基酸评分可达到 95% 以上，生物学价值在 90 左右。禽类的肌肉组织中结缔组织的含量相对于畜类来说比较少，因而肉质细嫩，易被人体消化吸收。鸡肉和鹌鹑肉的蛋白质含量较高,约达 20%;鹅肉达 18%,鸭肉相对较低,达 16%;禽类的心、肝、肾等内脏器官的蛋白质含量略低于肌肉,为 14%~16%。禽类蛋白质的氨基酸组成与鱼类相似,与人体需要接近,利用率较高。

## 二、脂肪

禽类的脂肪含量因品种、养殖方法的不同而有很大的差异。一般来说,野生禽的脂肪含量低于家禽;鹌鹑脂肪含量比较低;鸡肉的脂肪含量低于鸭、鹅脂肪含量。火鸡和鹌鹑的脂肪含量在 3% 左右,鸡和鸽子为 9%~14%,鸭和鹅达 20% 左右。禽类的不饱和脂肪酸以单不饱和脂肪酸为主,多不饱和脂肪酸比例较低。胆固醇含量在肝脏中较高,一般每 100g 为 350mg 左右,约是肌肉中含量的 3 倍。饲养的家禽,脂肪含量明显增高,例如填鸭的脂肪含量可达到 41.3%,而普通家鸭,脂肪量一般为 15%。禽类中性脂肪熔点与畜类相比较低,为 33℃~44℃,易被人体消化吸收,并含有 20% 左右的亚油酸,营养价值比较高。禽类内脏中的胆固醇含量也比较高,特别是在大脑中。

不同禽类组织蛋白质和脂肪的含量见表 2-9。

表 2-9　不同禽类组织蛋白质和脂肪的含量(以每 100g 可食部计)

单位:mg

| 品种 | 蛋白质 | 脂肪 | 品种 | 蛋白质 | 脂肪 | 品种 | 蛋白质 | 脂肪 |
|------|--------|------|------|--------|------|------|--------|------|
| 鹌鹑 | 18.8 | 2.4 | 鹅肉 | 20.3 | 15.5 | 鹅肉 | 15.2 | 3.4 |
| 鸽肉 | 19.2 | 11.9 | 土鸡 | 21.4 | 2.3 | 肉鸡 | 16.5 | 11.9 |
| 鸡肝 | 16.2 | 3.4 | 鸡血 | 8.4 | 0.3 | 鸭肉 | 21.1 | 6.4 |
| 填鸭 | 9.3 | 41.3 | 鸭心 | 12.8 | 8.9 | 鸭肫 | 17.8 | 1.5 |

## 三、维生素

禽类可提供多种维生素,主要以维生素 A 和 B 族维生素为主,内脏的维生素含量比肌肉中多,肝脏中含量最多。禽类的维生素 D 集中在肝脏中,含量高于畜类的肝脏。在禽类的肌肉中还含有一些维生素 E,因而其抗氧化酸败的作用比畜类要好,在 -18℃ 的冷藏条件下,禽类可保存一年也不出现腐败变质的现象。

### 四、无机盐

禽类含有多种矿物质,内脏的无机盐含量普遍高于肌肉,其中铁主要以血红素形式存在,消化吸收率很高。鸭肝含铁最为丰富,每 100g 达 23mg。

### 五、含氮浸出物

禽肉中含有的含氮浸出物与畜类原料相比更多,因而禽肉炖出的汤也更鲜;老禽肉比小禽肉的含氮浸出物含量高;野禽肉的含氮浸出物更高,因而有时反而会产生一种强烈的刺激味,失去了鲜美的滋味。

# 第六节　水产类原料的营养价值

水产类原料的种类繁多,包括鱼、虾、蟹及部分软体动物,根据其来源又可分为淡水类和海水类水产品。

水产类原料在营养素的种类和含量上与畜类、禽类比较接近,但由于水产类品种很多,生长环境、捕捞时间、取样部位等不同,不同种类水产品在营养价值上又存在有一定的差异。

### 一、蛋白质

鱼、虾等水产类原料的肌肉组织中蛋白质含量比较高,可达到 15%~20%;肌肉纤维细短,间质蛋白含量少,水分含量高,组织柔软细嫩,比畜、禽类肌肉更容易消化、吸收。鱼类肌肉蛋白质属完全蛋白质,利用率可达 85%~95%。但鱼类的一些制品,例如鱼翅,虽然蛋白质的含量也很高,但主要以结缔组织蛋白,如胶原蛋白和弹性蛋白为主,这两种蛋白质中氨基酸的组成不符合人体的需要,缺乏色氨酸,属不完全蛋白质。

### 二、脂肪

水产类的脂肪含量各不相同,同样是鱼类,脂肪的含量也有很大的差异。鱼肉的脂肪含量一般比较低,为 0.5%~11%,多为不饱和脂肪酸,多数只有 1%~4%,如黄鱼含 0.8%、带鱼含 3.8%、鲐鱼含 4%、鲢鱼含 4.3%、鲤鱼含 5%、鲫鱼含 1.1%、鳙鱼(胖头鱼)只含 0.9%、墨斗鱼只含 0.7%、鳕鱼含 1%,而河鳗的脂肪含量可高达28.4%。鱼类的脂肪多由不饱和脂肪酸组成,不饱和脂肪酸的碳链较长,具有降低胆固醇的作用。鱼类的脂肪呈不均分布,主要存在于皮下脏器的周围,肌肉组织中含量很少。虾类的脂肪含量很低,蟹类的脂肪主要存在于蟹黄中。鱼类的脂肪多呈液态,熔点比较低,消化吸收率比较高,可达到95%,其中不饱和脂肪酸占70%~80%,特别在海产鱼中,不饱和脂肪酸的含量高,用海产鱼油来防治动脉粥样硬化,具有明显的效果。但也因为鱼油中脂肪酸可含有1~6个不饱和双键,很容易氧化酸败。鱼类的胆固醇含量不高,每100 g鱼肉中含有胆固醇60~114 mg;但鱼子中的胆固醇含量比较高,每100g鱼子中含胆固醇354~934 mg;虾和蟹肉中胆固醇含量也不高,但每100g虾子中胆固醇含量可高达940 mg,每100g蟹黄中胆固醇含量也高达466 mg。

### 三、无机盐

鱼类无机盐的含量比较高,可达到1%~2%。磷的含量最高,约占无机盐总量的40%;此外,钙、钠、氯、钾、镁等含量也比较高;钙在小虾皮中的含量特别高,可达到2%。海产品含有丰富的碘,有的海鱼中碘的含量可达到500~1000μg;而淡水鱼的碘含量只有的50~400μg。很多海产品中还含有丰富的微量元素,例如每1kg牡蛎含锌高达1280 mg,是人类锌的很好的食物来源。

### 四、维生素

鱼类,特别是海产鱼的肝脏中维生素A和维生素D的含量特别高,因而常作为生产药用鱼肝油的来源。但有些鱼体内有硫胺素酶,新鲜鱼如果不及时加工处理,鱼肉中的硫胺素酶则被分解破坏。

### 五、含氮浸出物

鱼类的含氮浸出物比较多,占鱼体质量的2%~3%,主要包括三甲胺、次黄嘌呤核苷酸、游离氨基酸和尿素等。氧化三甲胺是鱼类鲜味的重要物质,三甲胺则是鱼腥味的重要物质,还有一些有机酸常常与磷结合成磷酸肌酸,此物常略带苦味。

# 第七节　蛋类及蛋制品的营养价值

蛋类主要指家禽的蛋,包括鸡、鸭、鹅蛋,其他一些禽类的蛋如鹌鹑蛋、鸽蛋等也可供食用,但主要食用蛋为鸡蛋。

### 一、蛋的结构

各种禽类蛋的结构都很相似,主要由蛋壳、蛋清、蛋黄三部分组成。以鸡蛋为例,每只蛋重 50g 左右。蛋壳重约占全蛋的 11%,其主要成分为碳酸钙。蛋壳的颜色有白色和棕色,与鸡的品种有关。蛋清包括两部分,外层为中等黏度的稀蛋清,内层包围在蛋黄周围的是胶质冻样的稠蛋清。蛋黄的表面包有蛋黄膜,由两条韧带将蛋黄固定在蛋的中央。

## 二、蛋的营养价值

### (一)蛋白质

蛋类蛋白质蛋白质含量比较高,平均为 13%～15%,而且质地很好,不但含有人体所需要的各种必需氨基酸,其比例也符合人体的需要,生物学价值可到 95 以上;全蛋的蛋白质几乎能被人体完全吸收,是天然食物中最理想的蛋白质,因而,在进行食物蛋白质的评价时,往往将鸡蛋蛋白质作为参考蛋白质。

### (二)脂类

蛋的脂类主要集中在蛋黄中。蛋类的脂肪呈乳化状态,易被人体消化吸收,其中大部分为中性脂肪,并含有一定浓度的卵磷脂;胆固醇的含量也比较高,每 100g 蛋黄可达 1500 mg 以上,以游离胆固醇为主,易被人体消化吸收。

### (三)无机盐与微量元素

蛋类的无机盐含量丰富,蛋壳中钙含量很高;蛋黄及蛋清中铁的含量并不低,但由于卵黄高磷蛋白的干扰,降低了铁的消化吸收率,使铁的含量只有 3% 左右。蛋黄和蛋清中各种微量元素的含量与饲料有关,若在饲料中进行各种微量元素的强化,可增加蛋类微量元素的含量。

### (四)维生素

蛋类中含有多种维生素,特别是蛋黄中含有丰富的维生素 A、维生素 D、维生素 $B_1$、维生素 $B_2$ 等。当然,蛋中维生素的含量也受饲料的组成、季节、光照时间等种因素的影响,饲料中维生素的含量高、家禽光照的时间长、有青饲料的季节等都可使蛋类维生素的含量增加。蛋类缺乏的维生素是抗坏血酸。

生鸡蛋中含有抗生物素和抗胰蛋白酶因子,前者妨碍生物素的吸化吸收,后者抑制胰蛋白酶的活性,高温加热可破坏这两种抗营养因子,因而,蛋类从营养学的角度来说也不宜生食。

禽蛋的种类很多,各品种间主要营养素的含量与比例有一定的区别,但总的来说差别不大。

常见蛋类营养素含量见表 2-10。

表 2-10　常见蛋类营养素含量(以每 100g 计)

| 品种 | 蛋白质<br>(g) | 脂肪<br>(g) | 碳水化合物(g) | 热能<br>(kJ) | 钙<br>(mg) | 铁<br>(mg) | 维生素 A<br>(mg) | 硫胺素<br>(mg) |
|------|------|------|------|------|------|------|------|------|
| 鸡蛋 | 12.6 | 11.0 | 1.0 | 640 | 39 | 1.8 | 188 | 0.20 |
| 鸭蛋 | 13.0 | 13.3 | 2.3 | 757 | 77 | 3.2 | 310 | 0.20 |
| 鹌鹑蛋 | 14.3 | 9.8 | 0.8 | 615 | 67 | 2.7 | 380 | 0.11 |
| 鹅蛋 | 12.4 | 17.5 | 0.9 | 883 | 22 | 9.0 | 110 | 0.05 |

## 三、蛋制品

### (一)松花蛋

松花蛋又名皮蛋、变蛋、彩蛋等。松花蛋是我国劳动人民在长期的生活实践中发明的。松花蛋一般选用新鲜的鸭蛋经特殊的加工方法制成。加工后的成品在维生素的组成与含量上与新鲜蛋有一定差别,新鲜蛋变为松花蛋后,维生素的组成有所改变,营养价值也发生一定的变化,特别 B 族维生素由于碱的作用,几乎被全部破坏,降低了蛋类维生素的营养价值。

### (二)咸蛋

咸蛋又名腌蛋、盐蛋。我国生产咸蛋的历史悠久,很早以前,我国劳动人民就将鲜家禽蛋放置于盐水中贮存,后来发现经过盐水贮存的蛋不仅长时间不变质,而且具有特殊的风味,所以,这种以盐水贮存蛋类的方法逐步演变为加工制作咸蛋的方法。咸蛋的加工方法简单易行,加工费用低廉,加工技术容易掌握,产品风味特殊,食用方便,深得广大消费者的喜爱。

从总体看,鲜蛋与咸蛋在营养价值上的变化不是很大,但要注意的是,由于咸蛋在腌制过程中使用食盐,在腌制时间比较长的情况下,食盐中有比较多的钠进入蛋内,不宜多食,特别是高血压和肾脏病的患者。

### (三)糟蛋

糟蛋是用优质的鲜鸭蛋经糯米酒糟糟制而成。糟蛋成品的蛋壳全部或部分脱落,仅剩壳下膜包裹着蛋的内容物,是如同软壳似的一种蛋制品,故人们又称之为软壳糟蛋。糟蛋质细嫩,蛋白呈乳白胶冻状,蛋黄呈橘红色的半凝固状态,气味芬芳,滋味鲜美,风味独特,食后令人回味无穷,为我国特有的冷食佳品。

# 第八节　奶类及奶制品的营养价值

奶类(乳类)指动物的乳汁,是一种营养丰富、容易消化吸收的食品,几乎含有人体所需的所有营养素,除维生素 C 含量较低外,其他营养素含量都比较丰富。各类动物的乳汁所含营养成分不完全相同。奶类的营养素组成与含量受动物品种、饲养方法、季节变化、挤奶时间等因素影响而有一定的区别。

## 一、蛋白质

牛奶蛋白质的含量平均为 3.5%,而且消化吸收率高达 87%~89%,生物学价值可达到 89.9,其必需氨基酸含量及构成比例与鸡蛋相近,利用率高,也是一种优质蛋白质。牛奶中蛋白质以酪蛋白为主,占 86%,其次为乳蛋白和乳球蛋白,另外还含有血清白蛋白和免疫球蛋白等,这些蛋白质中都含有 8 种人体所需的氨基酸,适宜构成机体组织和促进健康发育,并且乳白蛋营养对于生长发育阶段的儿童和青少年更为重要。

各种奶的营养素含量比较见表 2-11。

表 2-11 各种奶的营养素含量比较表(以每 100g 计)

| 营养素名称 | 牛奶 | 羊奶 | 马奶 |
|---|---|---|---|
| 水分(g) | 87.0 | 86.9 | 82.2 |
| 蛋白质(g) | 3.5 | 3.3 | 4.7 |
| 脂类(g) | 4.0 | 4.1 | 7.5 |
| 碳水化合物(g) | 5.0 | 4.3 | 4.8 |
| 热能(kJ) | 288.0 | 288.0 | 426.0 |
| 钙(mg) | 120.0 | 140.0 | — |
| 磷(mg) | 93.0 | 106.0 | — |
| 铁(mg) | 0.2 | 0.1 | — |
| 视黄醇(mg) | 42.0 | 24.0 | 48.0 |
| 硫胺素(mg) | 0.04 | 0.05 | — |
| 核黄素(mg) | 0.13 | 0.13 | — |

| 营养素名称 | 牛奶 | 羊奶 | 马奶 |
|---|---|---|---|
| 尼克素（mg） | 0.2 | 0.3 | — |
| 抗坏血酸（mg） | 1.0 | — | — |

## 二、脂类

牛奶中脂类含量与母乳近似，为 3.5%，其中 95%～96% 为甘油三酯，脂肪酸及其衍生物种类可达到 500 余种，但人体必需的脂肪酸含量并不高，只占 3% 左右。由于奶中的低熔点的脂肪酸占 35%，故奶油的熔点为 28.4℃～33.3℃，脂肪颗粒多为直径 1～10μm 的微粒，其表面有一层蛋白质被膜，呈高度分散稳定状态，因而奶油的消化率为 98%，很容易被人体消化和吸收。

## 三、碳水化合物

牛奶中的主要碳水化合物是乳糖。乳糖在人体内有调节胃酸、促进肠蠕动和助消化腺分泌的作用，并且乳糖还能助长肠道中乳酸菌的繁殖和抑制腐败菌的生长。牛奶中所含的钙质，是人体钙的最好来源。因为牛奶中的钙在人体内极易吸收，远比蔬菜的钙吸收率高。而且牛奶中钙与磷比例适中，有促进儿童和青少年骨骼、牙齿发育的作用。

## 四、维生素和无机盐

牛奶中几乎含有一切已知的维生素，如维生素 A、维生素 L、维生素 D 及 B 族维生素，但是，牛奶中维生素的含量因奶牛的饲养条件、季节和加工方式不同而有所差异。在牧场放牧的奶牛，牛奶中维生素 A 及胡萝卜素的含量要比在牛棚中饲养的奶牛要高；在有青饲料季节，奶中维生素 C 和胡萝卜素的含量较高；夏季因日照多，奶中维生素 D 含量比冬季高。牛奶中还含有能增进儿童发育所需要的抗体物质。所以，牛奶不仅是儿童和青少年健康发育的最理想食品，也是老人、孕妇、乳母和患者最好的营养食品。

### ▦ 视野拓展

## 喝酸奶的益处

酸奶是将鲜奶加热消毒后接种上嗜酸乳酸杆菌，在 30℃ 的环境中培养，经过

4~6小时发酵而成。牛奶经过乳酸菌发酵后,内含的乳糖有20%~30%分解成了葡萄糖和半乳糖,并可进一步转化为乳酸或其他有机酸。有机酸的存在增加了人体对钙、磷和铁的消化吸收率,在乳酸杆菌的作用下,酪蛋白也可以发生一定程度的降解,形成一种预备消化的状态,增加人体对酪蛋白的利用。受乳酸杆菌的作用,部分乳脂肪发生分解,变成易被人体消化吸收的状态。发酵过程中,乳酸杆菌还可以产生维生素 $B_1$、维生素 $B_2$、维生素 $B_{12}$、烟酸和叶酸等。因而,酸乳的营养价值与普通乳相比,有了很大的提高。

酸奶除了营养素的含量和组成有一定的变化外,常饮酸奶对调节人体的生理功能也有一定的用:可抑制肠道腐败菌的生长,改变肠道菌群,防止一些腐败菌产生的胺类对人体的不利影响;进入人体肠道中的活乳酸杆菌,能大量繁殖,并产生乳酸、醋酸等有机酸,有利于刺激肠道蠕动,使便秘得到改善;特别是牛奶中的乳糖大多被分解,可以缓解乳糖不耐症的产生。因此,酸奶适合于不同年龄的人群饮用。

# 第九节　食用油脂的营养价值

食用油脂按其来源可分为植物油和动物脂肪两类。植物油来自植物的种子,经加工而成,因而种类比较多,有豆油、花生油、菜籽油、麻油、棉籽油、核桃油、玉米油、米糠油、棕榈油等;动物油主要来自动物的体脂、乳脂及鱼类脂肪。

## 一、中性脂肪

中性脂肪是油脂中的主要营养素。经过精制的油脂,其中中性脂肪的含量可达到98%以上,因而油脂是热能密度最高的一种原料。但于来源不同,脂肪酸饱和程度、碳链的长短及必需脂肪酸的含量等有很大的区别。

### (一)脂肪酸的饱和程度

动物脂肪脂肪酸的饱和程度比较高,特别是含有16~22个碳原子的饱和脂肪酸为多,其中以棕榈酸(又称软脂酸)和硬脂酸的含量更多,但是鱼油中不饱和脂肪酸的含量比较高。

植物油中的脂肪酸则以不饱和脂肪酸的含量为多,例如芝麻油中不饱和脂肪酸的含量可达到78%,豆油中不饱和脂肪酸的含量达到86%以上,葵花子油的含量也高达87%左右,而黄油、牛油、猪油等动物性脂肪中不饱和脂肪酸的含量一般为30%~53%。(详见第一章脂类。)

**（二）必需脂肪酸**

必需脂肪酸是人体必需的，但不能自身合成，是必须通过食物供给一种不饱和脂肪酸。在人体中，必需脂肪酸为亚油酸，即十八碳二烯酸。必需脂肪酸在脂肪中的分布有很大的差别，以植物油中的含量高，远远高于动物脂肪的含量。在植物油中，棉籽油、豆油、玉米胚油中的必需脂肪酸含量高于其他植物油；动物脂肪中禽类脂肪的必需脂肪酸的含量高于畜类脂肪；而畜类脂肪中，猪油中必需脂肪酸的含量又高于牛油和羊油。

脂肪酸的不饱和程度及它在不同油脂中的含量直接影响到油脂的熔点：不饱和脂肪酸含量越高，脂肪的熔点越低；饱和脂肪酸越高，则脂肪的熔点越高。

脂肪的熔点又与消化吸收率有直接关系：熔点低于体温的油脂消化吸收率可达到 97%～98%，植物油脂的熔点一般都低于体温；高于体温的油脂其消化吸收率约为 90%，动物脂肪多属于这一类；少数的动物脂肪由于生长环境的特殊性，脂肪的熔点高于人体体温，因而人体对其的消化率很低。

## 二、磷脂

许多植物油中含有一定的磷脂，以大豆油中的含量最高，其他植物油，例如玉米胚芽油、米糠油中的磷脂含量也比较高。

# 第十节　酒类和常用调味的营养价值

## 一、酒类

酒是一种含有乙醇的饮料。在人类发展的文明史中，酒与人类结下了不解之缘，并形成了独特的"酒文化"，酒成了一种富于魅力的饮料。酒的种类很多，其中酒精的含量和其他营养素的组成各不相同，下面介绍几种常见的酒。

**（一）白酒**

白酒的种类很多，以乙醇为主要成分，乙醇的含量为 20%～60%，但人体对酒精的利用率并不高。白酒的香味成分非常复杂，有醇、酯、醛及乳酸乙酯、乙酸乙酯、丁酸乙酯等。

**（二）啤酒**

啤酒是世界上饮用最为广泛、消费量量高的酒。啤酒除含有乙醇外，还含有果糖、葡萄糖、麦芽糖和糊精，另外还含有多种维生素和钙、磷、钾、镁、锌等营养素，啤酒中也含有一定量的氨基酸、脂肪酸及醇、醛、酮、酯等。

### （三）葡萄酒

葡萄酒是果酒中最为代表性的一种。主要成分为酒精、糖、有机酸、挥发酯、多酚，还含有丰富的氨基酸、多种维生素和钾、钙、镁、锌、铜、铁等元素，葡萄酒的香味来自丙醇、异丁醇、异戊醇、乳酸乙酯等。

### （四）黄酒

黄酒是中国最古老的饮料酒。黄酒中含有糖类、糊精、有机酸、高级醇及多种维生素，还有大量的含氮化合物，氨基酸的含量也居各种酿造酒之首。黄酒的种类也很多，其营养素的组成有一定的区别。

## 二、常见调味品

中国烹饪使用的调味品种类很多，不同类调味品，营养价值存在差异。

### （一）酱油和酱

酱油和酱是以小麦、大豆及其制品为主要原料，接种曲霉菌种，经发酵酿制而成的调味品。酱油和酱的营养素种类和含量与其原料有很大的关系，以大豆为原料制作的酱油和酱，蛋白质的含量比较高，可达 3%～10%；以小麦为原料的甜面酱蛋白质的含量只有 2%；若在制作过程中加入了芝麻等蛋白质含量高的原料，则蛋白质的含量可达到 20% 以上。酱油及酱中也含有一些维生素与无机盐，但由于本身使用的量占人体膳食的比例不高，对人体营养素供给量的影响不大。但若进行了一些特殊营养素的强化，则可成为人体营养素的一个来源。例如，一些国家和地区在酱油中进行铁的强化，就可以作为人体铁的一个重要补充和来源。

### （二）醋

醋是一种常用的调味品，与酱油相比，醋中蛋白质、脂肪和碳水化合物的含量都不高，但却含有丰富的钙和铁。

### （三）糖

糖是一种重要的调味品，在日常生活和菜品制作中广泛应用。作为调味品使用的糖主要有白糖、红糖、麦芽糖等。

白糖属于精制糖，以蔗糖为主，主要的营养素为碳水化合物，占 99%，其他的营养素种类很少；红糖未经精制，碳水化合物的含量低于白糖，但无机盐、钙、铁的含量明显高于白糖。

食糖和蜂蜜的营养素含量见表 2-12。

表 2-12 食糖和蜂蜜的营养素含量(按 100g 计)

| 名称 | 水分(g) | 蛋白质(g) | 脂肪(g) | 碳水化合物(g) | 钙(mg) | 铁(mg) |
|------|--------|----------|--------|-------------|--------|--------|
| 白砂糖 | 0 | 0.3 | 0 | 99.0 | 32.0 | 1.9 |
| 绵白糖 | 2.6 | 0.6 | 0 | 88.9 | 9.0 | 1.1 |
| 红糖 | 4.4 | 0.4 | 0 | 93.5 | 90.0 | 4.0 |
| 麦芽糖 | 12.8 | 0.2 | 0.2 | 82.0 | — | — |
| 蜂蜜 | 20.0 | 0.3 | 0 | 79.5 | 5.0 | 0.9 |

### (四)味精

味精是一种常用的增加鲜味的调味品。味精中主要的呈鲜成分是谷氨酸,正常的含量应是 84.2%,此外还含有一定量的碳水化合物,含量为 16.9%。

## 本章小结

本章主要讲解了谷类、豆类、蔬果类、畜类、禽类、蛋类、水产类、奶类、油脂类以及酒类等食品原料的营养价值特点,分析了这些食品对人体有哪些特殊的生理功能,针对不同人群的膳食应该选择哪些食物,从而能够在日常生活中合理地选择食物,科学地搭配食物,保持营养均衡。

### 练习题

一、填空题

1.蔬菜和水果在烹调过程中主要是_____和_____的损失和破坏。

2.谷类食品中主要缺少的必需氨基酸是_____。

3.最好的植物性优质蛋白质是_____。

4.膳食中碳水化合物存在的主要形式是_____。

5.谷类是膳食中_____族维生素的重要来源。

6.谷类食品含蛋白质_____%。

7.牛奶中含量较低的矿物质是_____,用牛奶喂养婴儿时应注意加以补充。

8.牛奶中的蛋白质主要为_____。

9.人奶中的蛋白质主要为_____。

10.评定鲜奶质量的简易指标是_____。

11.蔬菜、水果贮藏常采用的方法有_____和_____。

12.常采用_____和_____的方法来提高谷类蛋白质的营养价值。

13.鸡蛋中铁的含量很丰富,但由于鸡蛋中含有_____,使铁的吸收率非常低。

14.鱼类食品具有一定的预防动脉粥样硬化和冠心病的作用,这是因为鱼类食品中含有_____。

15.畜禽肉中的铁以_____的形式存在,是膳食铁的良好来源。

二、单项选择题

1.含维生素 C 最多的蔬菜是(　　)。

A.大白菜　　　　　B.油菜　　　　　C.柿子椒　　　　　D.大萝卜

2.野果的营养特点是(　　)。

A.富含维生素 C 和胡萝卜素　　　　　B.富含维生素 $B_1$

C.富含维生素 A 和 D　　　　　D.富含维生素 E

3.大豆中的蛋白质含量为(　　)。

A.15%～20%　　　B.50%～60%　　　C.10%～15%　　　D.35%～40%

4.某食物中蛋白质的 INQ 值大于 1 (　　)。

A.表示食物蛋白质的供给量高于能量供给

B.表示食物蛋白质的供给量低于能量供给

C.表示食物蛋白质的供给量与能量供给量平衡

D.表示食物蛋白质的供给高于机体所需

5.下列不宜用于喂养婴儿的奶制品是(　　)。

A.甜炼乳　　　　　　　　　B.调制奶粉

C.淡炼乳　　　　　　　　　D.全脂奶粉

6.影响蔬菜中钙吸收的主要因素是(　　)。

A.磷酸　　　　　B.草酸　　　　　C.琥珀酸　　　　　D.植酸

7.大豆中产生豆腥味的主要酶类是(　　)。

A.淀粉酶　　　　B.脂肪氧化酶　　C.脲酶　　　　　D.蛋白酶

8.豆芽中富含(　　)。

A.维生素 E　　　B.叶酸　　　　　C.维生素 B　　　　D.维生素 C

9.米在淘洗过程中,主要损失的营养是(　　)。

A.B 族维生素的无机盐　　　　B.碳水化合物

C.蛋白质　　　　　　　　　D.维生素 C

10.以下水果中维生素 C 含量最高的是 (　　)。

A.柠檬　　　　　　B.山楂　　　　　　C.橘子　　　　　　D.猕猴桃

11.豆类加工后可提高蛋白质消化率,下列食物中(　　)的蛋白质消化率最高。

A.豆腐　　　　　　B.豆浆　　　　　　C.豆芽　　　　　　D.整粒熟大豆

12.有关牛奶,不正确的说法是(　　)。

A.牛奶蛋白质为优质蛋白质　　　　B.牛奶为钙的良好来源

C.牛奶含有丰富的铁　　　　　　　D.牛奶中含有人体需要的多种维生素

13.下列食品中含碳水化合物最多的是(　　)。

A.鸡蛋　　　　　　B.粮食　　　　　　C.鱼类　　　　　　D.蔬菜

三、多项选择题

1.大豆中的主要抗营养因子是(　　)。

A.蛋白酶抑制剂　　　　　　　　B.植酸

C.植物红细胞凝血素　　　　　　D.皂苷类

E.异黄酮类

2.下面食品中含有的蛋白质,属于优质蛋白质的是(　　)。

A.鸡蛋　　　　　B.稻米　　　　　C.鸡肉　　　　　D.牛肉

E.大豆

3.大豆中的胀气因子包括(　　)。

A.棉籽糖　　　　　B.阿拉伯糖　　　　C.水苏糖　　　　　D.半乳聚糖

E.蔗糖

4.下列属于大豆及其他油料的蛋白质制品的是(　　)。

A.组织化蛋白质　　B.油料粕粉　　　　C.纯化蛋白质　　　D.分离蛋白质

E.浓缩蛋白质

5.蔬菜水果中富含(　　)成分。

A.碳水化合物　　　B.蛋白质　　　　　C.有机酸　　　　　D.芳香物质

E.矿物质

6.黄豆是我国人民膳食中蛋白质的良好来源,其原因是(　　)。

A.蛋白质含量高　　　　　　　　B.消化率高于动物蛋白质

C.无机盐与维生素 B 族含量高　　D.其必需氨基酸的比值优于肉、蛋类

E.饱和脂肪酸含量高

7.下列说法正确的是(　　)。

A.蛋类中含胆固醇高　　　　　　B.蛋类中含卵磷脂低

C.大豆中含淀粉很少　　　　　　D.鸡蛋中的铁吸收很差

E.牛奶是铁含量很低的食物

8.禽肉的营养特点是(　　)。

A.脂肪含量少　　　　B.脂肪熔点低　　　C.含氮浸出物少

D.蛋白质的氨基酸组成接近人体需要　　　　　　　E.易消化吸收

9.肉类食品在冷冻贮藏中可发生的变化是(　　)。

A.变色　　　　　　　　　　B.蛋白质变性

C.自溶　　　　　　　　　　D.脂肪氧化

E.后熟

10.谷类中含量较高的蛋白质为(　　)。

A.谷蛋白　　　　　　B.球蛋白　　　　C.白蛋白　　　　D.醇溶蛋白

E.酪蛋白

四、名词解释

1.食品的营养价值

2.INQ

3.褐变反应

五、简答题

1.大豆有哪些营养价值?

2.大豆中的抗营养因子有哪些?

3.鸡蛋蛋白具有哪些优点?

4.牛奶中碳水化合物的营养特点是什么?

5.从哪些方面评定食品的营养价值?

# 第三章　合理营养与膳食指南

**本章概览**

　　了解合理营养的概念、基本要求与平衡膳食宝塔的应用。掌握中国居民膳食指南的内容及应用。掌握儿童、青少年、孕妇、乳母和老年人的营养膳食特点。了解膳食、营养与疾病的关系。学会各类营养食谱的编制及营养分析。

**案例导入**

　　一所中职学校的老师在上《食品营养与卫生》课,老师让王小明同学列举出自己一天的食谱,他列举的食谱如下:

　　早餐:两根油条,大约150g,一碗豆浆150ml;中午200g米饭,一份红烧肉约150g,一碗蔬菜蛋汤,鸡蛋半只,小青菜量约50g;晚餐,麻辣土豆粉150g,可乐一瓶350ml。

　　试问王小明同学的这一天食谱合理吗?符合平衡膳食吗?根据你掌握的营养知识,列出你的一日食谱。

# 第一节　合理营养与膳食平衡

　　人类依靠地球上各种生物资源,因地、因时制宜地发展富有独特风格的民族膳食,并能够以多种不同的方式和各种不同的食品构成营养,都是为了获得同一个结果,即通过膳食得到人们所需要的全部营养,而且既有足够的数量,又有适当的比例。人体必需的营养物质有50种左右。而现实没有一种食品能按照人体所需的数量和所希望的适宜配比提供营养素。因此,为了满足营养的需要,必须摄取多种多样的食品,找出最有益并且可口的食品配比。

## 一、合理营养

食物的营养功用是通过它所含有的营养成分来实现的,人们通过长期实践认识到,没有任何一种天然食物能包含人体所需要的各类营养素,即使像乳、蛋这类公认的营养佳品,也难免"美中不足"。如婴儿赖以生长的乳类就缺乏铁质。半岁婴儿如不适时增补铁质的辅食,就会发生营养性贫血。又比如鸡蛋,营养可谓丰富,但缺乏人体所需要的维生素 C。所以单靠一种食物,不管数量多大,都不可能维护人体健康。要保证合理营养,食物的品种应尽可能多样化,使热量和各种营养素数量充足、比例恰当,过度和不足都将造成不良后果。营养过度,其后果比肥胖本身还严重。营养缺乏会造成营养性水肿,以及贫血、夜盲、脚气病、糙皮病、坏血病、佝偻病等一系列疾病。因此,饮食必须讲究营养科学。我们的祖先很早就已经注意到人们的饮食与医疗、健康之间有着非常密切的关系。早在 2000 多年前的有关史籍中就有了记载,如《黄帝内经·素问》中即将食物分为四大类,并提出"五谷为养""五果为助""五畜为益""五菜为充"等合理营养的思想。有些人一谈起营养,应强调多吃鱼、肉、蛋、奶等动物性食品,认为这类食品吃得越多营养就越好,这是不符合平衡膳食的观点的。人体对营养素的需要是多方面的,而且有一定量的要求,经常食用过多的动物性食品,对人体健康并不利,往往会成为某种肿瘤和心血管疾病的诱因。

怎样才算合理营养呢? 从营养学观点来看,就是一日三餐所提供的各种营养素能够满足人体的生长、发育和各种生理、体力活动的需要,也就是膳食调配合理,达到膳食平衡的目的。主食有粗有细,副食有荤有素,既要有动物性食品和豆制品,也要有较多的蔬菜,还要经常吃些水果。

人体对营养的最基本要求是:

(1)供给热量和能量,使其能维持体温,满足生理活动和从事劳动的需要;

(2)身体组织,供给生长、发育及组织自我更新所需要的材料;

(3)保护器官机能,调节代谢反应,使身体各部分运转能正常进行。

## 二、膳食平衡

要有健康的体魄,必须在人体的生理需要和膳食营养供给之间建立平衡的关系,有多重食物相互搭配构成的膳食营养素种类齐全、数量充足、比例适宜,有利于营养素的吸收和利用。人体对食物营养素的需求与膳食供给之间建立的良好的平衡关系就是平衡膳食。

### (一)膳食提供的各种营养素达到供给量标准

膳食提供的各种营养素达到中国营养学会建议的参考摄入量的标准。

我国各类人群不同生理阶段每日各种营养素的参考摄入量见表 3-1。

表 3-1　中国居民膳食营养素参考摄入量

| 年龄 | 能量 RNI（kcal/d） | | 蛋白质 RNI（g/d） | | 脂肪（脂肪能量占总能量的百分比（%）RNI | 碳水化合物（碳水化合物能量占总能量的百分比（%）RNI |
|---|---|---|---|---|---|---|
| | 男 | 女 | 男 | 女 | | |
| 0~ | 95kcal/（kg·d） | | 1.5~3g/（kg·d） | | 45~50 | |
| 0.5 | 95kcal/（kg·d） | | | | 35~40 | |
| 1~ | 1100 | 1050 | 35 | 35 | 35~40 | |
| 2~ | 1200 | 1150 | 40 | 40 | 30~35 | |
| 3~ | 1350 | 1300 | 45 | 45 | 30~35 | |
| 4~ | 1450 | 1400 | 50 | 50 | 30~35 | |
| 5~ | 1600 | 1500 | 55 | 55 | 30~35 | |
| 6~ | 1700 | 1600 | 60 | 60 | 30~35 | |
| 7~ | 1800 | 1700 | 65 | 65 | 25~30 | 建议除 2 岁以下的婴儿外（<2 岁），碳水化合物应提供 55%~65% 的膳食总能量 |
| 8~ | 1900 | 1800 | 65 | 65 | 25~30 | |
| 9~ | 2000 | 1900 | 65 | 65 | 25~30 | |
| 10~ | 2100 | 2000 | 70 | 75 | 25~30 | |
| 11~ | 2400 | 2200 | 75 | 80 | 25~30 | |
| 14~ | 2900 | 2400 | 85 | 80 | 25~30 | |
| 18~ 轻体力活动 中体力活动 重体力活动 | 2400 2400 2700 3200 | 2100 2300 2700 | 75 80 90 | 65 70 80 | 20~30 | |
| 孕妇 早期 中期 晚期 | +200 | | +5 +15 +20 | | 20~30 | |

续表

| 年龄(岁) | 能量 RNI(kcal/d) | | 蛋白质 RNI(g/d) | | 脂肪(脂肪能量占总能量的百分比(%)RNI | 碳水化合物(碳水化合物能量占总能量的百分比(%)RNI |
|---|---|---|---|---|---|---|
| | 男 | 女 | 男 | 女 | | |
| 乳母 | | +500 | | +20 | | 建议除 2 岁以下的婴儿外(<2 岁),碳水化合物应提供 55% ~ 65% 的膳食总能量 |
| 50~<br>轻体力活动<br>中体力活动<br>重体力活动 | 2300<br>2600<br>3100 | 1900<br>2000<br>2200 | 75<br>80<br>90 | 65<br>70<br>80 | 20~30 | |
| 60~<br>轻体力活动<br>中体力活动 | 1900<br>2200 | 1800<br>2000 | 75 | 65 | 20~30 | |
| 70~<br>轻体力活动<br>中体力活动 | 1900<br>2100 | 1700<br>1900 | 75 | 65 | 20~30 | |
| 80~ | 1900 | 1700 | 75 | 65 | 20~30 | |

注:①RNI:推荐摄入量。

②成年人按 1.16g/kg·d 计。

③老年人按 1.27g/kg·d 或蛋白质占总能量的 15% 计。

④1 kcal = 4.184kJ。

资料来源:杨月欣,王光亚,潘兴昌.中国食物成分表(2002)[M].北京:北京大学医学出版社,2002.

　　不同人群各种营养素的供给量标准不同,不同的生理需要、不同的活动量的营养素的需要量不同,加之各种营养素之间存在着错综复杂的关系,造成各种营养素摄入量间的平衡难以把握。中国营养学会制定了各种营养素的每日供给量。只要各种营养素在一定的周期内,保持在标准供给量误差不超过标准上下 10% 即为膳食营养平衡。每日膳食营养素供给量标准是以生理需要量为基础,考虑到个体差异、营养素在加工中的损失及饮食习惯等因素后综合制定。

　　(二)膳食要求维持的营养平衡

　　平衡膳食需要同时在几方面建立起膳食营养供给与机体生理需要之间的平衡:热量营养素构成平衡,氨基酸平衡,各种营养素摄入量之间平衡及酸碱平衡,动物性食物和植物性食物平衡,否则就会影响身体健康,甚而导致某些疾病的发生。

1.热量营养素构成平衡

（1）人体需要的能量来源于碳水化合物、脂肪、蛋白质。能量的摄入情况代表了膳食中三种产热营养素的总摄入量，热能的摄取情况反映了机体的营养状况，成为人体营养平衡的重要指标，甚至成为一个国家或地区居民生活质量的重要指标。能量平衡与营养平衡是决定人体健康的两大要素。

（2）三种热量营养素的摄入量的比例为 6.5∶1∶0.7，分别给机体提供的热量为：碳水化合物占 60%～70%、脂肪占 20%～30%、蛋白质占 10%～15% 时，各自的特殊作用发挥并互相起到促进和保护作用，这种总热量平衡、热量比例（或热量营养素摄入量的比例）也平衡的情况称为热量营养素构成平衡。热量营养素供给过多，将引起肥胖、高血脂和心脏病；过少造成营养不良，同样可诱发多种疾病，如贫血、结核、癌症等。

（3）三种热量营养素是相互影响的，总热量平衡时，比例不平衡，也会影响健康。碳水化合物摄入量过多时，增加消化系统和肾脏负担，减少了摄入其他营养素的机会。蛋白质热量提供过多时，则影响蛋白质正常功能发挥，造成蛋白质消耗，影响体内氮平衡。当碳水化合物和脂肪热量供给不足时，就会削弱对蛋白质的保护作用。要时时达到生活工作的热量需求，通常，一日三餐热量分配应为：早餐占 30%，午餐占 40%，晚餐占 30%，以保证一天的热平衡。

2.必需氨基酸含量比例与人体需要的平衡

（1）食物中蛋白质的营养价值，基本上取决于食物中所含有的 8 种必需氨基酸的数量和比例。只有食物中所提供的 8 种氨基酸的比例，与人体所需要的比例接近时才能有效地合成人体的组织蛋白。食物的比例越接近，生理价值越高，生理价值接近 100 时，即 100% 被吸收，称为氨基酸平衡食品。

（2）除人奶和鸡蛋之外，多数食品都是氨基酸不平衡食品。所以，要提倡食物的合理搭配，纠正氨基酸构成比例的不平衡，提高蛋白质的利用率和营养价值。为了弥补粮谷类蛋白质氨基酸的不足应选择赖氨酸较高的食物搭配食用，一般来说，动物性食物如肉类、蛋类、乳类等与米面搭配使用比较理想，可以弥补单纯粮食的缺陷，使氨基酸平衡，达到蛋白质互补作用。

3.不饱和脂肪酸与饱和脂肪酸之间的平衡

人体需要的必需脂肪酸均为不饱和脂肪酸。不饱和脂肪酸在植物油中含量较高，因此在膳食中不仅要维持脂肪酸在全日总热量中的比例，而且还要注意必需脂肪酸所占的比例。一般认为必需脂肪酸应占总热量的 2% 以上，婴幼儿的需要量则增大到 3% 以上。

4.酸碱平衡

正常情况下人血液偏碱性，pH 保持在 7.3～7.4。酸性食物是指经过消化后最终形成氮、碳、硫、氯、盐等酸根留在体内的食物。诸如牛、羊、猪、鸡、鸭、鱼肉和谷物等,通常指含有丰富的蛋白质、脂肪和糖类的食品。碱性食物指一种食物含碱性元素(钾、钠、钙、镁等)的总量高于它所含的酸性元素(氯、硫、磷、氟等)的总量,即阴性略强于阳性而且又不含有不能氧化的有机酸,如葡萄、茶叶、葡萄酒、海带、柑橘、柿子、黄瓜、胡萝卜等。适当食用适量的酸性食品和碱性食品,以维持体液的酸碱平衡。当食品若搭配不当时,会引起生理上的酸碱失调。酸性食品摄入过多,血液偏酸、颜色加深、黏度增加,严重时会引起酸中毒,同时会增加体内钙、镁、钾等离子的消耗,而引起缺钙。

*5. 动物性食物和植物性食物平衡(荤素平衡)*

人体要想获得全面营养素就必须将动物性食物与植物性食物合理搭配使用,动物性食物富含蛋白质、脂肪、各种维生素、无机盐,特别是动物肝脏含膳食易缺乏的维生素 A、维生素 $B_2$ 和丰富的无机盐等,而植物性食物含较多的糖类、纤维素,大多数蔬果是膳食中维生素、无机盐、膳食纤维的丰富来源,块茎类蔬菜富含淀粉。来自植物性食物的膳食纤维和来自动物性食物的营养素如蛋白质、铁、钙等均比较充足,同时动物性食物的脂肪又不高,有利于避免营养缺乏病和营养过剩性疾病,促进健康。

## 三、膳食制度

### (一)科学膳食制度的意义

营养的核心是"合理",就是"吃什么""吃多少""怎么吃"的问题。合理营养是一个综合性概念,它既要求通过膳食调配满足人体正常生理需要的能量和各种营养物质,又要有合理的膳食制度和烹调方法,以利于各种营养素的消化吸收和利用;此外,还应避免膳食构成的比例失调,造成某些营养素摄入过多及在烹调过程中营养素的损失或有害物质的形成,这些问题和健康直接相关。

膳食制度是指把全天的食物定时、定质、定量地分配给用餐者的一种制度。每个人一天的生活、工作、学习、劳动和休息的安排是不一样的,而且在不同的时间人所需的热能和各种营养素也不完全相同。所以针对用餐者的具体情况,规定适合用餐者生理需要的膳食制度是非常重要的。

膳食制度确定之后,就会成为一个条件刺激因素,只要到了进餐时间,机体就会表现出主观食欲,预先分泌消化液,对保证食物被充分消化、吸收、利用和维持人体健康是极为有益的。膳食制度对食物的消化吸收利用程度和提高劳动效率有很大的影响。建立合理的膳食制度,能充分发挥食物的效用,提高工作和劳动能力,有益于健康。

膳食制度不合理,一日餐次过多或过少,都会造成消化功能紊乱,直接影响劳动效率和健康。如有的煤矿井下工人实行一日两餐制,由于两餐间隔时间过长,在8小时劳动中间不能得到营养素与热能的及时补充,往往在劳动的后一段时间,矿工们常有饥饿感,影响劳动效率。矿工因吃饭前过饥,吃饭过饱,造成消化道疾患的发病率较高。

**(二)科学膳食制度的原则**

合理膳食制度主要包括餐次和食物的分配,每天餐次不能少也不宜太多。一日进餐几次,各餐的质与量应该如何分配,可遵循以下原则:

(1)用餐者在吃饭前不发生剧烈的饥饿感,而在吃饭时又有正常的食欲。

(2)食物中所摄取的营养素能被人体充分消化、吸收和利用。

(3)膳食中的能量和营养素要满足用餐者生理和劳动的需要,保证健康的生活和工作。

(4)膳食的时间和间隔要尽量适应用餐者的工作制度,以利于生活、学习和工作。

**(三)科学的膳食安排**

1.餐次和间隔

根据以上原则,两餐间隔的时间不能太长也不能太短。间隔时间过长会引起明显的饥饿感,血糖也会降低,工作能力下降;间隔时间太短则无良好的食欲,进食后影响食物的消化与吸收。一般两餐间隔以4~5小时为宜,即一日进食四餐比三餐好。但根据我国人民通常的工作、学习制度和习惯,一日进食三餐,两餐间隔5~6小时也是比较合理的。

另外,大多数人一天的主要活动在上午,因而要特别注意吃早餐,不吃早餐会降低工作学习效率,还会损害身体健康。

2.数量分配

一日食物的分配应该与工作、生活、休息时间相适应,一般高蛋白食物应在工作前摄取,不应睡眠前摄取。因为蛋白质能够提高代谢和较难消化,会影响睡眠质量。三餐热能的合理分配如下。

(1)早餐:占25%~30%,蛋白质、脂肪食物应多一些,以便满足上午工作的需要。我国有些地区的早餐分配偏低,有的仅占全日总热能量的10%~15%,这与上午工作热能消耗是很不适应的。早晨刚起床,食欲一般较差,但为了满足需要,必须摄入足够的热量。

(2)午餐:占40%,碳水化合物、蛋白质和脂肪的供给均应增加,因为既补偿饭前的热能消耗,又储备饭后工作之需要,所以在全天各餐中午餐应占热能最多。

(3)晚餐:占30%~35%,多供给含碳水化合物多的食物,可多吃些谷类、蔬菜和易于消化的食物,少吃富有蛋白质、脂肪和较难消化的食物。

　　除了以上合理的餐次和时间及数量的膳食安排外,科学的膳食制度还要求饮食有节,要考虑胃肠道的实际消化能力,食物适量,好吃的食物不要一次吃得太多,否则会影响食物中的营养素被充分地消化、吸收和利用。孕妇由于胎儿对胃肠系统的挤压,有时会影响进食量,孕妇可以采用多餐制,一日可以安排 5~6 餐。

　　而且还要养成良好的饮食习惯,比如专心致志进餐,细嚼慢咽,不边看书边进食等。要特别注意,不宜在进食期间交谈、争执,这样会严重影响进食情绪,影响到消化液的分泌,影响对食物的消化和吸收。还有,科学的烹饪方法,能促进消化、引起食欲。同时要保证清洁卫生,防止食物被污染,并减少营养素的损失。

# 第二节　中国居民膳食指南

　　合理营养是健康的物质基础,而平衡膳食又是合理营养的根本途径。随着我国社会经济的快速发展,我国城镇化速度逐步加快,人民生活水平不断提高,与膳食营养相关的慢性疾病对我国居民健康的威胁将更加突出,在改善我国居民营养健康的关键时期,适时干预,会起到事半功倍的效果。

## 一、《中国居民膳食指南》

　　《中国居民膳食指南》(2011 年全新修订)由一般人群膳食指南、特定人群膳食指南和平衡膳食宝塔三部分组成。一般人群膳食指南共有 10 条,适合于 6 岁以上的正常人群。特定人群膳食指南是根据各人群的生理特点及其对膳食营养需要而制订的。特定人群包括孕妇、乳母、婴幼儿、学龄前儿童、儿童青少年和老年人群。为了给居民提供最基本、科学的健康膳食信息,原卫生部委托中国营养学会组织专家,制定了《中国居民膳食指南》(2011)。《中国居民膳食指南》以先进的科学证据为基础,密切联系我国居民膳食营养的实际,对各年龄段的居民摄取合理营养,避免由不合理的膳食带来疾病具有普遍的指导意义。《中国居民膳食指南》科学地改善国民营养结构,为促进国民健康,为全面建设小康社会奠定了坚实的人口素质基础。

　　《中国居民膳食指南》主要内容如下。

### (一)食物多样,谷类为主,粗细搭配

　　人类的食物是多种多样的。各种食物所含的营养成分不完全相同,每种食物都至少可提供一种营养物质。平衡膳食必须由多种食物组成,才能满足人体各种营养需求,达到合理营养、促进健康的目的。

　　谷类食物是中国传统膳食的主体,是人体能量的主要来源。谷类包括米、面、

杂粮,主要提供碳水化合物、蛋白质、膳食纤维及 B 族维生素。坚持谷类为主是为了保持我国膳食的良好传统,避免高能量、高脂肪和低碳水化合物膳食的弊端。人们应保持每天适量的谷类食物摄入,一般成年人每天摄入谷类食品 250~400g 为宜。另外要注意粗细搭配,经常吃一些粗粮、杂粮和全谷类食物。稻米、小麦不要研磨得太精,以免所含维生素、矿物质和膳食纤维流失。

谷类为主是平衡膳食的基本保证;粗细搭配有利于合理摄取营养素;没有不好的食物,只有不合理的膳食,关键在于平衡,食物多样化才能摄入更多有益的植物化学物质。《中国居民膳食指南》还分析了人们对于谷类食物营养的认识误区,如大米、面粉越白越好;主食吃得越少越好及吃碳水化合物容易发胖等。

**(二)多吃蔬菜、水果和薯类**

新鲜蔬菜、水果是人类平衡膳食的重要组成部分,也是我国传统膳食重要特点之一。蔬菜、水果能量低,是维生素、矿物质、膳食纤维和植物化学物质的重要来源。薯类含有丰富的淀粉、膳食纤维及多种维生素和矿物质。富含蔬菜、水果和薯类的膳食对保持身体健康,保持肠道正常功能,提高免疫力,降低患肥胖、糖尿病、高血压等慢性疾病风险具有重要作用。《中国居民膳食指南》推荐我国成年人每天吃蔬菜 300~500g,水果 200~400g,并注意增加薯类的摄入。

**(三)每天吃奶类、大豆或其制品**

奶类营养成分齐全,组成比例适宜,容易消化吸收。奶类除含丰富的优质蛋白质和维生素外,含钙量较高,且利用率也很高,是膳食钙质的极好来源。各年龄人群适当多饮奶有利于骨健康,《中国居民膳食指南》建议每人每天平均饮奶 300ml。饮奶量多或有高血脂和超重肥胖倾向者应选择低脂、脱脂奶。

大豆含丰富的优质蛋白质、必需脂肪酸、多种维生素和膳食纤维,且含有磷脂、低聚糖及异黄酮、植物固醇等多种植物化学物质。应适当多吃大豆及其制品,《中国居民膳食指南》建议每人每天摄入 30~50g 大豆或相当量的豆制品。

**(四)常吃适量的鱼、禽、蛋和瘦肉**

鱼、禽、蛋和瘦肉均属于动物性食物,是人类优质蛋白、脂类、脂溶性维生素、B族维生素和矿物质的良好来源,是平衡膳食的重要组成部分。瘦畜肉铁含量高且利用率好,鱼类脂肪含量一般较低,且含有较多的多不饱和脂肪酸;禽类脂肪含量也较低,且不饱和脂肪酸含量较高;蛋类富含优质蛋白质,各种营养成分比较齐全,是很经济的优质蛋白质来源。

目前我国部分城市居民食用动物性食物较多,尤其是食入的猪肉过多。应适当多吃鱼、禽肉,减少猪肉摄入。相当一部分城市和多数农村居民平均吃动物性食物的量还不够,还应适当增加。动物性食物一般都含有一定量的饱和脂肪酸和胆固醇,摄入过多可能增加患心血管病的概率。

### （五）减少烹调油用量，吃清淡少盐膳食

脂肪是人体能量的重要来源之一，并可提供必需脂肪酸，有利于脂溶性维生素的消化吸收，但是脂肪摄入过多是引起肥胖、高血脂、动脉粥样硬化等多种慢性疾病的危险因素之一。膳食中盐的摄入量过高与高血压的患病率密切相关。食用油和食盐摄入过多是我国城乡居民共同存在的营养问题。为此，《中国居民膳食指南》建议我国居民应养成吃清淡少盐膳食的习惯，即膳食不要太油腻，不要太咸，不要摄食过多的动物性食物和油炸、烟熏、腌制食物。

### （六）食不过量，天天运动，保持健康体重

进食量和运动是保持健康体重的两个主要因素。食物提供人体能量，运动消耗能量。如果进食量过大而运动量不足，多余的能量就会在体内以脂肪的形式积存下来，增加体重，造成超重或肥胖；相反若食量不足，可由于能量不足引起体重过低或消瘦。正常生理状态下，食欲可以有效控制进食量，不过有些人食欲调节不敏感，满足食欲的进食量常常超过实际需要。食不过量意味着少吃几口，不要每顿饭都吃到十成饱。由于生活方式的改变，人们的身体活动减少，目前我国大多数成年人体力活动不足或缺乏体育锻炼，应改变久坐少动的不良生活方式，养成天天运动的习惯，坚持每天多做一些消耗能量的活动。

### （七）三餐分配要合理，零食要适当

合理安排一日三餐的时间及食量，进餐定时定量。早餐提供的能量应占全天总能量的30%，午餐应占40%，晚餐应占30%。可根据职业、劳动强度和生活习惯进行适当调整。一般情况下，早餐安排在6：30-8：30，午餐在11：30-13：30，晚餐在18：00-20：00进行为宜。要天天吃早餐并保证其营养充足，午餐要吃好，晚餐要适量。不暴饮暴食，不经常在外就餐，尽可能与家人共同进餐，并营造轻松愉快的就餐氛围。零食作为一日三餐之外的营养补充，可以合理选用，但来自零食的能量应计入全天能量摄入之中。

### （八）每天足量饮水，合理选择饮料

水是膳食的重要组成部分，是一切生命必需的物质，在生命活动中发挥着重要功能。体内水的来源有饮水、食物中含的水和体内代谢产生的水。水的排出主要通过肾脏，以尿液的形式排出，其次是经肺呼出、经皮肤和随粪便排出。进入体内的水和排出来的水基本相等，处于动态平衡。饮水不足或过多都会对人体健康带来危害。饮水应少量多次，要主动，不要感到口渴时再喝水。饮水最好选择白开水。

饮料多种多样，需要合理选择，如乳饮料和纯果汁饮料含有一定量的营养素和有益膳食成分，适量饮用可以作为膳食的补充。有些饮料添加了一定的矿物质和维生素，适合热天户外活动和运动后饮用；有些饮料只含糖和香精香料，营养价值

不高。有些人尤其是儿童、青少年，每天喝大量含糖的饮料代替喝水，是一种不健康的习惯，应当改正。

**（九）饮酒应限量**

在节假日、喜庆和交际的场合，人们饮酒是一种习俗。高度酒含能量高，白酒基本上是纯能量食物，不含其他营养素。无节制的饮酒，会使食欲下降，食物摄入量减少，以致发生多种营养素缺乏、急慢性酒精中毒、酒精性脂肪肝，严重时还会造成酒精性肝硬化。过量饮酒还会增加患高血压、中风等疾病的危险；并可导致事故及暴力的增加，对个人健康和社会安定都是有害的，应该严禁酗酒。另外饮酒还会增加患某些癌症的危险。若饮酒尽可能饮用低度酒，并控制在适当的限量以下，建议成年男性一天饮用酒的酒精量不超过25g，成年女性一天饮用酒的酒精量不超过15g。孕妇和儿童、青少年应忌酒。

**（十）吃新鲜卫生的食物**

食物放置时间过长就会引起变质，可能产生对人体有毒有害的物质。另外，食物中还可能含有或混入各种有害因素，如致病微生物、寄生虫和有毒化学物等。吃新鲜卫生的食物是防止食源性疾病、实现食品安全的根本措施。正确采购食物是保证食物新鲜卫生的第一关。烟熏食品及有些加色食品可能含有苯并芘或亚硝酸盐等有害成分，不宜多吃。食物合理储藏可以保持新鲜，避免受到污染。高温加热能杀灭食物中大部分微生物，延长保存时间；冷藏温度常为4℃~8℃，只适于短期贮藏；而冷藏温度低达-12℃~-23℃，可保持食物新鲜，适于长期储藏。烹调加工过程是保证食物卫生安全的一个重要环节。需要注意保持良好的个人卫生及食物加工环境和用具的洁净，避免食物烹调时的交叉污染。食物腌制要注意加足食盐，避免高温环境。有一些动物或植物性食物含有天然毒素，为了避免误食中毒，一方面需要学会鉴别这些食物，另一方面应了解对不同食物去除毒素的具体方法。

## 二、中国居民膳食宝塔

**（一）中国居民平衡膳食宝塔结构**

中国居民平衡膳食宝塔共分五层（见图3-1），包括我们每天应吃的主要食物种类。

第一层：谷类 250~400g。

第二层：蔬菜 300~500g，水果 200~400g。

第三层：动物性食品 125~225g（鱼虾类 50~100g，畜禽肉类 50~75g，蛋类25~50g）。

第四层：每天应吃相当于鲜奶300g的奶类及奶制品和相当于干豆 30~50g 的大豆及制品。

第五层：油脂类不超过 25g 或 30g。

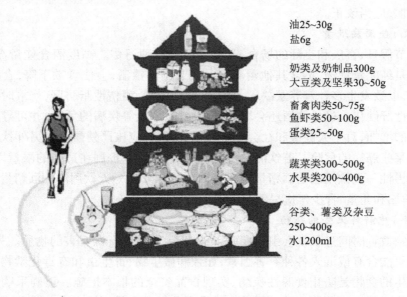

油25~30g
盐6g

奶类及奶制品300g
大豆类及坚果30~50g

畜禽肉类50~75g
鱼虾类50~100g
蛋类25~50g

蔬菜类300~500g
水果类200~400g

谷类、薯类及杂豆
250~400g
水1200ml

图 3-1　中国居民平衡膳食宝塔结构

　　膳食宝塔各层位置和面积不同，这在一定程度上反映出各种食物在膳食中的地位和应用的比重。

　　谷类食物位居底层，以成人为标准每人每天应该吃到 250~400g；蔬菜和水果居第二层，每天应吃 300~500g 和 200~400g；鱼、禽、肉、蛋等动物性食物居第三层，每天应吃 125~225g（鱼虾类 50~100g，禽畜肉类 50~75g，蛋类 25~50g）；奶类和豆类食物居第四层，每天应吃相当于鲜奶 300g 的奶类及奶制品和相当于干豆 30~50g 的大豆及制品；第五层塔尖是烹调油和食盐，每天烹调油不超过 25~30g，食盐不超过 6g。宝塔没有建议食糖（纯糖）的摄入量，因为我国居民现在平均吃糖的量还不多，对健康影响还不大，但多吃糖对身体健康不利。

　　膳食宝塔建议的各类食物摄入量都是指食物的可食部分。膳食宝塔中标示的各类食物的建议量的下限为能量水平 1800kcal（7550kJ）的建议量；上限为能量水平 2600 kcal（10 900kJ）的建议量。

　　1.谷类、薯类及杂豆

　　谷类包括小麦粉、大米、小米、玉米、高粱等粮食作物及制品。薯类包括红薯、土豆、芋头等，可替代部分粮食。杂豆包括大豆以外的其他干豆类。

　　谷、薯及豆类植物的选择应重视多样化，粗细搭配，适量选择一些全谷类制品。

建议每次摄入 50~100g 粗粮或全谷类制品,每周 5~7 次。

2.蔬菜、水果类

(1)蔬菜包括嫩茎、叶和花菜类、根菜类、鲜豆类、茄果类、瓜菜类、葱蒜类及菌藻类。深色蔬菜是指深绿色、深黄色、紫色、红色等颜色深的蔬菜。颜色越深维生素和植物化学物质越丰富。因此每日建议食用的 300~500g 新鲜蔬菜中,深色蔬菜最好占一半以上。

(2)水果。建议每天吃新鲜水果 200~400g。在鲜果供应不足时可选择一些含糖量多的纯果汁或干果制品。蔬菜水果各有优势不能完全相互替代。

3.动物性食品

(1)肉类。包括畜肉和禽肉及动物内脏类,建议每天摄入 50~75g。我国居民的肉类摄入以猪肉为主,但猪肉脂肪太高,应尽量选择瘦畜肉或禽肉。动物内脏有一定的营养价值,但因胆固醇太高,不宜过多食用。

(2)水产品类。包括鱼类、甲壳类和软体类动物性食物,其特点是脂肪含量低,蛋白质丰富且易消化,是优质蛋白的良好来源。建议每天摄入量为 50~100g,有条件可适量多吃些。

(3)蛋类。包括鸡、鸭、鹅、鹌鹑蛋和鸽蛋及其加工制成的咸蛋、松花蛋等。蛋类的营养价值很高,建议每日摄入量为 25~50g,相当于半个至一个鸡蛋。

4.奶类和豆类食品

(1)奶类食品。包括牛、羊、马奶等,最常见的是牛奶。乳制品包括奶粉、酸奶、奶酪等,不包括奶油、黄油。建议量相当于液态奶 300g,酸奶 360g,奶粉 45g,有条件可以适量多增加些。

婴幼儿要尽可能选用符合国家标准的配方奶制品。饮奶多者、老年人、超重者、肥胖者建议选择酸奶和低脂奶。乳糖不耐受人群可以食用酸奶或低乳糖奶及奶制品。

(2)大豆及坚果类。大豆包括黄豆、黑豆、青豆等豆类。常见的豆制品有豆浆、豆腐、豆腐干等。推荐大豆每人每天摄入量 30~50g。以提供蛋白质的量计算,40g 干豆相当于 80g 豆腐干,120g 北豆腐,240g 南豆腐,650g 豆浆。坚果与大豆相似,建议每日吃 5~10g 坚果代替相应量的大豆。

5.烹调油、食盐

(1)烹调油。包括烹调用的动、植物油,每天摄入量建议不超过 25~30g,尽量少用动物油。烹调油应多样化,经常更换种类,食用多种植物油。

(2)食盐。健康成年人一天食盐(包括酱油和其他食物中的盐)的建议摄入量不超过 6g。一般 20ml 酱油中含 3g 食盐,10g 黄酱中含盐 1.5g。如果菜肴需要酱油和酱菜,应按比例减少食盐用量。

### （二）平衡膳食宝塔的应用

**1.确定自己的食物需要**

平衡膳食宝塔建议的每人每日各种食物适宜摄入量范围适用于一般健康成长,应用时要根据个人年龄、性别、身高、体重、劳动强度、季节等情况适当调整。年轻人、劳动强度大的人需要能量多,应适当多吃些主食;老人、活动少的人需要能量少,可少吃些主食。

从事轻微体力劳动的成年男子,如办公室职员等,可参照中等能量膳食来安排自己的进食量;从事中等强度体力劳动者,如钳工、卡车司机和一般农田劳动者可参照高能量膳食进行安排;不参加劳动的老年人可参照低能量膳食来安排。女性需要的能量往往比从事同等劳动的男性低837kJ或更多些。一般说来人们的进食量可自动调节,当一个人的食欲得到满足时,他对能量的需要也就会得到满足。

平衡膳食宝塔建议的各类食物摄入量是一个平均值和比例。每日膳食中应当包含宝塔中的各类食物,各类食物的比例也应基本与膳食宝塔一致。日常生活无须每天都样样照着平衡膳食宝塔推荐量吃。例如烧鱼比较麻烦,就不一定每天都吃50g鱼,可以改成每周吃2~3次鱼、每次150~200g较为切实可行。实际上,平日多吃些鱼、多吃些鸡都无妨碍,重要的是一定要经常遵循平衡膳食宝塔各层各类食物的大体比例。

**2.同类互换,调配丰富多彩的膳食**

人们吃多种多样的食物不仅是为了获得均衡的营养,也是为了使饮食更加丰富多彩以满足口味享受。平衡膳食宝塔包含的每一类食物中都有许多的品种,虽然每种食物都与另一种不完全相同,但同一类中各种食物所含营养成分往往大体上近似,在膳食中可以互相替换。

应用平衡膳食宝塔应当把营养与美味结合起来,按照同类互换加多种多样的原则调配一日三餐。

（1）同类互换就是以粮换粮、以豆换豆、以肉换肉。例如大米可与面粉或杂粮互换,馒头可以和相应量的面条、烙饼、面包等互换;大豆可与相当量的豆制品或杂豆类互换;瘦猪肉可与等量的鸡、鸭、牛、羊、兔肉互换;鱼可与虾、蟹等水产品互换;牛奶可与羊奶、酸奶、奶粉或奶酪等互换。

（2）多种多样就是选用品种、形态、颜色、口感多样的食物,变换烹调方法。例如每日吃50g豆类及豆制品,掌握了同类互换多种多样的原则就是可以变换出数十种吃法。可以全量互换,全换成相当量的豆浆或熏干,今天喝豆浆,明天吃熏干;也可以分量互换,如1/3换豆浆、1/3换腐竹、1/3换豆腐,或早餐喝豆浆,中餐吃凉拌腐竹,晚餐再喝碗酸辣豆腐汤。

常见同类食物互换表(每份食物产热量为 90kcal)见表 3-2 至表 3-8。

### 表 3-2　谷类薯类食物互换表(市品相当于 50g 米、面的食物)

单位:g

| 食物名称 | 市品重量 | 食物名称 | 市品重量 |
|---|---|---|---|
| 稻米或面粉 | 50 | 烙饼 | 70 |
| 油条 | 45 | 烧饼 | 60 |
| 米饭(粳米) | 110 | 面包 | 55 |
| 米粥 | 375 | 饼干 | 40 |
| 鲜玉米 | 350 | 红薯、白薯 | 190 |
| 面条(挂面) | 50 | 馒头 | 80 |
| 面条(切面) | 60 | 花卷 | 80 |

### 表 3-3　大豆类食物互换表(市品相当于 50g 大豆的豆类食物)

单位:g

| 食物名称 | 市品重量 | 食物名称 | 市品重量 |
|---|---|---|---|
| 黄豆、青豆、黑豆 | 50 | 豆腐丝 | 80 |
| 南豆腐 | 280 | 素鸡 | 105 |
| 内酯豆腐 | 350 | 豆浆 | 730 |
| 北豆腐 | 145 | 豆腐干 | 110 |

### 表 3-4　乳类食物互换表(市品相当于 100g 鲜牛奶的乳类食物)

单位:g

| 食物名称 | 市品重量 | 食物名称 | 市品重量 |
|---|---|---|---|
| 奶酪 | 10 | 奶粉 | 15 |
| 鲜牛奶(羊奶) | 100 | 酸奶 | 100 |

表 3-5 鱼虾类食物互换表(市品相当于 50g 可食部重量)

单位:g

| 食物名称 | 市品重量 | 食物名称 | 市品重量 |
|---|---|---|---|
| 草鱼 | 85 | 鲤鱼 | 90 |
| 鲫鱼 | 95 | 大黄鱼 | 75 |
| 鲅鱼 | 60 | 鲈鱼 | 85 |
| 花鲢鱼 | 80 | 鲳鱼 | 70 |
| 蛤蜊 | 130 | 虾 | 80 |
| 鲢鱼 | 80 | 墨鱼 | 70 |
| 带鱼 | 65 | 蟹 | 105 |

表 3-6 肉类食物互换表(市品相当于 50g 生鲜肉重量)

单位:g

| 食物名称 | 市品重量 | 食物名称 | 市品重量 |
|---|---|---|---|
| 瘦猪肉(生) | 50 | 猪排骨 | 85 |
| 整鸡、整鸭、整鹅(生) | 75 | 羊肉(生) | 50 |
| 烧鸡、烧鸭、烧鹅 | 60 | 鸡腿(生) | 90 |
| 鸭肉(生) | 50 | 烤鸭 | 55 |
| 广式香肠 | 55 | 火腿肠 | 85 |
| 酱牛肉 | 35 | 牛肉干 | 30 |
| 猪肉松 | 30 | 酱肘子 | 35 |
| 鸡肉(生) | 50 | 瘦牛肉(生) | 50 |

注:以可食部百分比及同类畜、禽生肉的蛋白质折算,烤鸭、肉松、大排等食物能量密度较高,与瘦肉相比,提供等量蛋白质时,能量是其 2~3 倍,因此在选择这些食物时应注意总能量的控制。

表 3-7  蔬菜类食物互换表（市品相当于 100g 可食部重量）

单位:g

| 食物名称 | 市品重量 | 食物名称 | 市品重量 |
|---|---|---|---|
| 菠菜、油菜、小白菜 | 120 | 萝卜 | 105 |
| 圆白菜 | 115 | 西红柿 | 100 |
| 柿子椒 | 120 | 芹菜 | 150 |
| 蒜苗 | 120 | 茄子 | 110 |
| 冬瓜 | 125 | 莴笋 | 160 |
| 大白菜 | 115 | 韭菜 | 110 |
| 黄瓜 | 110 | 藕 | 115 |

表 3-8  水果类食物互换表（市品相当于 100g 可食部重量）

单位:g

| 食物名称 | 市品重量 | 食物名称 | 市品重量 |
|---|---|---|---|
| 苹果 | 130 | 柑橘、橙 | 130 |
| 香蕉 | 170 | 桃 | 120 |
| 鲜枣 | 112 | 火龙果 | 145 |
| 菠萝 | 150 | 草莓 | 105 |
| 柿子 | 115 | 西瓜 | 180 |
| 梨 | 120 | 葡萄 | 115 |
| 杧果 | 150 | 猕猴桃 | 120 |

注:按照市品可食部百分比折算。

以上表格资料来源:中国营养学会.中国居民膳食指南(2007)[M].拉萨:西藏人民出版社,2011.

### 3.合理分配三餐食量

我国多数地区居民习惯于一天吃三餐。三餐食物量的分配及间隔时间应与作息时间和劳动状况相匹配,一般以早、晚餐各占 30%、午餐占 40% 为宜,特殊情况可适当调整。通常上午的工作、学习比较紧张,营养不足会影响学习、工作效率,所以早餐应当是正正经经的一顿饭。早餐除主食外至少应包括奶、豆、蛋、肉中的一种,并搭配适量蔬菜或水果。

4.要因地制宜充分利用当地资源

我国各地的饮食习惯及物产不尽相同,只有因地制宜,充分利用当地资源才能有效地应用平衡膳食宝塔。例如牧区奶类资源丰富,可适当提高奶类摄取量;沿海地区可适当提高鱼及其他水产品摄取量;农村山区则可利用山羊奶及花生、瓜子、核桃、榛子等资源。在某些情况下,由于地域、经济或物产所限无法采用同类互换时,也可以暂用豆类替代乳类、肉类,或用蛋类替代鱼、肉,不得已时也可用花生、瓜子、榛子、核桃等干坚果替代肉、鱼、奶等动物性食物。

5.要养成习惯,长期坚持

膳食对健康的影响是长期的。应用平衡膳食宝塔需要自幼养成习惯,并坚持不懈,才能充分体现其对健康的重大促进作用。

# 第三节　特定人群的膳食营养

## 一、不同年龄阶段人群的营养与膳食

### (一)儿童及青少年营养需求和合理膳食

儿童及青少年生长发育迅速,对能量和各种营养素的需求量相对高于成年人。由于年龄不同,生长发育开始的时间和速度不同,对热能需求的个体差异很大。建议每日热能的需要量按每千克体重计,7~9岁时为336kJ,10~12岁为273 kJ。

儿童及青少年处于生长发育阶段,肌肉的发育也处于高峰期,所需蛋白质也最多。由于蛋白质的利用率与其生物价有关,我国膳食中动物性蛋白含量不足,因此必须增加优质蛋白质的摄入量,使其占总热量的15%。儿童及青少年对膳食中无机盐的需要量很大,特别是钙、磷 铁及微量元素锌、碘、镁、铜等。儿童及青少年骨骼的生长速度最快,需大量的钙、磷、镁。钙食物中的主要来源是奶,另外就是豆类和其他动物性食物,应及时补给。儿童和青少年处于学习阶段,上课、写作业、看电视、操作电脑经常用眼,适量摄取对增强视力具有重要作用的维生素A、胡萝卜素,如富含这些物质的乳、蛋、肝和胡萝卜等。要保证维生素D的摄取,促进骨骼和牙齿正常生长发育。

儿童及青少年膳食要求如下。

(1)膳食要满足儿童和青少年日益增多的热能需要和各种营养素的需要。要维持各类营养素的数量平衡,保证均衡膳食,防止营养失衡。

(2)儿童及青少年活动量大,易饥饿,应在两餐之间增加一次点心或鲜奶。

(3)膳食调配要合理,要做到主副食的比例和不同品种的合理搭配,做到色、香、味俱全,以促食欲。

(4)儿童及青少年要养成良好的饮食习惯,不挑食,不少食,不过食,不暴饮暴食,要讲食品卫生安全。

(5)膳食中的热能和脂肪含量要控制在需要量水平,特别要限制饱和脂肪酸摄入量,以防止肥胖和影响日后的身体健康。

**(二)青春发育期的营养需求**

青春发育期体格发育极为迅速。18 岁的青年要比 10 岁以前的儿童身高平均增长 28~30cm,体重平均增长 20~23kg。青春发育期阶段食欲旺盛,对食物的摄取量猛增。摄取量基本与发育速度和活动量的消耗相适应,因此一般不致因摄入热量过多而发胖。故 12~15 岁青春发育期的男女少年每日的热量需要量分别为 2600kcal 和 2500kcal 左右。16~19 岁男女青年分别为 3000kcal 和 2700kcal,否则会因热能供给不足而出现疲劳、消瘦、抵抗力降低而影响体力、影响学习和劳动效率。

青春发育期的膳食要求如下。

(1)热量来源中,首先保证充分的碳水化合物,即每日需摄入 400g 以上的粮谷。其次吃些优质蛋白质和富含脂质及高热能的硬果类食物。

(2)蛋白质在膳食中占有重要位置,不足将会直接影响发育,特别是对保证机体的抵抗力具有更为重要的意义。青春发育期阶段蛋白质不足,会影响肌蛋白的合成、更新,使肌肉萎缩,使机体不能适应此阶段骤然发育机体的应激状态和适应能力。蛋白质不足会使免疫球蛋白合成减少,对传染病抵抗力下降。蛋白质营养不良时对中枢神经系统的影响比儿童期更为明显,故青春发育期必须供给充足的蛋白质,占总热能的 12%~15%。一般按每千克体重供给蛋白质 1.6~1.9g,男青年每天为 80~90g,女青年每天为 75~80g,相当重劳动强度男女成人的需要量。蛋白质的来源应多选优质蛋白如豆类及制品和鱼、肉、蛋、奶等动物性食品。

(3)青春发育期的青少年对无机盐和维生素的需要与儿童时期近似。钙、磷、铁、碘和维生素 D 需要补充,比儿童期所不同的是碘、铁和锌更需要加大量。为预防青春期的甲状腺肿大,需要补充碘;女青年月经期失血较多,需补充铁;为预防此阶段易患的心肌炎需补充锌和维生素 E。膳食中可选紫菜、海带、绿叶菜及动物内脏。

**(三)老年人的营养需求和合理膳食**

随着社会和经济的发展,世界人口年龄老化已趋明显。由于老年人生理功能和代谢发生明显变化,对慢性非传染性疾病的敏感性增加,老年人的健康,尤其是老年人的营养要求和合理膳食,应引起高度重视。

很多营养学者公认良好的营养状况可以延年益寿,但不能理解为营养是防衰老的唯一因素。由于老年人的生理变化特点,对于营养素的要求与成年期大不相同,因此必须供给符合老人生理状况的各种营养素。

老年人基础代谢比青壮年降低 10%~15%,且体力活动减少,故热能供应要适当减少。如果老年人摄入能量过多,可使身体发福肥胖,并且易致动脉粥样硬化、糖尿病等。我国营养学会推荐以 20~39 岁,平均体重男性为 65kg 或女性为 55kg 的人群的能量供给量为基础,50~59 岁老年男女相应减少 10%,60~69 岁减少 20%,70 岁以上减少 30%。一般情况下,60 岁以上老人能量供给量男性每日为 1700~2200kcal,女性为每日为 1700~2000 kcal。总的来说,60 岁以上的老年人总热量的摄入应控制在每日 1900~2400 kcal。

蛋白质对老年人的营养十分重要,因为老年人体内代谢过程以分解代谢为主,所以膳食中要有足够的蛋白质来补偿组织蛋白的消耗。一般认为每日老年人在膳食中摄取蛋白质不但数量要足且要求质量,即摄入一定量的优质蛋白。

老年人的消化代谢能力减弱,肾排泄功能也减退,摄入过多脂肪将会带来负面反应,对身体健康不利。老年人胆汁酸合成减少,胰酶活性降低,消化脂肪的能力下降,高脂肪膳食会引起消化不良。老年人血脂及血浆低密度脂蛋白升高可能与脂肪的分解代谢迟缓有关,故老年人脂肪的摄入量不宜过高,以占总热量的20%~25%为宜,食用油以植物性油为好。膳食胆固醇每日应控制在 300mg 以内。

食物中的碳水化合物是人体最重要的能源物质,易被消化吸收。尤其是果糖在体内能转变成脂肪的可能性比葡萄糖小,节省蛋白质消耗的作用比较明显。所以果糖对老年人较为合适,老年人可食些富含果糖多的食物(如各种水果或果酱、蜂蜜等)。老年人膳食中糖类的供给标准应占总热量的 55%~65% 为宜。脂肪和糖类都是机体的能源物质,为维持老年人机体能量代谢的平衡,保证机体得到适宜数量的蛋白质,预防脂类和糖代谢的障碍,科学地安排膳食,找出蛋白质、脂肪、糖类三者之间的最佳比例是十分重要的。许多科学家根据老年病研究实验观察,证实蛋白质、脂肪、糖类三大营养素按 1:0.8:3.5(重量比)的比例适合老年人的实际需要。

老年人膳食中的维生素应较丰富,大量的维生素 C 有利于脂类代谢,可防止老年人血管硬化过程加速,增强老年人的抵抗力,延缓衰老过程。维生素 E 时有很强的抗氧化作用,它与硒联合,保护多不饱和脂肪酸,使其不受氧化破坏,维持细胞膜的正常脂质结构和生理功能,对延缓衰老有很大作用。维生素 $B_1$ 也要保证供给,维生素 $B_1$ 可以促进食欲帮助糖类代谢。增加或保证老年膳食中铁、钙和维生素 D 的供给,对预防老年性疾病有重要意义。

老年人的生理特点是结肠、直肠肌肉萎缩,肠道黏液分泌减少,排便能力较差,易使大便秘结。所以老年人每天应有适宜的饮水量,一般控制在 2000~2500ml 即可。

老年人的合理膳食安排如下。

（1）老年人的膳食强调的是均衡，那就必须做到膳食的合理搭配。提倡米面和杂粮混食，粗细合理搭配，粮豆搭配、谷薯搭配、蔬果搭配、荤素搭配，只有这样才能提高主食中蛋白质的生理价值。

（2）老年人要多吃新鲜蔬果，以保证维生素、无机盐、膳食纤维的供给，预防便秘和肠肿瘤。

（3）老年人的膳食中要有意识地多增加海带、紫菜等海生植物性食品，这对防止动脉硬化，减少脑溢血有一定作用。

（4）烹调加工要科学合理，注意要切碎煮烂，易于消化。少吃油炸、过黏、过油腻和过咸的食物。

（5）每天适量饮水，膳食中要供应汤菜，既利于消化又补充水分，但不宜过多饮水。

（6）吃饭定时定量，每餐不易过饱，尤忌暴饮暴食。如体重肥胖，要控制热量，合理节食。

（7）戒烟，酒，辛辣或其他刺激性食物应当戒用或少吃。

## 二、不同劳动强度人群的营养与膳食

人类在体力或脑力活动中，机体本身的差异（性别、年龄、体格、健康状况等）、从事工作的种类（工作性质、劳动强度、持续时间、工作日长短等）及外界环境条件（气象条件、噪声、振动、环境污染等）的变动，都会对机体产生影响，为了适应这些活动，机体常通过神经体液的调节来维持机体内的平衡与稳定。然而在这些调节过程中，机体的营养状况占有重要的地位，合理营养可保证良好的工作效率，能提高劳动能力和健康水平。

### （一）体力劳动者的营养特点

机体在参加劳动时，全身各器官系统的积极活动都要消耗能量。根据机体在劳动时对热量及各种营养素消耗特点，提出体力劳动者的合理营养。

首先应保证供给体力劳动者足够的热量，这部分热量应以富含碳水化合物及蛋白质的食物构成。机体在参加劳动时消耗热量较多，特别是从事重体力劳动时，由于氧供给不足致使碳水化合物的糖酵解（无氧分解）过程明显增强，使机体储存型的碳水化合物（血糖及肝糖原等）急剧下降，此时，则需依靠蛋白质的糖原异生作用来维持血糖。这种异生作用往往动用了体内储存型蛋白质，从而可使机体伴有蛋白质营养不良。

因此体力劳动者的膳食中应补充适量的碳水化合物及蛋白质，这对维持机体的正常活动是有重要意义的。特别是补充释放能量快的碳水化合物食品，如谷类等,以供机体对能量的急需。与此同时补充一定量的蛋白质。补充的这一部分蛋白质不仅可在体内提供一定量,还可以维持机体组织成分的稳定。目前认为以补充在体内转化率高的优质蛋白质为好,如植物性的大豆蛋白、动物性蛋白(以鱼肉、牛肉、兔肉等动物食物为宜),这类食物蛋白质含量高,而脂肪含量较低。通常情况下,蛋白质为机体提供的热量为 12%,碳水化合物为 60%~70%,脂肪以 17%~20% 为宜。当进行重体力劳动时,随着蛋白质和碳水化合物摄入量的适当提高(分别占总产量的 14% 和 75% 以上),这时脂肪的摄入量应适当降低,因为机体在进行重体力劳动时,碳水化合物的糖酵解过程明显增强,释放出乳酸使体液 pH 降低,减少了脂肪酸的消耗,致使机体脂肪积存,血糖降低。从事重体力劳动时,机体可因出汗或分解代谢上升引起无机盐、水溶性维生素等的损失,故膳食中应及时补充纳、钙、B 族维生素、维生素 C 等营养素。

### (二)脑力劳动者的营养特点

脑细胞的代谢很活跃,而脑组织中几乎没有能源物质,所以需要不断从血液中得到氧和葡萄糖来满足脑的需要。平时脑组织 90% 热能是由分解葡萄糖供应的,脑细胞中储存的糖原很少,只够几分钟使用,主要靠血液输送来的葡萄糖氧化供能,所以碳水化合物是脑力劳动者经济而方便的热源,应保证供给。

脂类物质是脑组织和神经组织极为重要的物质,特别是不饱和脂肪酸和磷脂,磷脂包括卵磷脂、脑磷脂和神经鞘磷脂等。其中卵磷脂和神经鞘磷脂都含有与记忆力有关的胆碱和不饱和脂肪酸,因此脑力劳动者要多食用含磷脂较多的蛋类食品。

人类的记忆、思维、语言和运动等各种能力均与脑组织的兴奋和抑制机制有密切的关系,而脑组织在代谢中需要大量的蛋白质来更新。实践证明,在膳食中优质蛋白质含量充足时,可使大脑皮质处于较好的生理功能状态;而当蛋白质营养不良时,则易疲劳,工作效率下降。所以从事脑力劳动和神经系统紧张工作的人员,在膳食中必须食有足够量的优质蛋白。大豆蛋白含赖氨酸多,对脑营养有特殊意义,同时蛋、奶、鱼类等动物性蛋白质生物学营养价值高,易于利用,应优先选择。碳水化合化物是脑组织可利用的唯一能源。

据检测,100g 脑组织每分钟需葡萄糖 5mg,成年人全脑每分钟需葡萄糖 70mg,一天需葡萄糖 110~130g。粮谷类的淀粉在肠道中水解需要一定时间,可以使血糖平稳上升,并不会达到极限高度,因而富含淀粉的食物是葡萄糖的最好来源。此外,为了保证有足够的葡萄糖向脑持续供给,还要尽量注意避免饥饿和过度疲劳。低分子糖如蔗糖进食过多,易造成脑缺氧,使人出现焦躁、烦闷等精神不安状态,并增加体内维生素 $B_1$ 和钙的消耗,而影响记忆。富含淀粉的食物主要有粮谷类和豆类、薯类等。

脑细胞的活动靠血液运送氧和葡萄糖来进行能量的补给,而能量代谢与维生素 $B_1$、维生素 $B_2$、尼克酸有密切关系。而维生素 C 的代谢,对紧张脑力劳动者要求也较强,所以他们在膳食中必须供给充足的 B 族维生素和维生素 C。用眼紧张的工作人员在较长的脑力劳动之后往往眼痛头晕,甚至会造成眼睑浮肿,因此,需要补充较多的维生素 A,而富含维生素 A 的食物是动物肝脏和蛋黄。对于脑力劳动者来说及时补充钙十分重要,要及时补充含钙丰富的食物,如虾皮、贝类、海带、豆类、新鲜蔬菜等。另外脑力劳动者也很需要微量元素铜、锌、碘等,因此脑力劳动者要多食用含微量元素铜、锌、碘等较多的动物内脏、蛋黄、水产品等食品。

# 第四节　科学配餐与食谱编制

食谱通常有两种含义:一种是如有关烹调书籍中介绍的泛指食物调配和烹调方法的汇总,如饭店与餐馆常用的菜单是一种特殊的食谱;另一种是指膳食调配计划,即根据不同人群或个体的营养需求编制的平衡膳食计划,包括每日主食和菜肴的名称与数量,并符合营养目标需要。

食谱的编制是一项重要而又比较复杂的工作,其理论基础涉及膳食参考摄入量、膳食指南、食物成分表、烹饪工艺理论等,在考虑口味、风味的可接受性基础上考虑不同人群的营养需要,如服务对象的年龄,性别、劳动强度、健康状况、经济条件、膳食习惯、食材品种特点等因素,合理配膳,满足进餐者的营养要求。常用菜单是制定营养食谱的预选内容,是营养食谱的基础。而营养食谱则是调配膳食的应用食谱。为完成膳食调配,需要先形成常用菜单。常用菜单是根据实际条件和营养要求制定出的供选用的各种饭菜,具有相对的集成性、稳定性、可行性、规范性与科学性。由于常用菜单是根据实际情况汇集筛选而成的,所以是制定营养食谱,选择饭菜的依据;同时,还应根据营养与口味要求,在主料、配料、调味品的搭配、用量及制作方法上更注重科学、合理与规范。

## 一、食谱的分类与编制方法

### (一)根据时间分类
根据时间的分类,可分为一餐食谱、一日食谱和一周食谱。

1.一餐食谱
由于各餐营养要求不同,一餐食谱一般有早餐食谱、午餐食谱、晚餐食谱,加餐时应充分考虑到各餐的营养需求,合理安排食物。

（1）早餐。

①早餐是金，一般来说一天工作的中心都安排在上午，早晨的第一餐是营养摄取最关键的一餐。早餐要安排一些营养丰富的食物，营养健康的早餐要有足够的碳水化合物、膳食纤维和优质蛋白质及含钙食物，包括粗粮谷物、蔬菜水果及蛋奶制品或豆制品。燕麦是谷物中膳食纤维和碳水化合物含量较高的食物原料，并且含有独特的水溶性膳食纤维。燕麦能像海绵一样吸收胆固醇并将其排出体外，减少胆固醇在大肠、小肠被吸收的机会，从而帮助降低血液中的胆固醇含量，减少心脏病的罹患概率。

②早餐食谱举例：面包、水煮鸡蛋、牛奶。

加餐：水果或酸奶。

（2）午餐。

①午餐膳食一方面补充上午体力与脑力劳动营养物质的消耗，同时也为下午的工作补足各类营养。午餐要求荤素搭配，经常变换菜色，口味不宜太油腻，以免影响下午的工作。午餐膳食由淀粉类食物、优质蛋白质食物、膳食纤维丰富食物组成，根据劳动强度的不同适量安排不同口味、不同食材制作的汤类。

②午餐食谱举例：米饭、红烧鸡块、清炒莜麦菜、西红柿鸡蛋汤。

加餐：水果类或小点心。

（3）晚餐。

①尽管劳累一天，但晚餐后体力与脑力劳动强度降低，为了不积累更多的能量，一般晚餐安排以低热能、口味清淡、易消化的食物为主，适当选择碳水化合物的食物，控制蛋白质、脂肪食物，增加新鲜蔬菜与水果的摄入量。

②晚餐食谱举例：烙饼、拌三丝、肉丝炒豇豆、二米粥。

2.一日食谱

一日食谱包括早、中、晚三餐食谱，首先应该根据平衡膳食的方法和要求，把每一个人一天所需要的各种营养素，如蛋白质、脂肪、碳水化合物、维生素、矿物质的量计算出来，再根据主副食的不同需要，编制出一日三餐菜饭的名称、数量。其次在安排主食食谱时，可根据每人的需要量，营养搭配，即主食中不足的营养，要从副食中补齐。

（1）主副食品种和数量的确定。

①主食原料的选用必须参照就餐人员的进食量确定。如进餐人员一人一天需要的平均能量供给量为2400 kcal，按粮食供给量占一天总热能的55%~65%计算，则粮食提供的热能为1320~1560 kcal，即需要粮食377~445g。确定每日平均粮食用量后，应在三餐中进行合理分配，与三餐的能量分配保持一致，早餐占30%，午餐占40%，晚餐占30%。如果每人全日粮食的使用量为420g，则三餐粮食用量分别

为 126g、168g、126g。为了充分发挥蛋白质的互补作用,主食应提倡食粮混食,膳食中兼用一部分粗粮及杂豆,补充精米精面所缺乏的维生素、无机盐及膳食纤维。

②在副食的安排上,应在确定主食用量的基础上再确定副食的数量及品种。如某人一天热能需要量为 2400 kcal,按照蛋白质提供热能占总热能的 15% 计算,蛋白质每日需要量应为 84g,根据进餐人员的营养需要通过动物性食物、大豆及豆制品、蔬菜水果粮食等满足人体对蛋白质的需要。

(2)一日食谱编制举例。

某男性,29 岁,轻体力活动,正常体重,身体健康,三大营养素供能比分别为蛋白质 15%,脂肪 25%,碳水化合物 60%;全天能量的餐次分配比例分别为早餐 30%,午餐 40%,晚餐 30%。按计算法制定一日食谱。

①确定用餐对象全日能量供给量。

根据用餐对象年龄、性别、劳动强度,通过"中国居民膳食营养素参考摄入量表",查表确定用餐对象全日能量供给量。

查表可知该男性每日所需总能量为 2400kcal。

②计算三大营养素每日应提供的能量。

三大营养素应提供的能量分别为:

蛋白质:2400kcal×15% = 360kcal

脂肪:2400kcal×25% = 600kcal

碳水化合物:2400kcal×60% = 1440kcal

③计算三大营养素每日需要量。

蛋白质:360kcal÷4kcal/g = 90g

脂肪:600kcal÷9kcal/g = 67g

碳水化合物:1440kcal÷4kcal/g = 360g

④计算三大营养素的三餐分配量。

a.早餐(30%):

蛋白质:90g×30% = 27g

脂肪:67g×30% = 20g

碳水化合物:360g×30% = 108g

b.午餐(40%):

蛋白质:90g×40% = 36g

脂肪:67g×40% = 27g

碳水化合物:360g×40% = 144g

c.晚餐(30%):

蛋白质:90g×30% = 27g

脂肪:67g×30% = 20g

碳水化合物:360g×30% = 108g

⑤确定主食和副食品种。

早餐主食:面包。

早餐副食:牛奶、鸡蛋。

午餐主食:米饭。

午餐副食:草鱼、香芹、豆干。

晚餐主食:米饭。

晚餐副食:瘦猪肉、辣椒、白菜。

⑥确定主食和副食数量。

a.早餐主副食品数量的确定:

早餐需要摄入碳水化合物的量为108g。

面包为主食,原料为面粉,查表可知每100g面包含蛋白质8.30g、脂肪5.10g、碳水化合物58.10g。

面包需要量为:108g÷58.1% = 185g

面包供给的蛋白质为:185g×8.3% = 15.3g

早餐供应1个重量为50g的鸡蛋。

鸡蛋供给的蛋白质:50g×12.8% = 6.4g

其余的蛋白质由牛奶提供。

牛奶的需要量:(27g-15.3g-6.4g)÷3.1% = 171g

b.午餐主副食品数量的确定:

午餐需要摄入碳水化合物的量为144g,米饭为主食,原料为大米。

查表计算可知米饭的需要量为144g÷25.6% = 563g。

大米的需要量:144g÷77.2% = 187g

米饭供给的蛋白质:563g×2.5% = 14g

副食为草鱼、香芹、豆干,只需计算草鱼和豆干,假如二者提供的蛋白质各占一半,则草鱼和豆干提供的蛋白质均为(36g-14g)÷2 = 11g。

草鱼需要量:11g÷58%÷16.6% = 114g

豆干需要量:11g÷16.2% = 68g

c.晚餐主副食品数量的确定:

晚餐需要摄入碳水化合物的量为108g,米饭为主食,原料为大米,查表计算可知米饭的需要量为108g÷25.6% = 422g。

大米的需要量:108g÷77.2% = 140g

米饭供给的蛋白质:422g×2.5% = 10.5g

副食为瘦猪肉、辣椒、白菜,

只需计算瘦猪肉,瘦猪肉需要量为(27g-10.5g)÷20%=83g。

最后确定蔬菜的量,设定香芹为100g,白菜200g,辣椒100g。

全日的脂肪需要量为67g,脂肪来源于食物中的脂肪和烹调用油。

食物中的脂肪含量如下:

面包提供的脂肪:185g×5.1%=9.4g

米饭提供的脂肪:(563g+422g)×0.2%=2g

牛奶提供的脂肪:171g×3.7%=6.32g

鸡蛋提供的脂肪:50g×11.1%=5.6g

草鱼提供的脂肪:114g×5.2%=5.9g

豆干提供的脂肪:68g×3.6%=2.4g

瘦猪肉提供的脂肪:83g×6.2%=5.1g

烹调用油的量:67g-(9.4g+2g+13g+5.6g+5.9g+2.4g+5.1g)=23.6g

⑦初步确定食谱。

一日食谱举例见表3-9。

表3-9　一日食谱

| 餐次 | 食谱 | 用料 | 食物质量(g) |
| --- | --- | --- | --- |
| 早餐 | 面包<br>牛奶<br>鸡蛋 | 面粉<br>鲜牛奶<br>鲜鸡蛋 | 185<br>171<br>50 |
| 午餐 | 米饭<br>香芹炒豆干<br>清蒸草鱼 | 大米<br>香芹<br>豆干<br>草鱼 | 187<br>100<br>68<br>114 |
| 晚餐 | 米饭<br>辣椒炒肉<br>清炒白菜 | 大米<br>辣椒<br>瘦猪肉<br>大白菜 | 140<br>100<br>83<br>200 |

⑧食谱能量和营养素的复核计算进行食谱调整。

经计算该食谱中所含的能量及三大营养素与其目标值比较,均在100±10%范围内。复核计算结果对食物中品种数量进行调整,该食谱基本符合要求。

**3.一周食谱(1~5 或 1~7 天)**

根据进餐对象不同的营养需求,科学选择食物原料,进行合理搭配,要求一周食谱编制选料多样,荤素搭配合理,烹调技法和调味方法丰富,以达到平衡膳食的要求。

中学生一周食谱举例见表 3-10。

**表 3-10 中学生一周食谱**

| 星期<br>餐次 | 一 | 二 | 三 | 四 | 五 |
|---|---|---|---|---|---|
| 早餐 | 花卷<br>鸡蛋羹<br>虾皮馄饨 | 豆沙包<br>五香茶蛋<br>紫菜虾皮汤 | 糖包<br>咸鸭蛋<br>小米粥 | 烧饼<br>豆腐脑<br>五香茶蛋 | 油条<br>凉拌芹菜<br>豆浆 |
| 加餐 | 酸奶<br>甜点 | 牛奶<br>咸点 | 酸奶<br>甜点 | 水果<br>咸点 | 饮料<br>甜点 |
| 午餐 | 绿豆大米饭<br>烧猪肝<br>尖椒土豆丝<br>西红柿鸡蛋汤 | 米饭<br>干炸鱼排<br>海米冬瓜<br>鱼丸汤 | 猪肉大葱包子<br>尖椒炒仔鸡<br>清炒菜心<br>莲藕排骨汤 | 米饭<br>土豆炖牛肉<br>蒜苗豆干<br>鲫鱼豆腐汤 | 饺子<br>红烧狮子头<br>蒜蓉西蓝花<br>酸辣汤 |
| 加餐 | 水果<br>咸点 | 水果<br>饮料 | 酸奶<br>水果 | 饮料<br>甜点 | 水果 |
| 晚餐 | 玉米面馒头<br>菜花炒肉<br>香菇油菜<br>西湖牛肉羹 | 西红柿打卤面<br>韭菜炒鸡蛋<br>熘肉片<br>西红柿汤 | 炒饼<br>小炒肉<br>烧二冬<br>麦仁汤 | 荞麦馒头<br>木须肉<br>清炒油麦菜<br>绿豆汤 | 馒头<br>虾皮奶白菜<br>熘肉片<br>海带排骨汤 |

**(二)根据就餐对象的群体分类**

根据就餐对象的群体分为一般食谱和特殊食谱(慢性病人食谱、宴会食谱、带量食谱等)

编制一般人群食谱可根据就餐者的性别、年龄、工作性质、劳动强度及所处的环境条件等不同的膳食要求选择食材,合理搭配,满足食物多样性和比例适当。编制特殊食谱一定要考虑进餐对象特殊的营养要求,科学选材,合理搭配。设计早中晚餐,加餐时应考虑到特殊人群营养需要,食物的养生与治疗作用,充分发挥食材的食养功能,合理选择与搭配食材,科学安排各餐。如设计高血压人群食谱时应以清脂、降脂食材为主,适当选择含钾丰富的食材,控制胆固醇含量丰富的食材,避免咸、酱菜类的食用。糖尿病患者应保证主食的摄入,选择的主食原料以支链淀粉丰富的米类、杂粮类、块茎类为主,优质蛋白质食物原料以畜禽肉、蛋奶、鱼虾为主,豆类食物为辅,控制脂肪和胆固醇的摄入,保证新鲜蔬菜、水果的摄入。婴幼儿食谱应考虑到其生理特点,保证每餐优质蛋白质食物的摄入,充分考虑时令蔬菜、水果的营养性,注意粗细粮搭配,充分发挥食物营养素的互补作用,提高混合食物的营养价值。

1.慢性病患者食谱编制

高血压老人一周食谱举例见表3-11。

表3-11 高血压老人一周食谱(特殊)人群

| 星期<br>餐次 | 一 | 二 | 三 | 四 | 五 |
|---|---|---|---|---|---|
| 早餐 | 牛奶、面包<br>煮鸡蛋<br>香干油菜 | 牛奶、馒头<br>香肠青菜<br>圣女果 | 酸奶、水波蛋<br>豆沙面包<br>果味黄瓜 | 二米粥、馒头<br>拌三丝<br>鸡蛋羹 | 麻酱烧饼<br>豆腐脑<br>炝莴笋丝 |
| 加餐 | 苹果 | 香蕉 | 橘子 | 梨 | 葡萄 |
| 午餐 | 米饭、花卷<br>炒三片<br>黄焖鸡翅<br>番茄鸡蛋汤 | 米饭、枣窝头<br>三色冬瓜<br>红烩牛肉<br>海带豆腐汤 | 米饭、发糕<br>红烧鲤鱼<br>素焖扁豆<br>余小丸子<br>白菜汤 | 二米饭<br>酱烧茄子<br>清蒸狮子头<br>菠菜豆腐汤 | 红豆饭、贴饼子<br>红烧鸭块<br>蛋炒黄瓜<br>小白菜汤 |
| 加餐 | 荔枝 | 西瓜 | 山楂 | 杞果 | 苹果 |
| 晚餐 | 包子<br>玉米面粥<br>香干芹菜<br>胡萝卜丝 | 发面饼<br>木须肉<br>面片汤<br>炝黄瓜 | 贴饼子<br>绿豆粥<br>肉丝芹菜<br>酸熘洋白菜 | 萝卜馅菜团子<br>小米粥<br>炒南瓜 | 芹菜馅包子<br>八宝粥<br>拌三丝 |
| 加餐 | 菠萝 | 荸荠 | 橘子 | 荸荠 | 酸梅 |

2.宴会食谱的编制

宴会是宾馆、饭店、饭庄酒楼等经常性的业务性工作,宴会的就餐标准不同,则宴会的菜单编制方法不同。

（1）宴会的分类。

宴会的种类有便宴、家庭宴会、婚宴、生日宴会、酒会、冷餐会、高档宴会等。

①一般来说便宴是朋友小聚、社交活动、商务活动中的一种聚餐形式，就餐标准不高，菜肴比较丰富，注重主食与小吃的安排，可能存在脂肪、蛋白质偏高，膳食纤维偏少的问题。

②家庭宴会是以家庭成员为主的宴会，由于主题不同菜点安排上要突出特色，一般可分为节日家宴、团圆家宴、老人寿宴、百日宴等，营养特征可能存在能量过高、动物性食物偏多等问题。

③酒会是以社交为目的的宴会，一般安排各种冷菜、小点为主，重视菜点颜色搭配，可能存在酸碱性食物不平衡、蛋白质偏多、能量偏高等问题。

④高档宴会一般安排较多的高档海味类菜肴和高档工艺菜肴，豪华、隆重，可能存在能量偏高，脂肪、蛋白质含量丰富食物偏多、膳食纤维略少的问题。

（2）宴会菜单编制的要求。

①用料要广泛，色彩要丰富。

②烹调方法多样、口味丰富。

③保证酸碱平衡，各类营养素比例适合。

④主食菜品兼顾，力争做到糖、蛋白质、脂肪符合进餐人员需要。

（3）宴会食谱的编制方法。

通常的宴会食谱菜点品种偏多，能量超标，酸碱不平衡，沿袭多年的习惯设计有些菜单已成定式，已严重影响到进餐者的身体健康。作为餐饮工作人员应了解各种食物的营养特点及性味功能，能针对进餐人员的特点在不同季节运用营养配餐知识科学设计宴会食谱，对人体进行食补配膳。

①要了解参加宴会的人数及其性别、年龄和工作性质，根据参加人员的基本情况计算出能量供给量，根据就餐标准制定出主副食谱。

②依据宴会时间、参加宴会人员构成等因素进行准确的计算。

③对宴会食谱进行与营养分析与调整，根据分析结果，调整食谱，符合膳食平衡要求。

（4）宴会食谱举例。

**10 人量便宴菜单：**

| | | |
|---|---|---|
| 冷菜：五香牛肉 | 姜汁菠菜 | 葱油鱼条 |
| 　　麻辣肚丝 | 糖醋菜卷 | 蒜蓉菜薹 |
| 热菜：清蒸鲈鱼 | 银芽鸡丝 | 虫草鸭子 |
| 　　麻婆豆腐 | 青笋虾仁 | 烧二冬 |
| 　　盐煎肉 | 清炒西蓝花 | |

汤菜:三鲜汤

主食:米饭　　　　奶黄包　　　　担担面

## 二、编制食谱基本原则

编制食谱首先要保证营养充足和平衡,提供符合营养要求的平衡膳食。碳水化合物、蛋白质、脂肪是膳食中能量的主要来源,在营养功能方面不能互相取代,所以在编制食谱时应保证三种产能物质符合比例要求,满足人体营养需要。

在确定主食的供给量基础上确定副食的数量及品种,注意大米与面粉、细粮与粗杂粮、谷类与薯类的搭配,副食应注意选料广泛,荤素搭配。全天主副食品种应分别达到 5 大类,至少 18 种以上(3 种以上粮食类食物,3 种以上动物性食物,6 种以上蔬菜,两种以上水果,两种以上豆及其制品,两种植物油脂)。一周选用食材应搭配科学、合理。在设计食谱时,要根据食材的不同性质确定口味和制作方法,应保证食物制作的烹调方法丰富,口味多样。高血压人群确定副食应控制原料中脂肪和胆固醇的含量,糖尿病患者一周食谱中主食及水果的设计应考虑食材的血糖指数等。要注意饮食习惯和适口性、安全卫生等;注重烹调方法,主食粗细巧安排,菜肴品种丰富,色、香、味、形、质俱佳。

## 三、营养分析与食谱调整

根据我国膳食指导方针,结合特殊人群的膳食营养要求,在膳食调配中应遵循营养平衡、饭菜适口、食物多样、经济合理等原则。餐饮工作者能够对食谱进行营养分析,对食谱中存在的不足进行调整,对食谱制作的依据能做出文字说明。

下面记录了某电脑工程师(男)一日食谱 ,提出你的看法,并作出具体修改。

早餐:一袋牛奶 250g、茶叶蛋 60g。

午餐:米饭 60g、红烧鲫鱼 150g、鱼香肉丝 100g、油爆肚仁 100g、椰汁 200g。

晚餐:咖啡 250ml、蛋黄派 200g。

营养分析与调整:

通过对电脑工程师的一日食谱进行分析发现存在以下问题。

(1)三餐热能分配存在问题,午餐热能较多,超出极轻体力劳动者对热能需要量。

(2)各餐选择的食物原料所含营养素不能满足人体早、中、晚三餐的营养要求,如早餐缺乏淀粉类食物;午餐缺乏膳食纤维丰富食物,如蔬菜,动物性食物占有比例较大;晚餐食物热能含量较大且食物不易被人体消化吸收。

电脑工程师属极轻体力劳动,以脑力劳动为主,配餐原则应控制能量的供给量,多选富含不饱和脂肪酸、具有健脑功能的食物,如坚果类食物松子、葵花子、核桃等,鱼及水产品,注重膳食纤维丰富食物,如新鲜的蔬菜水果等,防止由于体力消耗少引起的肥胖。

经修改后的食谱如下:

早餐:全麦面包、一袋牛奶250g、茶叶蛋50g、凉拌小菜。

午餐:米饭60g、鱼香肉丝100g、清炒莜麦菜、西红柿鸡蛋汤。

晚餐:素包子、小米粥、桃仁西芹。

# 本章小结

中国居民膳食指南,包括合理营养与平衡膳食、我国居民的膳食结构特点、中国居民膳食指南、平衡膳食宝塔的应用。

特定人群的营养与膳食,包括婴幼儿与学龄前儿童、学龄儿童与青少年、老年人、孕妇、乳母的营养与膳食。

营养与健康,包括能量和蛋白质缺乏症,与疾病相关的肥胖症、高血压、高脂血症、糖尿病等疾病的饮食调控原则。

营养食谱的编制的基本原则、方法、科学地进行食物的选择;食物要合理搭配,科学烹调,烹调不当会造成营养素的损失。

## 练习题

一、填空题

1.膳食营养素参考摄入量包括四个营养水平指标,它们是_____、_____、_____和_____。

2.社会营养监测指标包括监测地_____和_____两方面的资料与指标。

3.饱和脂肪酸、不饱和脂肪酸、单饱和脂肪酸的比值为_____。

4.为确保婴儿发育的需要与预防佝偻病的发生,婴儿应在出生1个月后,在哺乳的同时,补充安全量的维生素_____及_____。

5.中国居民平衡膳食宝塔共分为_____层,其中最顶层是_____。

6._____是婴儿唯一理想的均衡食物,而且是独具免疫力的物质,有利于婴儿的正常生长发育。

7._____和_____是保持健康体重的两个主要因素。

8.膳食中的供能物质碳水化合物、脂肪和蛋白质所提供能量的比例要适宜,比例应分别为:碳水化合物_____,脂肪_____,蛋白质_____。

9.食品营养素可因烹调方法不当而受到一定损失,主要是通过_____和_____两个途径而损失的。

10.营养配餐,包括_____、_____;食物要合理烹调,烹调不当会造成营养素的损失。

二、单项选择题

1.早餐提供的能量应占全天总能量的(　　　)。

A.20%~25%　　　　B.25%~30%　　　　C.30%~35%　　　　D.30%~40%

2.婴儿首先添加的辅食应该是(　　　)。

A.蛋黄　　　　　　B.鱼类　　　　　　C.淀粉类　　　　　D.蔬菜

3.我国第一部《中国居民膳食指南》制定的时间是(　　　)。

A.1949 年　　　　　B.1962 年　　　　　C.1989 年　　　　　D.1997 年

4.根据"平衡膳食宝塔"同类互换原则,以下可用于替换馒头的食物是(　　　)。

A.黄豆　　　　　　B.瘦猪肉　　　　　C.菠菜　　　　　　D.面包

5.想吃就吃,少食多餐是(　　　)的膳食要点。

A.孕早期　　　　　B.孕中期　　　　　C.孕末期　　　　　D.哺乳期

6.摄入量(RNI)是根据某一特定人群中体重(　　　)个体的需要而设定的。

A.超重的　　　　　　　　　　　B.较轻的

C.在正常范围内　　　　　　　　D.肥胖的

7.对于一般孕妇而言,整个妊娠期母体体重约增加(　　　)kg。

A.8~10　　　　　　B.11~12.5　　　　C.13~16　　　　　D.10~20

8.中国营养学会推荐妊娠蛋白质增加量是:早期(　　　)g/d,中期(　　　)g/d,晚期(　　　)g/d。

A.5,15,20　　　　　　　　　　B.10,15,25

C.5,20,25　　　　　　　　　　D.20,25,30

9.婴儿出生到 1 周岁,体重增加迅速。1 周岁时将增加至出生时的 3 倍,出生到 1 周岁称为(　　　)期。

A.新生儿　　　　　B.婴儿　　　　　　C.婴幼儿　　　　　D.乳儿

10.在中国,成人 BMI(　　　)时即可判定是肥胖。

A.≥18.5　　　　　B.≥24　　　　　　C.≥25　　　　　　D.≥27

11.膳食平衡理论的核心是(　　　)。

A.酸碱平衡　　　　B.钙磷平衡　　　　C.杂与精平衡　　　D.铁锌平衡

12.治疗营养性肥胖的首选疗法是(　　　)。

A.控制饮食　　　　　　　　　　B.手术疗法

C.控制饮食加运动疗法　　　　　D.药物治疗

13.为预防胎儿神经管畸形,孕期应补充叶酸的开始时间是(　　)。

　　A.孕前开始　　　　　B.孕后1个月　　　C.孕后2个月　　　D.孕后3个月

14.中国营养学会2000年修订的DRIS中建议孕中期到孕后期每日增加能量摄入量(　　)。

　　A.150kcal(0.63MJ)　　　　　　　　　　B.200kcal(0.84MJ)

　　C.250kcal(1.05MJ)　　　　　　　　　　D.350kcal(1.46MJ)

15.UL是(　　)的水平。

　　A.日常摄取高限　　B.建议摄入　　　C.低于RNI　　　D.低于AI

三、多项选择题

1.在各种营养素中,妊娠期间(　　)增加的值较高。

　　A.蛋白质、钙、维生素D　　　　　　　B.叶酸、铁、维生素$B_1$

　　C.叶酸、铁、维生素C　　　　　　　　D.能量、叶酸、铁

2.妊娠期营养不良将导致母体(　　)。

　　A.营养不良性水肿　　　　　　　　　　B.骨质软化症

　　C.营养性缺硒　　　　　　　　　　　　D.营养性贫血

3.关于乳母期的营养需要,正确的叙述为(　　)。

　　A.乳母每日膳食能量摄入量应在非孕妇女基础上增加500kcal

　　B.乳母蛋白质的推荐摄入量较一般成年妇女每日应增加20g

　　C.乳母蛋白质的推荐摄入量较一般成年妇女每日应增加40g

　　D.乳母膳食钙的摄入量为每日800mg

4.饮食行为是指人们受有关(　　)支配的摄食活动。

　　A.经济　　　　　　　　　　　　　　　B.生理需要

　　C.食物和健康观念　　　　　　　　　　D.睡眠

5.下列属于《中国居民膳食指南》内容的有(　　)。

　　A.多吃蔬菜、水果和薯类　　　　　　　B.吃清淡少盐的膳食

　　C.饮酒应限量　　　　　　　　　　　　D.经常服用钙剂,防止骨质疏松

　　E.吃清洁卫生、不变质的食物

6.机体蛋白质—能量缺乏可根据(　　)进行判定。

　　A.身高和体重　　　B.BMI　　　　　　C.维生素摄入量　　D.皮褶厚度

7.餐前体重对于糖尿病患者具有重要的意义,因此(　　)。

　　A.可以根据标准体重,计算糖尿病患者和热量需求,便于安排食谱

　　B.标准体重可以作为治疗效果的评价指标之一

　　C.可以根据标准体重计算胰岛素等药物的用量

　　D.标准体重可以预测患糖尿病的概率

8.婴幼儿常见的营养缺乏病是(　　)。

A.佝偻病　　　　　　　　　　　B.蛋白质—热能营养不良

C.脚气病　　　　　　　　　　　D.缺铁性贫血

9.引发癌症发展的重要原因是(　　)。

A.低能量膳食　　B.高能量膳食　　C.高盐膳食　　D.少盐膳食

E.大量饮酒

10.安排高血压病人饮食,正确的做法是(　　)。

A.限制食盐,适当补钾　　　　　B.限制热量

C.限制钙的摄入　　　　　　　　D.限酒

E.限制精制糖的摄入

四、名词解释

1.合理营养

2.肥胖

3.单纯性肥胖

4.病理性肥胖

5.高血压

6.糖尿病

7.平衡膳食

8.膳食制度

9.食谱

五、简答题

1.简述膳食指南的定义及内容。

2.我国一直提倡母乳喂养,它有何优点?

3.简述婴儿添加辅食的时间和理由。

4.简述骨质疏松的主要预防措施。

5.简述糖尿病的营养治疗原则。

6.简述肥胖的治疗原则及方法。

7.学龄前儿童存在的主要营养问题是什么?

8.青少年的膳食原则是什么?

9.老年人的膳食原则是什么?

10.编制食谱的原则有哪些?

六、论述题

1.程某,26 岁,身高 160cm。怀孕之前体重为 77kg,整个孕期体重增长了 15kg,请参考表 3-12 分析程女士在整个孕期体重增加可能出现的问题,并指出体重增加

对孕妇本身和新生儿将产生的影响,如何控制孕期体重的合理增长?

表 3-12　孕前 BMI 推荐的孕期体重增长范围

| 孕前体重/身高类别 | 孕期体重增长值(kg) |
| --- | --- |
| 低(BMI<19.8) | 12.5~18.0 |
| 正常(BMI 19.8~26.0) | 11.5~16.0 |
| 高(BMI 26.0~29.0) | 7.5~11.5 |
| 肥胖(BMI>29.0) | 6.0~6.8 |

2.男性婴儿,5 月龄。身长和体重均在正常范围内,但母亲感觉孩子最近生长速度不如以前,来门诊咨询。婴儿为足月顺产,一直进行母乳喂养至今,间断添加过菜水和果汁。请回答下列问题:

(1)该婴儿喂养过程中存在什么问题?

(2)辅食添加的最佳时间?

(3)添加辅食应该注意哪些原则?

七、应用题

1.为一名中学生编制一周营养午餐食谱。

2.为一位男性糖尿病人编制一周营养食谱。

3.作为一名酒店服务人员,根据所学知识,为 10 名老年人编制一份一周营养食谱。

# 第四章　食品营养与人体健康

### 本章概览

了解人体健康的标准,掌握健康与亚健康的概念及保证人体健康的要素。掌握保健食品的概念、保健食品的基本要求以及功效成分。

### 案例导入

1.一个月瘦七斤的减肥菜单

早餐:以番茄代替平时的早餐,或喝2~3杯番茄汁。

午餐:先吃一个番茄,然后吃两片全麦面包、番茄汁或者综合蔬菜汁。

晚餐(每晚8点之前吃):先吃一个番茄,然后吃些水煮蔬菜、凉拌豆腐、综合蔬菜汁(包括番茄、芹菜和少量柠檬)。

2.西红柿炒虾仁

原料:

新鲜虾仁、青豆、西红柿、葱末、姜末。

制作方法:

(1)西红柿洗净切成丁。

(2)新鲜虾仁、青豆略烫一下,捞起备用。

(3)炒锅烧热,加入葱姜末,加入西红柿和虾仁、青豆,大火快炒,出锅。

营养:

虾肉中含有丰富的镁,能很好地保护心血管系统,减少血液中胆固醇的含量,防止动脉硬化和各种肥胖疾病。虾仁和西红柿同食,可以养血减肥,益气补肾,是减肥餐的非常重要的菜品。

分析这个菜肴是否健康? 健康的标准是什么?

# 第一节　人体健康概述

## 一、健康的定义

世界卫生组织（WHO）对健康的定义是：健康不只是没有疾病，而且包括躯体健康、心理健康、社会适应良好和道德健康。

健康是人类生存和发展的第一个前提，也是每个人最宝贵的财富。营养学的主要任务就是通过合理膳食保持和增进健康、预防疾病。

### （一）世界卫生组织提出的人体健康的10条标准

（1）精力充沛，能从容不迫地担负日常繁重的工作。

（2）处世乐观，态度积极，乐于承担责任，事无巨细不挑剔。

（3）善于休息，睡眠良好。

（4）应变能力强，能适应环境的各种变化。

（5）能抵抗一般的感冒和传染病。

（6）体重适中，身体匀称，站立时头、肩、臀位置协调。

（7）眼睛明亮，反应敏捷，眼和眼睑不发炎。

（8）牙齿清洁，不疼痛，齿龈颜色正常，无出血现象。

（9）头发有光泽，无头屑。

（10）肌肉丰满，皮肤有弹性。

### （二）世界卫生组织制定的身心健康标准

世界卫生组织对现代人的身体健康制定了新的标准，它包括躯体和心理的健康状态。

1.身体健康可用"五快"来衡量

（1）吃得快：进食时有良好的胃口，不挑剔食物，能正常速度吃完一餐饭，说明内脏功能正常。

（2）走得快：行走自如，活动灵敏，说明精力充沛，身体状况良好。

（3）说得快：语言表达正确，说话流利，表示头脑敏捷、心肺功能正常。

（4）睡得快：有睡意，上床后能很快入睡，且睡得好；醒后精神饱满，头脑清醒，说明中枢神经系统兴奋，抑制功能协调，且内脏无病理信息干扰。

（5）便得快：一旦有便意，能很快排泄完大小便，且感觉良好，说明胃、肠肾功能良好。

2.心理健康可用"三良好"来衡量

（1）良好的个性：情绪稳定，性情温和，意志坚强，感情丰富，胸怀坦荡，豁达乐观。

（2）良好的处世能力：洞察问题客观现实，具有较好的自控能力，能适应复杂的社会环境。

（3）良好的人际关系：助人为乐，与人为善，与他人的关系良好。

身心的健康确实是一个整体的健康工程，人体健康最佳状态为第一状态，致病因素引起的疾病症状为第二状态。

## 二、亚健康

亚健康即指非病非健康状态，这是一类次等健康状态，是介于健康与疾病之间的状态，故又有"次健康""第三状态""中间状态""游移状态""灰色状态"等称谓。

### （一）亚健康状态的表现

亚健康状态是近年来医学界提出的新概念，因其具有广泛的社会性和特有的时代性，被称为"世纪病"。一般指介于健康和疾病之间的一种生理功能低下的状态。通俗地讲，亚健康状态是指在医院检查化验不出毛病，又自我感觉身体不舒服的情况。亚健康状态是一种动态的变化状态，有可能发展成为第二状态，即生病，也可通过治疗恢复到第一状态，即健康。

亚健康状态是人体处于健康和疾病之间的一种状态。处于亚健康状态的患者不能达到健康的标准，表现为一定时间的活力下降、功能和适应能力减退的症状。处于亚健康状态的人，如果及时进行疏导，会走出亚健康阴影；如果任其发展，则会转成疾病。亚健康高危人群中，糖尿病、高血压、肿瘤又是高危中的高危，如果不及时干预，会威胁人的生命，导致40岁就早亡的局面。

### （二）亚健康状态类型

（1）身体成长亚健康：学生营养过剩和营养失衡同时存在，体质较弱。

（2）心理素质亚健康：来自家庭、学校的压力，引发了青少年的逆反心理、反复心理、自卑心理、厌学心理等，抗挫折能力较差。

（3）情感亚健康：本应关心社会，对生活充满热情，但实际上他们对很多事情都很冷漠，使自己的"心理领空"越来越狭小。

（4）思想亚健康：思想表面化，脆弱、不坚定，容易接受外界刺激并改变自我。

（5）行为亚健康：表现为行为上的程式化，时间长了容易产生行为上的偏激。

1.心理亚健康状态表现

（1）记忆力下降，注意力不集中：在日常生活中、工作中，老是忘记很多事情；

在学习工作时,容易走神,无法集中精力。这些都是心理亚健康的一种表现,它在提醒你,你的状态已经处于一种亚健康的状态,要注意调整。

(2)思维缓慢,反应迟钝:想问题时有些困难,与人交流时,脑海中偶尔"短路",大脑的反应变慢,与人交谈时,总会慢上半拍,这说明你是处于亚健康的状态了。

(3)长时间的不良情绪:我们每一个人都会出现不良情绪,一般来说都能自我调整,但是如果不良情绪持续的时间比较长,无法自我调整,那么这时就需要注意了,如果不及时注意心理保健,有可能就会恶化,出现抑郁症,焦虑症等心理疾病。

(4)不自信:如果你发现最近越来越不自信,总是对未来充满忧虑,喜欢独处,回避社会,这也是心理亚健康的一种状态。

2.人体亚健康状态表现

(1)心病不安,惊悸少眠:主要表现为心慌气短,胸闷憋气,心烦意乱,惶惶不可终日,夜寐不安,多梦。

(2)盗汗,经常感冒:经常盗汗、出虚汗,稍不注意就感冒,怕冷。

(3)舌赤苔厚,口苦便燥:舌尖发红,舌苔厚腻,口苦、咽干,大便干燥,小便短赤等。

(4)面色有滞,目围灰暗:面色无华,憔悴;双目周围特别是眼下灰暗发青。

(5)四肢发胀,眼皮肿胀:有些中老年妇女,晨起或劳累后足踝及小腿肿胀,下眼皮肿胀、下垂。

(6)指甲甲象:中医认为,人体躯干四肢、脏腑经络、气血体能信息层叠融会在指甲成像,称为甲象。如指甲卷如葱管,枯似鱼鳞,曲似鹰爪,塌同瘪螺,月痕不齐,峰突凹残,甲面白点等,均为甲象异常,病位或在脏腑,或累及经络。

(7)潮前胸胀,乳生结节:妇女在月经到来前两三天,四肢发胀、胸部胀满、胸胁串痛,妇科检查,乳房常有硬结,应给予特别重视。

(8)口吐黏物,呃逆胀满:常胸腹胀满,大便黏滞不畅,肛门有湿热之感,食生冷干硬食物常感胃部不适,口中黏滞不爽,吐之为快。重时,晨起非吐不可,进行性加重。此时,应及时检查是否胃部、食道有占位性病变。

(9)体温异常,倦怠无力:下午体温常常 37℃~38℃,手心热,口干,全身倦怠无力,应到医院检查是否有结核等。

(10)视力模糊,头涨头疼:平时视力正常,突感视力下降(非眼镜度数不适),且伴有目胀、头疼症状,此时千万不可大意,应及时到医院检查是否有颅内占位性病变。

**(三)亚健康的治疗和预防**

(1)保证合理的膳食和均衡的营养。其中,维生素和矿物质是人体所必需的营养素;人体不能合成维生素和矿物质,而维生素 C、B 族维生素和铁等对人体尤为重要,因此每天应适当地补充多维元素片。

（2）调整心理状态并保持积极、乐观情绪。

（3）及时调整生活规律,劳逸结合,保证充足睡眠。

（4）增加户外体育锻炼活动,每天保证一定运动量。

现代医学研究的结果表明,造成亚健康的原因是多方面的,例如过度疲劳,造成的精力体力透支;人的自然衰老;心脑血管病及其他慢性病的前期、恢复期和手术后康复期出现的种种不适;现代身心疾病;人体生物周期中的低潮期;膳食结构不合理,嗜烟、酗酒等。其中饮食不合理是最常见的原因,如有些人仍以传统饮食习惯为主,即摄入低蛋白、高热量食物;许多人不重视早餐,甚至不吃早餐,机体经常处于饥饿状态,致使大脑供氧不足,影响肾上腺素、生长激素、甲状腺素等内分泌激素的正常分泌,严重者可产生情绪抑郁、心慌乏力、视物模糊、低血糖、昏厥等症状。还有一些人由于长期的偏食嗜好而导致亚健康状态。

## 三、人体健康的要素

### （一）危害健康的因素

危害健康的因素是指机体内外存在的使疾病发生和死亡概率增加的诱发因素,包括个人特征、环境因素、生理参数、症状或亚疾病状态等。个人特征包括不良的行为（如吸烟、酗酒、运动不足、膳食不平衡、吸毒、迷信、破坏生物节律等）、疾病家史、职业等;环境因素包括暴露于不良的生活环境和生产环境因素中等;生理参数包括有关实验室检查结果（如血脂紊乱）、体形测量（如超重）和其他资料（如心电图异常）等。

### （二）人类健康的基石

人类健康的四大基石是合理膳食、适量运动、戒烟限酒、心理平衡。

### （三）保证人体健康的要素

1.美国学者劳森（ Lawson）提出的身体健康五要素

（1）身体健康:不仅指无病,而且还包括体能,后者是一种满足生活需要和有足够的能量完成各种活动任务的能力。具备这种能力,就可以预防疾病,身体健康,提高生活质量。

（2）情绪健康:情绪涉及对自己的感受和对他人的感受。情绪的健康主要标志是情绪的稳定性,所谓的稳定是指个体应对日常生活中人际关系和环境压力的能力。

（3）智力健康:是指长期的学习和生活中,大脑始终保持活跃状态。

（4）精神健康:主要包括理解生活基本目的的能力,以及关心和尊重所有生命体的能力。

（5）社交健康：指形成与保持和谐人际关系的能力，此能力将使你在交往中有自信感和安全感，与人友好相处，也会使你少生烦恼，心情欢畅。

2.保持身体健康的七要素

保证人体健康要从身体、心理、社会三个方面着手，主要包括下面七个要素。

（1）合理的食物选择。

①均衡饮食是健康的基础，不同的食物提供不同的营养，以供应营养给身体各部分，配合各个组织的不同需要。

②要达到均衡饮食，每天需要进食肉类、五谷类、乳蛋类、蔬果类等食物。

③为了使身体健康，应养成良好的饮食习惯：饮食需要定时并适量，要均衡，不可偏吃、挑食、暴饮暴食，避免进食刺激性的食物（如咖啡、浓茶、辛辣的食物），避免进食太咸、太甜和腌制食物，外出进食时应小心选择食物（避免高脂肪、高胆固醇、高盐分、高糖分的食物），尽量避免食品污染物（如防腐剂、亚硝酸钠、黄曲霉素），注意食物的卫生。

（2）适当的运动。

①要有健康的身体，适当的运动是不可缺少的（欠缺运动或运动过量都无益处）。运动的好处是消耗热量，保持体形；增强心肺功能，提升抵抗力；松弛神经，消除精神压力；增添生活情趣，身心平衡。

②健康人群的体力活动推荐水平和内容应以自愿、循序渐进、量力而行和避免意外伤害为原则。

健身运动的推荐强度、时间和频度见表4-1。

表4-1　健身运动的推荐强度、时间和频度

| | 有益健康 | 促进健康 | 增强身体素质 | 体育训练 |
| --- | --- | --- | --- | --- |
| 强度 | 轻到中等强度 | 中等强度 | 中到大强度活动 | 极大强度 |
| 时间 | 10分钟或更长 | 30分钟或更长 | 20分钟或更长 | |
| 频度 | 每天 | 每天 | 一周三次 | |

注：持续时间和频度一天几次根据个人身体素质状况而定。

健身运动的形式和内容，应以有氧运动为主，如步行、跑步、骑自行车、游泳、舞蹈、打太极拳等。同时提倡每周进行2~3次有助于保持肌肉力量和体积的锻炼，如举哑铃、器械活动、上楼等。对于老年人还应强调各种关节灵活性和动作协调性的练习，如伸展练习、舞蹈、打太极拳，从事各种家务劳动。

（3）充足的休息与睡眠。

充分的休息与睡眠可以消除精神及身体上的疲劳,调节各种生理机能。

（4）戒除不良的习惯。

①不吸烟。吸烟有损健康,烟雾中含有焦油、尼古丁、一氧化碳等,吸烟可导致肺癌、冠心病、支气管炎等疾病的发生。

②不酗酒。酒精能使人的判断力、运动协调能力及语言功能出现障碍,情绪的控制力也会下降。慢性饮酒和酗酒对健康的危害是:

a.直接和间接损害肝脏,引起脂肪肝、肝硬化。

b.高血压独立危险因素,直接损伤动脉血管,加重心脏负担,造成心脏损害。高血压患者极易导致脑卒中。

c.通过直接毒害中枢神经系统和破坏脑血管系统的组织结构,协同造成脑萎缩和早发性老年性痴呆。

③不滥用药物。不滥用药物,不依赖药物,避免使用不必要的药物,例如咖啡因、可卡因等兴奋剂,安眠药、安眠酮等镇抑剂。

④远离毒品。为了自身健康、全家幸福和社会安定,一定要拒绝毒品。千万不要吸食鸦片、海洛因、吗啡、冰毒、摇头丸等。吸毒不仅损害、摧残自己的身体,还容易传播艾滋病,严重危害社会。

（5）定期查体。

为了预防疾病,保障身体健康,提高生活质量,每个人都应定期到医院做身体检查,发现问题及时治疗解决。不管是在幼儿期、青年期、成年及老年期都应对身体、智能、体能、牙齿、心、肝、肺等组织做定期检查,不同年龄阶段、不同个体的检查项目要有所侧重。

（6）宜人的环境。

在美好的环境中生活,心情会更愉快,身体也会强健些。美好的环境包括清新的空气、绿色的植被、清洁的环境。

（7）维持良好的心态及人际关系。

人都需要别人的爱与关怀。要有健康的人生,需要四大支柱(家庭的和睦,朋友的关心帮助,学业、工作上科学而合理的安排,个人广泛的兴趣与爱好)的支持。

只要我们更多关心自己的身心状况,加上良好的饮食习惯,妥善地分配时间(好好地工作、休息和娱乐),适当地运动、充足地休息,保持愉快的心境、良好的人际关系,保持一个良好的环境并注重个人的安全,一定能做个健康快乐的人。总之,健康是掌握在我们自己手中的。

# 第二节　人体营养与慢性病饮食

## 一、人体的营养需求

"吃得营养,吃得健康"是现代人追求的目标。现代人生活富足,物质文明发达,人们在饮食方面更是力求精致美味。然而,不幸的是,现在人们的"文明病"丛生,恶性肿瘤、脑血管疾病、心脏病、糖尿病已经越来越多的袭扰人们。所以饮食营养与健康是现代人最应重视的问题。营养学者建议,为了健康,人们要均衡地摄取各种食物。满足人体健康的各类食物包含各类基本食物,即五谷根茎类、鱼肉蛋豆类、蔬菜类、水果类、油脂类及奶类。

## 二、健康饮食的观念

### (一)健康饮食新观念

新兴的健康饮食的观念是"生机饮食",这是日本著名的学者雷久南边博士提出的。随着不健康的饮食习惯导致各种文明病的增加,人们已经意识到其危害性。生机饮食健康法,不只要求在食物上坚持"低脂""低糖""高纤"三大原则,还要选择没有农药污染的果蔬,即"有机食物"。尽量选择食用自然的食品,即没有使用化肥、农药、杀虫剂、除草剂等化学药剂种植出来的天然食品,且收获之后尽量不经过加热、调味,最大可能地保持食品的天然风味。

首先,以五谷为主,增加纤维量。首先一旦三餐应以五谷为主。米面等五谷根茎类食物含有丰富的碳水化合物,是人体最理想的热能来源。这类食物不仅含有淀粉,还包括多种必需营养素,可帮助蛋白质、油脂的正常代谢。

其次,饮食中尽量选择高纤维的食物,比如全谷类食物、各种蔬菜等,都含有大量纤维质,可以促进肠胃蠕动,增加水分吸收,预防便秘,并可以吸附体内代谢产生的毒素,降低癌症的罹患率。

最后,多食一些含丰富水溶性纤维的水果,如苹果、草莓、香蕉、木瓜,以及燕麦、豆类等,能有助于降低血液中的胆固醇,可以预防高血压、心脏病。

### (二)饮食保健"三、五、七"原则

最近,日本的营养专家提出,人们的饮食保健应该遵循"三高、五低、七分饱"的原则。

1.三高

三高:高蛋白、高纤维、高新鲜度。

（1）高蛋白是指每日膳食每人蛋白质的摄入量大于每千克体重 0.8g,这些蛋白质可以来源于谷类、豆制品、鱼类和其他食物。

（2）高纤维是指每日膳食摄入的纤维类食物不低于 16g,可以帮助消化系统尽快排出代谢产物和食物残渣,减少有毒物质对人体的影响。

（3）高新鲜度是指所使用的食物最好是新鲜的。

2.五低

五低:低脂、低糖、低盐、低胆固醇、低刺激性。

（1）低脂是指每天摄入的脂肪总量不能超过膳食总量的 15%~30%。

（2）低糖是指少吃或不吃纯糖。因为纯糖不是机体所必需的。

（3）低盐是指每人每天食盐摄入量不超过 6g。

（4）低胆固醇是指每人每天摄入的胆固醇的含量不超过 300mg,因为胆固醇也是人体内的必需物质,并且人体内能自行合成,所以应少吃动物的脑和内脏。

（5）低刺激性是指带有辛辣的食物,其食用量因生活习惯而异,个体差异很大,中老年人最好少吃或不吃辛辣食物。

3.七分饱

七分饱:每餐饮食不能过饱,吃到七成饱即可。每天都要按时就餐,细嚼慢咽,使就餐真正体现出休闲和享受的特点,切莫狼吞虎咽。

## 三、现代营养不良病

### （一）营养不良概述

营养不良多因长期摄取的食物中的能量不足,靠消耗体内的脂肪以维持每日所需能量,身体逐渐消瘦,皮下脂肪减少甚至消失,成人体重下降、肌肉萎缩,小儿体重增长缓慢或不增长,甚至下降。蛋白质缺乏常与热能不足同时存在,严重者可有营养不良性水肿。能量与蛋白质营养不良常同时伴有多种维生素与矿物质、微量元素的缺乏,故可同时有各种相应的缺乏症状。

全国营养调查结果表明,我国儿童、青少年膳食中,钙、锌、铁、维生素 A、维生素 $B_2$、维生素 C、维生素 D 等营养素供给明显不足,部分地区还缺乏蛋白质、碘等。

儿童营养不良使儿童对感染的免疫力下降,导致死亡率高,同时也使成年后慢性病危险增高。有关专家采用国际上运用的模型分析我国 1995 年数据后认为,1995 年我国 9.2%的冠心病、33.9%的糖尿病和 11.3%的脑卒中归因于儿童时期的低体重和生长迟缓。儿童时期体格发育会影响成年体格,而在这样的成年人群中身高对体能的影响是身高每增高 1%,劳动生产力增加 1.38%。由于儿童时期中度生长迟缓,成年后劳动生产力可减少 2%~6%;重度生长迟缓会使成年劳动生产力减少 2%~9%。

1.体重不足

按年龄的体重(体重/年龄)低于正常儿童的变异范围,反映儿童有一般性营养不良。

小儿营养不良分度:1度,体重低于正常同龄儿平均值的15%~25%,皮下脂肪层变薄。2度,体重低于正常平均值的25%~40%,身高低于正常儿童的变异范围,骨龄亦偏低,面部皮下脂肪层消失,呈老人外貌,免疫力低下,易感染。

2.发育迟缓

按年龄的身高(身高/年龄)低于正常儿童的变异范围,反映儿童有较长期(慢性)营养不良的状况。

3.消瘦

按身高的体重(体重/身高)低于正常儿童的变异范围,反映儿童近期或有急性营养不良的状况。

**(二)营养不良的原因**

1.长期食物摄入量不足

如战乱、灾荒、贫穷等原因,或过分节食,长期饮食的量与质不足;或小儿只喂米粥或面糊等,或给婴儿喂养蛋白质含量低的劣质"乳粉",导致能量与蛋白质摄入皆不足。

小儿生长发育需要较多优质动物蛋白与大豆蛋白,如果摄入不足也可致营养不足。

2.胃肠道疾病

如消化道先天畸形,各种慢性胃肠道疾患如肠吸收不良综合征、慢性肠炎或痢疾、严重肠寄生虫病等,影响营养素的吸收,可致营养不良。

3.慢性消耗性疾病

如结核病、肝硬化、严重心肾疾病、癌症等,使食欲下降且消耗增多,从而导致营养不良。

4.早产、胎内发育不良

如果胎儿先天贮备不足,出生后由于生长迅速,对各种营养素的需要量增加,当所需的营养素供应不上时,可导致营养不良。

5.不良饮食习惯

如偏食、挑食,或拒食肉、蛋、乳、豆类等,使能量与蛋白质尤其是优质蛋白质的摄入量长期不足,也可导致营养不良。

**(三)营养不良的症状**

1.消瘦

皮下脂肪减少甚至消失,并有不同程度的肌肉萎缩、体重下降、皮肤弹性降低。

正在成长中的小儿及少年,开始时体重停止增长,继之体重下降。

2.体力下降

易疲倦、乏力,精神差,记忆力减退,严重的小儿智力也可能落后。

3.水肿

蛋白质缺乏轻者无水肿,严重者可有水肿,但程度不一,下肢及面部较明显,按之可凹陷,甚者可全身水肿。

4.免疫功能降低

营养不良严重者易患各种感染性疾病,感染的严重度大,死亡率也常较高。

5.合并其他营养素缺乏

营养不良者常合并程度不等的贫血、维生素 A 缺乏及锌缺乏等。

（四）营养不良的预防

自孕期起,即应营养充足,预防早产。生后母乳喂养,按时加辅食,断母乳后即加牛乳。自幼养成不偏食、不挑食、少吃零食的好习惯。一生饮食规律,每日粗细粮、荤素搭配,摄入鲜菜、水果、肉、蛋、乳、鱼、海产、豆类及豆制品等品种多样,饮食量适中,做好疾病预防,有病及时治疗,坚持锻炼与户外活动,保持健康。

## 四、营养不当引发的慢性病

我国目前存在着大量因营养缺乏而导致的不良症状,同时也存在着由于营养摄入过剩而出现的儿童肥胖症和成年人的心血管病、脂肪肝、糖尿病等非传染性疾病。尤其是城市、发达地区的居民及富裕起来的农民,成为非传染性疾病的高发人群。目前国内心血管疾病已经成为各类疾病的头号杀手,脂肪肝、糖尿病等疾病也成为各种并发症的诱因。

（一）肥胖病

肥胖是一种营养不良性疾病,以体内脂肪组织过多堆积为特征。肥胖一般分为单纯性和继发性两大类。单纯性肥胖除了遗传等因素外,往往是由于摄入的食物或脂肪过多,又缺乏相应的体力活动,食物在体内消化、吸收后产生的热能超出了身体消耗的热能,于是,多余的热能以脂肪的形式在体内储存起来,导致体重超标,形成肥胖。继发性肥胖是指继发于神经—内分泌代谢紊乱的肥胖病。

正常人体的脂肪是有一定的变化规律的。刚出生时,人体脂肪占体重的 12%;新生儿期迅速增加,在 6 月龄时达到高峰,占 25%,然后在青春期前下降到 15%～18%。青春期女性增加至 20%～25%,成年期后脂肪量升高至体重的 30%～40%,而体重只增加 10%～15%,此时人的肥胖发生概率增大,特别是 40 岁以后。

体脂比例与运动和体力活动的能量消耗及膳食摄入量的多少有关,造成肥胖的原因主要有遗传因素和环境因素。环境因素包括膳食结构、饮食习惯、体力活动及锻炼、生活方式及精神引起的生理功能阻碍等,各个方面会形成综合的作用。"多吃"与"少动"是两个重要的原因。

1.判断肥胖的标准

(1)体质指数。体重指数也叫体质指数(BMI),用来衡量身体是否肥胖,也是目前应用最普遍、最重要的指数。BMI(Body Mass Index,BMI)是指 20 岁以上的人相对于身高的平均体重,其计算公式为:

$$BMI = 体重(kg)/身高(m^2)$$

判断标准(BMI 值):　　　　营养状态

BMI 值<18.5　　　　　　　营养缺乏

18.5~23.9　　　　　　　　正常

>24　　　　　　　　　　　超重

> 28　　　　　　　　　　　肥胖

(2)腰围测量。最新研究表明,通过测量腰围来确定身体脂肪的分布更准确。腰围是内脏脂肪量的一个标准,测量腰围可以准确估计体内中心脂肪的情况。腰围在一定值以上时患病的危险性就会增加,甚至对 BMI 值处在正常范围的人也是如此。

测量方法:用尺子测量肚脐部位的腰围。

健康分界值:男性≤102cm;女性≤88cm。

腰围大于此标准则患病的危险性增大,腰围越大危险性就越大。中心肥胖比其他形式的肥胖危害更大。

(3)理想体重。

理想体重简易的计算公式为:

$$理想体重(kg)= 身高(cm)-105$$

$$或理想体重(kg)=[身高(cm)-100]×0.9(更适合于亚洲人)$$

在理想体重的±10%以内,属于正常。>理想体重的10%为超重,>理想体重的20%,称为肥胖。

2.肥胖对健康的危害

肥胖能给人们带来很多疾病,威胁健康,甚至造成死亡。据统计,肥胖者并发脑血栓和心力衰竭的比正常体重者多1倍,并发冠心病的多2~5倍,并发高血压的多2~6倍,并发糖尿病的多4倍;并发胆结石的多4~6倍。

(1)许多学者研究证实,肥胖可以加重高血压、高血脂,体重增加10%,大约可使收缩压增加6.5mmHg,血浆胆固醇增加12mg/dl。

(2)肥胖是发生糖尿病的危险因素,主要表现为胰岛素抵抗,即机体的组织细胞对胰岛素不敏感,胰岛素受体减少等,导致2型糖尿病的发生。

（3）由于体重增加，呼吸负荷加大，易发生慢性心力衰竭、呼吸衰竭。

（4）体内脂肪堆积过多，易患胆囊炎、胆石症。

（5）肥胖会导致体内嘌呤代谢异常，增加患痛风的危险。

（6）肥胖还是某些癌症的危险因素，如女子的子宫内膜癌、乳腺癌，男性的直肠癌及前列腺癌。

（7）肥胖会引起病死率的增高。美国统计证实，如果标准死亡率为100%，超重25%者死亡率为128%，超重35%~40%者死亡率为151%。

（8）肥胖者由于全身负荷过重，久之可发生骨性关节病。

3.肥胖症患者的饮食调理原则

（1）控制总能量摄入。根据病情进行阶段性能量限制，一般以标准体重决定合适的能量，计算公式为：

$$摄入量及每天摄入的能量（kcal）= 理想体重（kg）×（20~25）$$

其中，$1kcal = 4.185kJ$。

但在实际操作中为避免能量摄入过低，一般规定年轻男性每天的摄入低限为6696kJ（1600kcal），年轻女性为5859kJ（1400kcal）。成年人以每月稳步减肥0.5~1kg为宜；对中年以上的肥胖者，宜每周减肥0.1~1kg。

（2）限制碳水化合物供给。碳水化合物宜占膳食总能量的55%~60%，重度肥胖症者的碳水化合物至少应占20%；应限制纯糖的摄入，坚持多糖膳食，多吃膳食纤维丰富的食物。

（3）限制蛋白质的摄入。采用低能膳食的中度以上肥胖者，蛋白质供能应控制在总能量的25%为宜，且要保证优质蛋白，如乳、鱼、鸡、鸡蛋清、瘦肉等食物优质蛋白的摄入。

（4）严格限制脂肪的摄入。脂肪供能应控制在总能量的15%左右，尤其需限制动物脂肪、饱和脂肪酸的摄入，应多吃瘦肉，少吃肥肉等油脂含量高的食物；膳食胆固醇的供给量每人每日应低于300mg，即使肥胖患者无心血管疾病、无高胆固醇血症，胆固醇的供应量也应控制在300mg以内。

（5）多吃新鲜蔬菜和水果。有针对性地补充所需的维生素与微量元素，防止出现维生素与微量元素缺乏症。

（6）烹调方法。宜采用蒸、煮、烧、烤等，忌用油煎、炸等。

（7）纠正不良饮食习惯。避免暴饮暴食、吃零食、挑食偏食、喜吃洋快餐等不良饮食习惯。

（8）坚持适度运动。长期低强度体力活动（如散步、骑自行车等）与高强度体育活动一样有效——贵在持之以恒；运动疗法和饮食疗法并用，更有效。

### (二)高血压

**1.概念**

高血压是指体循环动脉血压高于正常值(收缩压 ≤120mmHg,舒张压: ≤80mmHg)的一种常见临床症候群。高血压是当今世界上威胁人类健康的重要疾病之一,全世界有 4 亿~5 亿高血压患者。只要收缩压 ≥140mmHg,或舒张压 ≥90mmHg,即可诊断为高血压。

**2.高血压的发病原因**

高血压病因很多,如皮下层血管舒张收缩中枢的功能失调,使全身各部分细小动脉痉挛,促使血压升高。精神过度紧张和体力活动减少,也可能引起高血压。与遗传和环境因素有关,而饮食不当也是高血压的一个重要原因。

**3.高血压症状**

高血压的主要症状是头晕、头痛、头涨,记忆力减退,乏力、心悸,有的则会引起恶心、呕吐、失语、失眠,有的因心脏受累而出现心衰竭、心绞痛和心肌梗死等。

**4.高血压患者的饮食调控原则**

(1)控制总能量的摄入,达到并维持理想体重。

(2)补充适量的蛋白质。每日蛋白质摄入量 1g/kg 体重左右,可多选豆腐及豆制品、脱脂牛乳、酸牛乳、鱼虾等;如高血压并发肾功能不全,则应限制植物蛋白的摄入,更多摄入富含优质蛋白的动物类食物,动物蛋白选用鱼、鸡、牛肉、鸡蛋白、牛奶、猪瘦肉等。

(3)减少脂肪摄入,限制胆固醇摄入。建议多吃植物油,限制动物脂肪摄入,脂肪供给 40~50g/d,胆固醇应为 300~400mg/d。

(4)进食多糖类食物,限制单糖和双糖的摄入,多吃高纤维膳食。

(5)严格控制钠盐的摄入。对轻度高血压或有高血压家族史者,每日供给食盐以 3~5g 为宜;中度高血压者,每日 1~2g 食盐(折合酱油 5~10mL);重度高血压者,应给予无盐膳食。

(6)多吃富含钾、钙、镁的食物。

(7)多吃新鲜蔬菜和水果,以补充足量维生素 C。

(8)节制饮食,定时定量进食,不过饥过饱,不暴饮暴食,不挑食偏食,饮食清淡。

(9)禁忌浓茶、咖啡,戒烟忌酒。

(10)多吃能保护血管和降压降脂的食物:降压食物有芹菜、胡萝卜、西红柿、荸荠、黄瓜、木耳、海带、香蕉等;降脂食物有山楂、香菇、大蒜、洋葱、海鱼、绿豆等。

(11)禁食过咸食物及腌制品、海米、皮蛋,禁食含钠高的绿叶蔬菜及辛辣的刺激性食品。

（12）饮食上宜少量多餐,每天4~5餐为宜,避免过饱。

### （三）高脂血症

**1.概念**

血液中脂质增高称为高脂血症,是脂质代谢失调的表现。高脂血症与多种疾病有密切关系,而最受重视的要算与动脉粥样硬化症的关系。

**2.发病原因**

血液中的脂质(包括胆固醇、甘油三酯和磷脂等)必须与某些特异的蛋白质结合成脂蛋白才能进行运转。脂蛋白可分为乳糜微粒和极低密度、低密度、高密度脂蛋白。乳糜微粒主要来源于食物的脂肪颗粒;极低密度脂蛋白(VLDL)主要含来自肝脏合成的内源性甘油三酯;低密度脂蛋白(LDL)主要含胆固醇;高密度脂蛋白(HDL)主要含蛋白质。低密度脂蛋白是致动脉粥样硬化的主要脂蛋白,对冠心病的发病是不利因素。脂质沉积于动脉管壁继而形成硬化斑块,主要是低密度脂蛋白胆固醇的作用。高密度脂蛋白与冠心病的发病呈负相关的关系,有防止脂质在动脉管壁沉积的作用,因此可以防止动脉粥样硬化。

机体的热能摄入量大于消耗时,超过需要的多余部分的热能以甘油三酯的形式储存于脂肪细胞中,从而引起肥胖,肥胖又导致血清甘油三酯和胆固醇的含量增高。患有肝肾疾病、糖尿病、甲状腺功能减退患者,引起脂质代谢失常,也会引起血脂增高。高脂血症和高脂蛋白血症容易导致动脉粥样硬化和冠心病,对健康具有很大的潜在威胁。

**3.高脂血症患者的饮食调控原则**

（1）限制脂肪的摄入。每天脂肪摄入量可控制在总能量的20%~25%,每日20~30g,尤其应限制饱和脂肪酸的摄入。

（2）限制胆固醇的摄入。每天膳食胆固醇供给量一般在300mg;对高胆固醇血症病人,宜采用低胆固醇膳食,每天胆固醇摄入应少于200mg。富含胆固醇的食物有蛋黄、奶油、动物脑、鱼子、动物内脏,特别是动物肝脏。

（3）增加各种杂粮、新鲜蔬菜、水果等的摄入。配餐要坚持粗细搭配,提倡食用全麦、糙米、粗粮、粗面、绿色蔬菜及水果。

（4）限制能量的摄入。同时增加运动量以消耗能量,达到控制体重的目的。

（5）限制甜食的摄入。尽量少吃纯糖食品和含糖的饮料。

### （四）动脉粥样硬化

**1.概念**

动脉粥样硬化是指以动脉壁变厚进而失去弹性为特征的一组疾病,动脉粥样硬化是动脉硬化中最常见和最严重的一种类型,动脉内壁有胆固醇等脂质沉着,看起来像黄色粥样,故称为动脉粥样硬化。动脉粥样硬化是造成冠心病和脑血管意外的主要原因,是生命的老化现象。

2.发病原因

动脉粥样硬化病因很多,主要是由于脂质代谢紊乱、血液动力学改变和动脉壁本身的变化等。高脂血症患者易得此病,这与进食过多的富含动物脂肪的食物有关。老年人动脉壁代谢失调,脂质容易在动脉壁上沉积,所以也易患此病。

3.动脉粥样硬化患者的饮食调控原则

(1)限制总能量摄入,保持理想的体重。

(2)限制脂肪和胆固醇的摄入,使脂肪供能占总能量的25%以下。

(3)多吃植物性蛋白质食物,尤其是大豆及豆制品,少吃甜食,限制单糖和双糖的摄入。

(4)保证充足的膳食纤维(尤其是可溶性膳食纤维)和维生素的摄入,多吃蔬菜、水果,适当多吃粗粮。

(5)饮食宜清淡、少盐,每日食盐量应限制在6g以下。

(6)适当多吃大蒜、洋葱、香菇、木耳等保护性食物,严禁酗酒,若饮酒应适量或只饮低度酒。

## (五)骨质疏松症

1.概念

骨质疏松症是以骨组织量减少、骨微观结构退化为特征,致使骨的脆性及骨折危险性增加的全身性骨骼疾病。骨质疏松症是老年人和绝经后妇女最为常见的一种骨代谢性疾病,目前在世界常见病、多发病中居第七位。随着人口的老龄化,骨质疏松症的患者也会呈逐年增加的趋势。

骨质疏松症最严重的后果是骨折,特别是髋骨骨折,造成长期病态。

2.骨质疏松症患者的饮食调控原则

(1)保证充足的食物钙摄入。我国推荐每日钙的摄入量为:成人800mg,儿童600~1000mg,青少年1000~1200mg,孕妇与乳母1500mg。富含钙的食物有乳及乳制品、豆及豆制品、虾皮、海带等。若食物获取钙量不够,应每日补充钙剂。

(2)补充维生素D的摄入。鲱鱼、鲑鱼、沙丁鱼、鱼肝油含维生素D丰富,鸡蛋、牛肉、黄油和植物油也含有少量维生素D,也可选用人工强化维生素D的食品,如牛乳、乳粉、各类巧克力等。

(3)增加膳食中优质蛋白质和维生素C的摄入。

(4)适量磷的摄入。磷是人体钙磷代谢中不可缺少的营养素,成人每日磷推荐摄入量为800mg。

(5)适量增加运动,促进钙的吸收。

### （六）糖尿病

#### 1.概念

糖尿病是由于体内胰岛素分泌不足（缺乏）或相对不足（胰岛素受体敏感性降低）而引起的以糖、蛋白质及脂肪代谢紊乱为主的一种综合征。其主要特征是高血糖和糖尿，典型的糖尿病症状是"三多一少"：多尿、多饮、多食，人消瘦乏力。

#### 2.类型

糖尿病临床上分为胰岛素依赖型（Ⅰ型）和非胰岛素依赖型（Ⅱ型）两种类型，前者多发生于青少年，血糖波动大，需依赖注射胰岛素；后者多发生于40岁以后的成年人，占糖尿病总人数的80%～90%，发病前多肥胖，一般不需外源型胰岛素。

#### 3.糖尿病的危害

糖尿病人由于脂肪代谢紊乱、合成减少、分解增加，导致酮症，引起酸中毒，并因胆固醇合成旺盛，形成高胆固醇血症。

由于病人的葡萄糖利用减少，迫使部分蛋白质氧化供热，加上蛋白质合成减弱、分解增加，从而引起负氮平衡，致使患者抵抗力下降，伤口不易愈合，容易引起皮肤感染、泌尿道感染、胆囊炎、肺结核、心血管疾病、肾脏病变、白内障及视网膜病变等。

糖尿病是个终身疾病，目前尚不能根治。在临床上强调早期、综合、长期、个体化治疗原则，治疗措施有药物和营养治疗、适度的运动及进行健康教育和心理治疗。

#### 4.糖尿病患者的饮食调控原则

（1）合理控制能量的摄入——糖尿病的基础治疗。体重是评价总能量摄入是否合理的简便有效的指标，建议每周称1次体重，并根据体重不断调整食物摄入量和运动量。肥胖者应逐渐减少能量摄入并注意增加运动，使体重逐渐下降至正常标准的±5%左右；孕妇、乳母、营养不良及消瘦者、伴消瘦性疾病而体重明显低于标准体重者，能量摄入可增加10%～20%，使病人适应生理需要和达到理想体重。糖尿病患者应根据个人身高、体重、年龄、劳动强度并结合病情和营养状况确定每日能量摄入量（计算方法见饮食的计算）。年龄超过50岁者，每增加10岁，每日能量摄入量比规定值酌情减少10%左右。

（2）合理控制碳水化合物的摄入——糖尿病治疗的关键。碳水化合物供能应占总能量的50%～60%，根据患者的病情、总能量及空腹血糖的高低来选择比例。每日碳水化合物进食量宜控制在210～300g，折合主食300～400g。肥胖者可酌情控制在150～180g，折合主食200～500g，对米、面等谷类按规定量食用。蔬菜类可适量多用，喜欢甜食者可选用甜叶菊、木糖醇、阿斯巴甜或甜蜜素；最好选用吸收较慢的多糖，如玉米、荞麦、燕麦、莜麦、红薯等；注意在食用马铃薯、山药、藕等含淀粉较多的食物时要替代部分主食;限制蔗糖、葡萄糖的摄入,如含糖量在 10%~20% 的广柑、苹果、香蕉,空腹血糖控制不理想者应慎用,而空腹血糖控制较好者应限量食用;对于蜂蜜、白糖、红糖等精制糖应忌食。

　　糖尿病患者的食物选择原则是糖尿病患者应了解食物血糖指数(见表 4-2)。

　　血糖指数(GI)即食物在体内转化为血糖的速度。高血糖指数的食物能引起血液中血糖指数升高,从而升高胰岛素,低血糖食物则稳定糖尿病。(糖尿病患者选择的食物的血糖指数在 80 以下使用较安全。)

表 4-2　食物血糖指数表

| 类别 | 血糖指数(GI) | 备注 |
|---|---|---|
| 精白面包 | 100 | |
| 全麦面包 | 100 | |
| 通心粉 | 64 | |
| 大麦 | 36 | |
| 荞麦 | 78 | |
| 甜玉米 | 80 | |
| 大米(煮粥) | 81 | |
| 小米(煮粥) | 103 | |
| 花生 | 15 | 花生酱或煮食 |
| 黄豆粒 | 20 | |
| 扁豆 | 38 | |
| 豌豆 | 50 | |
| 菜豆(干) | 80 | |
| 燕麦粥 | 89 | |
| 李子 | 34 | |
| 柚子 | 36 | |
| 桃 | 40 | |
| 苹果汁 | 45 | |
| 橘子 | 59 | |

续表

| 类别 | 血糖指数（GI） | 备注 |
|------|------|------|
| 葡萄 | 62 | |
| 橘子汁 | 71 | |
| 香蕉 | 84 | |
| 葡萄干 | 93 | |
| 燕麦饼干 | 78 | |
| 黄油饼干 | 88 | |
| 红薯 | 70 | |
| 山药 | 74 | |
| 土豆（煮） | 80 | |
| 土豆泥 | 98 | |
| 果糖 | 26 | |
| 乳糖 | 57 | |
| 蔗糖 | 83 | |
| 蜂蜜 | 126 | 单糖吸收快 |
| 葡萄糖 | 138 | 单糖吸收快 |
| 全脂奶 | 44 | |
| 脱脂奶 | 46 | |
| 酸奶 | 52 | |
| 奶油蛋糕 | 59 | |
| 冰激凌 | 69 | |

资料来源：杨月欣，王光亚，潘兴昌.中国食物成分表（2002）［M］.北京：北京大学医学出版社，2002.

（3）蛋白质的适量摄入。糖尿病患者的蛋白质供应量为 1g/kg·d，蛋白质所供能量占总能量的 12%～15%。儿童、孕妇、乳母、营养不良及消耗性疾病者，可酌情增加 20%。多选用大豆及豆制品、兔、鱼、禽、瘦肉等优质蛋白质，至少占 1/3。

（4）控制脂肪和胆固醇的摄入。每天脂肪供能应占总能量的 20%～30%,如高脂血症伴肥胖、动脉粥样硬化或冠心病者,脂肪摄入量宜控制在总能量的 25% 以下;同时,要严格控制饱和脂肪酸摄入,使其不超过总能量 10%,一般建议饱和脂肪酸、单不饱和脂肪酸、多不饱和脂肪酸之间的比例为 1:1:1,每日植物油用量宜20g 左右;每天胆固醇的摄入量在 300mg 以下。富含饱和脂肪酸的牛油、羊油、猪油、奶油等应控制摄入,可适量选用豆油、花生油、芝麻油、菜籽油等含有较多不饱和脂肪酸的植物油。

（5）增加可溶性膳食纤维的摄入。建议每日膳食纤维供给量为 35～40g。含可溶性纤维较多的食物有南瓜、糙米、玉米面、魔芋、整粒豆、燕麦等。

（6）保证丰富的维生素和矿物质。提倡食用富含维生素 $B_1$ 和维生素 $B_2$ 的食物,如芦笋、牛肝、牛乳、羔羊腿等,以及富含维生素 C 的食物,如花椰菜、甘蓝、枣类、木瓜、草莓等;注意补充锌、铬、镁、锂等微量元素。

（7）食物多样化。糖尿病患者每天都应吃到谷薯、蔬菜、水果、大豆、乳、瘦肉（含鱼、虾）、蛋、油脂等八类食物,每类食物选用 1～3 种。

（8）急重症糖尿病患者的饮食摄入应在医师或营养师的严密监视下进行。

（9）糖尿病患者的食谱常采用食品交换法和营养成分法编制。

5.饮食的计算

（1）能量计算。根据患者的年龄、性别、身高、实际体重、工作性质来计算能量的摄入量。

第一步:确定理想体重。

理想体重(kg)＝身高(m)$^2$×22.2(适用于成年男性)

理想体重(kg)＝身高(m)$^2$×21.9(适用于成年女性)

理想体重(kg)＝身高(cm)－105(适用于成年男性)

理想体重(kg)＝[身高(cm)－100]×0.9(适用于成年女性)

第二步:根据体质指数确定体型是肥胖型还是消瘦型。

第三步:根据表4-3确定每日每千克标准体重所需能量。

表4-3　糖尿病患者每日能量摄入量[kJ(kcal)/kg 理想体重]

| 体形 | 卧床休息 | 轻体力劳动 | 中等体力劳动 | 重体力劳动 |
|---|---|---|---|---|
| 低体重 | 84～105(20～25) | 146(35) | 167(40) | 188～209(45～50) |
| 正常 | 63～84(15～20) | 125(30) | 146(35) | 167(40) |
| 超重和肥胖 | 63(15) | 84～105(20～25) | 125(30) | 146(35) |

资料来源:杨月欣.中国食物成分表(2002)[M].北京:北京大学医学出版社,2002.

第四步:计算每日所需的总能量。

每日所需总能量=理想体重(kg)× 每 kg 理想体重所需要的能量

(2)碳水化合物、蛋白质、脂肪的计算。根据三者占总能量分配比例,结合病情计算出各自的需要量。碳水化合物、蛋白质每克产生能量 16.73kJ(4kcal),脂肪每克产生能量 37.67kJ(9kcal)。在设计膳食时,先计算碳水化合物质量,再计算蛋白质质量,最后用炒菜油补足脂肪的需要量。

(3)餐次分配。每天至少进食 3 餐,且定时定量。用胰岛素治疗的病人和易发生低血糖的病人,应在正餐之间加餐,加餐量应从原三餐定量中分出,不可另外加量。三餐饮食均匀搭配,每餐均应有碳水化合物、蛋白质和脂肪。早、中、晚餐膳食可按 20%、40%、40%比例分配,也可按 30%、40%、30%比例分配。

## (七)癌症

癌症是威胁人类健康与生命的主要疾病之一。研究表明,在引起癌症发病的因素中,除环境因素是重要因素外,1/3 的癌症发病与膳食有关。膳食摄入物的成分、膳食习惯及营养素摄入不足、过剩或营养素的摄入不平衡都可能与癌症发病有关。

减少人类癌症危险的两条途径:一是避免接触致癌因子,其中最主要的是烟草,其次是生物因子,如病毒和细菌;二是经常摄入具有预防癌症作用的食物。

### 1.食物中的抑癌物

(1)多糖。膳食纤维与膳食淀粉的摄入量与结肠癌、直肠癌的发生呈显著的负相关。保护作用的机制可能是进入结肠的多糖通过发酵产生短链脂肪酸(醋酸、丙酸和丁酸等),从而使结肠内的酸度升高,降低二级胆酸的溶解度和毒性。丁酸有抑制 DNA 合成及刺激细胞分化的作用,从而产生某种保护效应。植物多糖如枸杞多糖、香菇多糖、黑木耳多糖等生理活性物质,对抑瘤、抗癌等具有很好的功效。

(2)水果和蔬菜中的抑癌物。蔬菜和水果的有益保护作用可能是基于在体内短期和中期储藏的多种成分。如水果、蔬菜中含有大量的抗氧化剂,如维生素 C、维生素 E、类黄酮、β-类胡萝卜素等。具有较强防癌价值的蔬菜和水果有绿叶蔬菜和柑橘类水果等。

(3)微量元素。目前已知在膳食防癌中有重要作用的微量元素有硒、碘、钼、锗、铁等。硒可防止一系列化学物质致癌作用,阻止诱发肿瘤;碘可预防甲状腺癌;钼可抑制食管癌的发病率;缺铁常与食道和胃部肿瘤有关等。

### 2.防癌的饮食调控原则

(1)食物多样化。吃多种蔬菜、水果、豆类和粗加工的富含淀粉的主食,以营养丰富的植物性食物为主。

（2）维持适宜体重。成人平均体重指数（BMI）在 18.5~24 范围内，整个成人期体重增加值不要超过 5kg。

（3）多吃蔬菜和水果。全年每天吃 400~800g 蔬果，每天保持 3~5 种蔬菜、2~4 种水果，尤其注意摄取富含维生素 A 的深色蔬菜和富含维生素 C 的水果。

（4）其他植物性食物。吃多种来源的淀粉或富含蛋白质的植物性食物，尽可能少吃加工食品，限制甜食的摄入，使其提供能量占总能量的 10%以下。

（5）少饮酒。建议不要饮酒，尤其反对过度饮酒，孕妇、儿童、青少年不应饮酒；如要饮酒，应尽量减少用量，男性每天饮酒不要超过一天总摄入能量的 5%，女性不要超过 2.5%。

（6）少食红肉。每天红肉（指牛、羊、猪及其制品）摄入量控制量在 80g 以下，所提供的能量应占总摄入能量的 10%以下，尽可能选择禽、鱼肉。

（7）脂肪和油所提供能量应占总能量的 15%~30%，尤其要限制动物脂肪的摄入，植物油也要限量。

（8）食盐。成人每天吃盐不要超过 6g。

（9）食物的贮藏保存。未吃完的易腐食物应及时冷藏、冷冻保存，防止受到霉菌污染，不要吃霉变的食物。

（10）定期对食物中的农药及其残留物、食物添加剂、其他化学污染物的含量进行监测，不选择超标的食物。

（11）食物制备加工。烹调鱼、肉的温度不要太高，不要吃烧焦的食物。尽量少吃烤肉、腌腊食品。

（12）必要时可适当应用膳食补充剂（保健食品）预防肿瘤。

# 第三节　保健食品的安全与健康

## 一、保健食品概述

### （一）保健食品的概念

保健食品在我国也称功能食品，其定义是"指表明具有特定保健功能的食品，即适宜于特定人群食用，具有调节机体功能，不以治疗疾病为目的的食品"。我国由国家食品药品监督管理局（SFDA）进行保健食品评审、监督管理。SFDA 规定了保健食品的原料选择范围、检测项目与方法等一系列技术规范，但不限制保健食品的形态，也不限制必须来源于天然食品或以之为载体。

日本将相当于我国保健食品的产品称为特定保健用食品（FOSHU）。1991 年公布的定义是"凡附有特殊标志说明属于特殊用途的食品,在饮食生活中为达到某种特定保健目的而摄取本品的人,可望达到该保健目的的食品"。日本对此类食品审批程序与我国相似,由厂家申报,经地方主管部门审核上报,由厚生省听取专业机构及专家意见后批准。审批要求很严,包括一系列权威性检测证明,产品外形必须是一般食品的形态等。日本已批准的特定保健用食品,以低聚糖、益生菌改善胃肠功能的产品占绝大多数,此外还有降胆固醇、促进矿物质微量元素吸收、防龋、降血压、降血糖等食品。

美国将相当于我国保健食品的产品称为膳食补充剂,纳入1994年批准的《膳食补充剂健康与教育法(DSHEA)》管理。膳食补充剂含有补充膳食的某种成分物质,如维生素、矿物质、草药或其他植物、氨基酸及这些物质的提取物、浓缩品、代谢物、组成成分等。美国人理解膳食补充剂的性质是来源于天然食品或草药,具有遏制疾病的特定生理功用,不必是传统食品的形态,食用对象有人群选择性,允许厂家在产品上标注FDA已批准的10类功效声明中的任一种,"声明"的真实性由厂家向消费者负责。这类膳食补充剂有麦苗精、鱼油、活力蒜精、蜂王浆、鲨鱼软骨、银杏液等。

欧盟则将我们认为的保健食品称为功能食品,定义是"一种食品如果有一个或多个与保持人体健康或减少疾病危险性相关的靶功能,能产生适当的和良性的影响,则它就是有功能的食品"。这种食品主要包括有一定功能的天然食品,添加某种成分的食品,去除了某种成分的食品,提高了一种或多种成分的生物利用率的食品,或以上四种情况结合的食品。功能食品应该是一般食品形态。主张功能食品要沿六个功能目标研究发展:有益于生长发育与分化功能,有益于基础代谢功能,与防御反应性氧化产物有关功能,与心血管系统有关功能,胃肠道生理功能,行为和心理功能。

我国台湾地区1999年8月开始实施"健康食品管理法",将我们理解的保健食品定名为健康食品。在该法中界定的健康食品定义为"指提供特殊营养素或具有特定的保健功效,特别加以标示或广告,而非以治疗、矫正人类疾病为目的的食品"。审批手续、要求与祖国大陆现行办法相似。

**(二)保健品的发展历史**

大致可分成三个阶段。

第一代保健食品包括各类强化食品,是最原始的功能食品,仅根据各类营养素或强化的营养素的功能推断该食品的营养功能,这些功能未经任何实验检验。

第二代保健食品是必须经过动物和人体实验,证明具有某种生理功能的食品。

第三代保健食品不仅需要用动物和人体实验来证明具有某项功能,还需要确知具有该功效的有效成分(或称功能因子)的结构及含量。

### （三）保健品目前存在的问题

功效因子不明确，保健成分复杂，申报样品与市场流通样品有差异，保健品功能与功效因子一次通过，终生享用等问题。

### （四）服用保健品应注意事项

保健品有较强的针对性，有明确的功能，有特定适宜和不适宜的人群，有严格的剂量要求。正常健康人假如随意补充保健食品，不仅不会增进身体健康，而且会扰乱机体的正常生理代谢，使之紊乱，导致疾病。

保健品不适于正常健康人；病人不宜将保健食品当药品服用；保健品适于亚健康的病人。

## 二、营养补充剂

### （一）营养补充剂的概念

所谓营养补充剂是以弥补人类正常膳食中可能摄入不足，同时又是人体所必需的营养素为目的而生产的某些含有特定营养素的食品，是以一种或数种化学合成或从天然动植物中提取的营养素为原料制成的产品。

营养补充剂属于保健食品的管理范畴，它的评审是按保健食品评审程序进行的，但是营养补充剂在申报时可不必做功能学试验，不过对营养素含量的要求十分严格。由于脂溶性维生素、微量元素等营养素摄入过量会引起明显的毒性作用，人们日常的饮食中也会存在一定水平的营养素，因此每种营养素的每日推荐量要求控制在我国该营养素参考摄入量值的1/3~2/3的水平。

常见的营养补充剂有补充维生素 A 胶丸、复合维生素片、维生素 C 片、维生素 E 片等；补充微量元素的钙剂、锌剂；补充不饱和脂肪酸的鱼油丸及补充必需氨基酸的口服液和注射液等。

营养补充剂在国外已经相当普及，不少外国人非常注重用保健食品来维护健康。有调查显示，57%的美国公众经常使用营养素补充剂或研究这方面的信息。目前，国外的营养补充剂已经大规模进入我国市场。据不完全统计，我国批准的400多个进口保健食品中，有60%以上是营养补充剂，天然提取的蛋白粉、维生素、矿物质、鱼油、卵磷脂、草本（洋草药）等众多知名营养补充剂产品和品牌，对我国保健食品产业造成了极大的冲击，因此发展我国本土的营养补充剂十分必要。

随着人们健康观念的改变，在一日三餐之外吃一些维生素 C 片、钙片、铁剂、复合维生素片之类的营养补充剂已经成了许多人的生活习惯。

### （二）营养补充剂的使用注意事项

（1）营养补充剂不能代替正常的三餐饮食。

我们平时的饮食和生活习惯对我们的健康影响最大，像蔬菜、水果、肉类等天然食物中的营养素是最全面的,所以首先应当做到营养均衡地吃好三餐,从平衡的膳食中获取所需的营养素。正常情况下,如果一个人没有不良嗜好,饮食搭配协调而且吸收良好的话是不会缺乏什么营养素的,当然也不需要补充。

(2)一些人群由于某种原因对营养素吸收差,或者对营养素吸收量增大时应适当补充营养素。

①儿童在生长发育时期对营养素的需求增多,需要适当补充营养素,尤其是钙、铁、锌等微量元素,以及必需氨基酸等各类营养素。对于食欲不振、厌食、生长发育迟缓、个子矮小、易发生感染的儿童,可食用含锌丰富的食品或适量服用膳食补充剂。

②中小学生由于处在生长发育的关键时期,日常学习量较大,应当适当补充营养素,如钙、铁、锌、维生素 A、维生素 D、维生素 E、核黄素等。

③母亲在怀孕及哺育婴儿时需要较多的营养素,需要适当补充营养素,尤其是叶酸、铁和钙等。

④中老年人由于胃肠的吸收能力下降,营养素吸收率随之下降,应当适当补充营养素,尤其是膳食纤维、钙等。中老年人适量服用维生素 D、钙剂或含钙丰富的食品,可预防骨质疏松。

⑤喜欢饮酒、工作不规律如经常熬夜的人应该多补充一些维生素,特别是 B 族维生素。

⑥在特殊环境中(如经常接触电脑、噪声、粉尘、烟雾等)工作的人,维生素和某些矿物质的消耗加剧,应当适当补充。

⑦运动员等日常运动量较大的人群应当适当补充营养素。

⑧患有肝病等慢性病或大出血后的患者应当在医生的指导下补充营养素。

⑨有营养素缺乏症状,如脱发、复发性口腔溃疡、抽筋等,或患有营养缺乏性疾病的患者应当遵医嘱补充营养素。

(3)不同食物中含有各种营养素的比例差别很大,一些人群需要适当补充维生素,通过对食物的选择可以达到选择性补充营养素的目的。例如,青少年需要补钙就应当每日饮用牛乳。天然牛乳(不特指高钙乳)中含有丰富且易吸收的钙,对人体是很好的补充。需补锌时应当多吃富含锌的食物,如肉类、动物内脏等。在此基础上再选择合适的营养补充剂。

(4)补充维生素或微量元素时要注意它们之间的比例,如补钙的同时注意其他微量元素的补充,这样有助于它们的吸收和在体内的利用。

(5)对于平时缺乏运动的城市人群,补充营养素的同时应适当增加体育活动,以促进营养素的吸收。

(6)补充营养素不是越多越好。任何东西都有一个适当的度,超过这个范围就会引起不必要的麻烦。

### (三)营养素过量的危害

缺乏必需营养素虽然会造成各种症状或疾病,但摄入过多同样是不好的。因此,如果不缺乏营养素就不要乱服用营养素补充剂,否则不但没有益处反而可能造成其他营养素的丢失,甚至中毒。

(1)有很多营养素之间会发生相互拮抗作用,还有一些营养素在摄入过多时可能会产生中毒症状,同时还会干扰其他营养素的吸收利用,所以在选择营养强化食品和营养补充剂时应该注意营养品之间的搭配和剂量的问题。例如铁、锌、钙由于其吸收利用的途径基本相同,所以使用其中的一种营养强化食品和营养补充剂时,还应该注意避免造成其他两种营养素的缺乏。

(2)当使用大剂量营养补充剂时将会存在过量的危险。维生素 A、维生素 D、碘等是人体必需的营养素,但是如果摄入过多,又会造成中毒,中毒对人体的危害通常比缺乏还严重。例如,成年人每日摄取 $600\sim700mg$ 维生素 A 即可保持皮肤、头发及免疫系统的健康,而复合维生素片中维生素 A 的含量常常高达 $1500mg$,如果人们在日常饮食中选择了强化乳粉和麦片,每天再服用 1 片多维片,体内就会含有过多的维生素 A,不仅会妨碍人体对钙的吸收,还容易造成老年人骨折。

(3)还有一些人群不适宜补充营养素制剂。如尿路结石患者使用维生素 C 补充剂将会加速结石形成。老年人肝肾功能下降,使用维生素类补充剂将会增加肝肾的负担,带来对身体的不良影响。此外,在制造营养补充剂时会加入一些辅料,如果是盐类就有可能增加中老年人患高血压的危险。

营养补充剂与人们的日常营养密切相关,所以建议在决定是否添加营养补充剂时,应当注重对身体的调理,全面考虑自身情况,不要"人云亦云"。最好是能够得到专业人员的指导,这样才会真正促进机体的健康。

## 三、常见保健食品及其类型

保健食品属于食品,食品的基本属性决定了保健食品必须有营养(第一功能),同时人们食用保健食品是一种享受(第二功能),保健食品最重要的功用是具有调节人体生理活性功能(第三功能)。适合于特定人群食用,是保健食品与其他食品和物品的重要区别点。保健食品不能直接用于治疗疾病,保健食品只是人体机理调节剂、营养补充剂,不同于药品是直接用于治疗疾病目的。保健食品无论是哪种类型,它都出自保健目的,不能速效,但长时间服用可使人身心健康受益。

### (一)保健食品的功能

以前国家卫生部允许生产的保健食品产品的保健功能有 22 类。2003 年 4 月国家食品药品监督管理局(SFDA)挂牌,同年对保健食品保健功能进行修订,共确定 27 种保健食品申报功能,即增强免疫力、改善睡眠、缓解体力疲劳、提高缺氧耐受力、对辐射危害有辅助保护功能、对化学性肝损伤有辅助保护、缓解视疲劳、祛痤疮、祛黄褐斑、改善皮肤水分、改善皮肤油分、辅助降脂、辅助降糖、抗氧化、辅助改善记忆力、促进排铅、清咽功能、辅助降血压、促进泌乳、减肥、改善生长发育、增加骨密度、改善营养性贫血、通便功能、对胃黏膜损伤有辅助保护功能、调节肠道菌群、促进消化。

保健食品的产品类型多种多样,有胶囊类、散剂类、饮料类、口服液类、煎膏剂类、片剂类、丸剂类等。

### (二)保健食品的功效成分

保健食品的保健功能来源于其中含有的功效物质、功效成分或活性因子,即是指通过激活酶的活性或其他途径,调节人体机能的物质。我国《保健食品通用标准》列出的功效成分主要有:多糖类,如香菇多糖、膳食纤维;功能性甜味剂类,如单糖、低聚糖、多元糖醇等;功能性油脂(脂肪酸类),如多不饱和脂肪酸、磷脂、胆碱等;自由基清除剂类,如超氧化物歧化酶(SOD)、谷胱甘肽过氧化酶类;维生素类,如维生素 A、维生素 E、维生素 C 等;肽与蛋白质类,如谷胱甘肽、免疫球蛋白等;活性菌类,如乳酸菌、双歧杆菌等;微量元素类,如硒、锌等。其他还有二十八烷醇、植物甾醇和皂苷等。

### (三)功效成分简介

下面是几类从天然物质中分离提取出,在保健食品中已使用或准备使用的功效成分。

#### 1.活性多糖

活性多糖主要包括真菌多糖及一些天然植物多糖。研究表明,存在于香菇、金针菇、黑木耳、灵芝、蘑菇、茯苓和猴头菇等食用药用真菌中的某些多糖组分,具有提高人体免疫能力的生理功能。某些多糖还具有很强的抗癌活性,某些植物中提取出的多糖组分可用来生产糖尿病患者专用保健食品。

#### 2.低聚糖

有功效的主要是由 2~10 个单糖以糖苷键连接起来的,具有低能量值、降低血清胆固醇的含量、预防龋齿和整肠功能。有实用价值的低聚糖有大豆低聚糖、低聚果糖、低聚木糖、低聚异麦芽糖等。

#### 3.多不饱和脂肪酸

在营养学上有重要作用的多不饱和脂肪酸主要是 n-3 和 n-6 系列的不饱和脂肪酸,包括 EPA、DHA、α-亚麻酸、亚油酸、γ-亚麻酸、花生四烯酸。研究表明,多不饱和脂肪酸的摄入与心脏病、动脉硬化和癌症有着很深的关联。鱼油、月见草油、红花油、小麦胚芽油、玉米油、米糠油等由于富含多不饱和脂肪酸而备受欢迎。

4.活性肽类及免疫球蛋白

活性肽是一类重要的生理活性物质,主要包括谷胱甘肽、降压肽、促进钙吸收的肽和易消化吸收的肽四类。

谷胱甘肽富含于酵母和家畜脏器内,是由谷氨酸、半胱氨酸和甘氨酸组成的三肽,主要生理功能有:清除机体内氧化反应生成的自由基,与过氧化物酶共同作用能将体内的过氧化氢或过氧化脂质还原,对生物体膜起保护作用,从而延缓机体衰老和动脉硬化症等;参与体内有机化合物与重金属元素的结合、排出及解毒;对乙醇性脂肪肝有抑制作用;与免疫反应有关。降压肽通过抑制血管张紧素转换酶的活性而使血压降低,主要有来自乳酪蛋白的肽、鱼虾类的肽、玉米蛋白和大豆蛋白的肽等。

免疫球蛋白是一类能提高机体免疫功能的蛋白质,是具有抗体活性或化学结构与抗体相似的球蛋白。将从血液、牛乳或蛋黄中分离出的免疫球蛋白添加到乳粉中,可制成高级婴儿乳粉。

5.活菌类

主要是指乳酸杆菌、乳酸球菌和双歧杆菌。其中以双歧杆菌尤为引人注意,双歧杆菌具有如下功效:维持肠道正常细菌群的平衡,尤其是对婴儿和老年人。双歧杆菌可抑制病原菌和腐败菌的生长,有防止便秘和清除胃肠障碍等整肠功能;具有抗肿瘤活性;在肠道内合成维生素、氨基酸,提高人体对钙的吸收;降低血液中胆固醇水平,防治高血压;改善乳制品的耐乳糖性,提高消化率。双歧杆菌能增强人体免疫功能,预防抗生素类的副作用,抗衰老,益寿延年。

6.膳食纤维

研究已经证明,缺少膳食纤维是引起便秘、胆结石、缺血性心脏病、大肠癌的原因。摄取膳食纤维可解消肥胖、降血压、降胆固醇、降血糖、预防糖尿病和肠道疾病。已经开发的纤维有小麦纤维、燕麦纤维、玉米纤维、大豆纤维、苹果纤维、香蕈纤维、米糠纤维、橘皮纤维等二十几种。

7.脂类

主要是磷脂,如大豆磷脂与卵黄卵磷脂,具有改善血清脂肪代谢,降低血清胆固醇和中性脂肪,预防动脉硬化,改善脂肪代谢和脂肪肝等功效。

8.维生素

如维生素 A、胡萝卜素、维生素 E、维生素 C,其中以 β-胡萝卜素和维生素 E 最为重要。β-胡萝卜素和维生素 E 均具有强抗氧化作用,它们除作为维生素表现其生理功能外,还有延缓衰老、防癌抗癌的功效,被广泛用于保健食品中。

9.矿物质

用于保健食品中的矿物质有钙、铁、锌、铜、硒、铬、有机锗等。如硒具有抗生物过氧化、减缓自由基对膜损害,从而延缓衰老及扼制退行性与代谢性多种疾病的功用;铬、锌作为葡萄糖耐量因子(GTF)的组成成分而显示降低糖尿病人血糖水平的功能。

10.其他物质

皂苷类化合物如大豆、杜仲、人参皂苷,具有降血脂、抗氧化、抗病毒、提高免疫能力、抑制肿瘤等保健功能。

黄酮类化合物如黄酮、芸香苷、橙皮苷、银杏叶浸膏、绿茶浸出物等,具有防止口臭、改善脑和末梢血流、防止变异反应、利尿、抗老化等功能。

茶多酚具有抗心血管系统疾病、抗癌防衰、抗糖尿病等多种保健功能。

**(四)既是药品又是食品的品种**

国家卫生部公布的既是药品又是食品的品种名单如下:

第一批:乌梢蛇、蝮蛇、酸枣仁、牡蛎、栀子、甘草、代代花、罗汉果、肉桂、决明子、莱菔子、陈皮、砂仁、乌梅、肉豆蔻、白芷、菊花、藿香、沙棘、郁李仁、青果、薤白、薄荷、丁香、高良姜、白果、香橼、红花、紫苏、火麻仁、橘红、茯苓、香薷、八角茴香、刀豆、姜(干姜、生姜)、枣(大枣、酸枣和黑枣)、山药、山楂、小茴香、木瓜、龙眼(桂圆)、白扁豆、百合、花椒、芡实、赤小豆、佛手、杏仁(甜、苦)、昆布、桃仁、莲子、桑葚、莴苣、淡豆豉、黑芝麻、黑胡椒、蜂蜜、榧子、薏苡仁和枸杞子。

第二批:麦芽、黄荆子、鲜白茅根、荷叶、桑叶、鸡内金、马齿苋和鲜芦根。

第三批:蒲公英、益智、淡竹叶、胖大海、金银花、余甘子、葛根和鱼腥草。

## 四、保健食品的管理

我国政府自1995年10月至今陆续发布20多项规章、标准和规范性技术要求,主要有《保健食品管理办法》《保健(功能)食品通用标准》《保健食品评审技术规程》《保健食品良好生产规范》《保健食品功能学评价程序和检验方法》等,对保健食品的定义、范围、研制、审批、生产、经营、广告宣传、行政管理、市场监督等做出了一系列明确的规定,以促进我国保健食品走上法制化、规范化、现代化的健康发展道路。

2002年12月,国家药监局撤销全部"药健字"批准文号,停止生产所有"药健字"保健品。2003年4月国家食品药品监督管理局(SFDA)挂牌,保健食品评审、监督管理权由卫生部移交至国家食品药品监督管理局。

**(一)保健食品的基本要求**

根据我国《保健食品管理办法》的规定,保健食品必须符合以下要求:

(1)动物、人体试验证明有明确、稳定的保健作用。

(2)各种原料及产品必须符合有关食品卫生要求,应保证对人体不产生任何急性、亚急性或慢性危害。

（3）配方组成及用量应有科学依据,原料有明确的功效成分。

（4）标签、说明书及广告等不得宣传其疗效作用。

**（二）保健食品评审功能范围及主要评审依据**

目前,国家食品药品监督管理局可对 27 种功能进行审批,每种保健食品只限在 SFDA 规定的功能范围内选择 1~2 项功能。

只需做动物试验的保健品有 5 种:增强免疫力、改善睡眠、缓解体力疲劳、提高缺氧耐受力、对辐射危害有辅助保护功能;只需做人体试验的有 6 种:对化学性肝损伤有辅助保护、缓解视疲劳、祛痤疮、祛黄褐斑、改善皮肤水分、改善辅助皮肤油分;必须通过人体、动物试验的有 16 种:辅助降脂、辅助降糖、抗氧化、辅助改善记忆力、促进排铅、清咽功能、辅助降血压、促进泌乳、减肥、改善生长发育、增加骨密度、改善营养性贫血、通便功能、对胃黏膜损伤有辅助保护功能、调节肠道菌群、促进消化。

评审依据有《食品安全法》《保健食品管理办法》《新资源食品卫生管理办法》《食品添加剂卫生管理办法》《保健食品功能学评价程序和检验方法》《食品安全性毒理学评价程序和方法》以及《保健食品良好生产规范》《保健食品注册管理办法》(试行)等。

# 本章小结

人体健康的基本概念:包括健康、亚健康的定义,保证人体健康的要素。健康不只是没有疾病,而且包括躯体健康、心理健康、社会适应良好和道德健康。人类健康的四大基石是:合理膳食、适量运动、戒烟戒酒、心理平衡。

保健食品:保健食品系指表明具有特定保健功能的食品,即适宜于特定人群食用,具有调节机体功能,不以治疗疾病为目的的食品。保健食品的功效成分有活性多糖、低聚糖、多不饱和脂肪酸、活性肽类及免疫球蛋白、活菌类、膳食纤维、维生素等物质。

**练习题**

一、填空题

1.人的健康包括_____、_____和_____三个方面。

2.人类健康的四大基石是:_____、_____、_____、_____。

3.我国台湾地区在_____年开始实施"健康食品管理法"。

4.在营养学上有重要作用的多不饱和脂肪酸主要是_____和_____系列的不饱和脂肪酸。

5._____是一类能提高机体免疫功能的蛋白质,是具有抗体活性或化学结构与抗体相似的球蛋白。

二、单项选择题

1.保健食品,是声称具有特定保健功能或者以(    )为目的的食品,即适宜于特定人群食用,具有调节机体功能,不以治疗疾病为目的,并且对人体不产生任何急性、亚急性或者慢性危害的食品。

A.补充维生素
B.补充矿物质
C.补充维生素、矿物质
D.无机盐

2.对于食欲不振、厌食、生长发育迟缓、个子矮小、易发生感染的儿童,可食用(    )食品,给予补充。

A.含锌丰富的食品
B.含钠丰富的食品
C.含铁丰富的食品
D.含无机盐丰富的食品

3.下列关于保健食品的说法正确的是(    )。

A.保健食品的包装上印有蓝色标志,标志下面注明批准生产的日期和批准文号
B.所有的保健食品都有调节免疫、延缓衰老、改善记忆等功能
C.保健食品对人体健康有益,人人都应服用保健食品
D.保健食品对人体具有特定的保健功能,可以代替药物的治疗作用

4.下面不允许作为营养素补充剂的矿物质为(    )。

A.钠
B.锌
C.铁
D.钙

5.下列(    )属于人体第三状态。

A.健康状态
B.疾病状态
C.安全状态
D.亚健康状态

6.一些人群不适宜补充营养素制剂。如尿路结石患者使用(    )补充剂将会加速结石形成。

A.维生素 D
B.维生素 C
C.维生素 A
D.维生素 B

7.以下(    )产品不能作为保健食品剂型。

A.口服液
B.注射剂
C.片剂
D.胶囊

8.具有改善血清脂肪代谢,降低血清胆固醇和中性脂肪,预防动脉硬化,改善脂肪代谢和脂肪肝等功效的是(    )。

A.矿物质
B.维生素
C.磷脂
D.膳食纤维

9.具有抗生物过氧化、减缓自由基对膜损害,从而延缓衰老及扼制退行性与代谢性多种疾病的功用的矿物质是(    )。

A.硒
B.锌
C.铁
D.钙

10.保健食品宣称具有(　　　)保健功能。

A.辅助改善记忆　　B.补脑　　　　　　C.提高智商　　　　D.改善脑力疲劳

三、多项选择题

1.以下既是食品又是药品的是(　　　)。

A.枸杞　　　　　　B.刀豆　　　　　　C.大枣　　　　　　D.乌梅

E.桂圆

2.母亲在怀孕及哺育婴儿时需要较多的营养素,需要适当补充营养素有(　　　)。

A.叶酸　　　　　　B.钙　　　　　　　C.铁　　　　　　　D.碘

E.钠

3.下列属于保健食品功效成分的是(　　　)。

A.低聚糖　　　　　B.反式脂肪酸　　　C.活性肽类及免疫球蛋白

D.活菌类膳食　　　　　　　　　　　　E.维生素

四、名词解释

1.健康

2.亚健康

3.保健食品

4.营养补充剂

5.SFDA

五、简答题

1.保健食品的基本要求有哪些?

2.保证人体健康的要素有哪些?

# 第五章　食品卫生常识

**本章概览**

　　了解当前食品污染的特点;掌握防止食品腐败变质的方法;理解感官指标在判断食品卫生时的作用;了解目前我国禁止使用的非食用的添加剂;掌握目前我国食品添加剂使用存在的问题;掌握新的食品生产手段存在的卫生问题。

**案例导入**

　　2013 年 10 月 16 日,台湾发生了"大统长基"油品名称与内容不符及造假事件。大统长基公司生产的食用油品约百种,违规品项已超过半数,截至 2013 年 10 月 19 日,该公司生产的逾 9 成产品被查出是黑心油。

　　台湾大统黑心油事件被爆之后,引发了一场食用油危机,台湾卫生福利事务主管部门对大统长基公司开出 2820 万台币的罚单,是台湾单一食品厂遭罚的最高纪录。大统黑心油事件在持续发酵中,多家使用大统油作为生产食用原料的食品大厂被卷入其中,而味全就是其中之一。味全在 2013 年 10 月 31 日接受台湾卫生局谈话时,并未主动说明使用了大统原油,蒙混躲避调查。此次受味全的影响,其同系公司康师傅因为与和光堂联姻上涨的股价开始出现下跌趋势,顶新出厂的 21 款油品已经全部下架,并被"台北市政府卫生局"罚款 300 万元台币。

　　台湾食品安全问题让人看不到了结的终点,柴米油盐酱醋茶,开门七件事,台湾有多少商品已沦陷在"黑心商品"的乌云下? 最令人痛心的是,这些违规的企业都不是山寨版或地下工厂,而是知名度响当当的市场大品牌。面对一再发生的食品安全事件,除重罚之外,台湾当局应完善食品的"生产履历"制度,即食品的生产来源"可追溯",追踪食品在原料成分、生产、加工处理、流通、贩卖、日期等各阶段的资讯,并且标示在产品上。不光台湾地区出现的食品安全问题,大陆也经常出现一些与食品污染相关的新闻:为了加快牲畜的生长速度,在饲料里添加生长激素;为了奶牛乳房不发生炎症而给奶牛注射抗生素;为了食品饮料的颜色诱人而添加各种色素;为了蔬菜水果免遭害虫的侵扰过量喷洒农药;等等。面对这一系列食品安全问题,我们应该如何做到自己及家人在日常生活中,避免受到食品污染造成的对身体健康的危害呢? 生活中该怎样去做?

# 第一节　食品污染

## 一、食品污染的概述

### (一)食品污染的概念

食品污染是指危害人体健康的有害物质进入正常食物的过程。在人类食物的组成成分中,一般不含有害物质或含量极微,不致对人体产生危害。但食物从生长到收获,生产、加工、储存、运输、销售、烹调等各个环节中,可使某些有害物质污染食品,致使食品的营养价值和卫生质量降低,对人体健康造成危害。

### (二)食品污染的类型

根据污染食品的有害物质的性质可分为生物性污染、化学性污染和物理性污染三大类。

1.生物性污染

(1)微生物性污染。主要包括细菌及细菌毒素,霉菌及霉菌毒素等。一些致病菌主要来自患者、病畜和带菌者,通过空气、土壤、水、食具、患者的手或排泄物污染食品。霉菌在自然界分布广泛,有病害的农作物、空气、土壤及容器都可使食品受到霉菌污染。

(2)寄生虫及虫卵污染。通过污染食品而危害于人的寄生虫有蛔虫、绦虫、囊虫、中华枝睾吸虫等。寄生虫及虫卵污染一般是通过患者、病畜的粪便污染水源或土壤后,再间接污染食品或直接污染食品。各种食品都有可能受到寄生虫及其虫卵的污染,从而使人致病。特别是肉类及水产食品。

(3)昆虫污染。当食品和粮食储存的卫生条件不良,缺少防蝇、防虫设备时,食品很容易招致昆虫产卵,滋生各种害虫。昆虫除作为病原体和中间寄主外,由于多数有翅、可飞,所以,在传播疾病中更具有其独特的作用。

2.化学性污染

污染食品的有害化学物质,主要包括一些金属毒物及其他无机和有机化合物,如汞、镉、铅、砷和亚硝胺类、多环芳烃类、酚、硒、氟及一些目前尚不清楚的各种有毒物质等。

化学性污染一般有以下几种来源:第一,工业"三废"(废水、废气、废渣)污染农作物和周围水系,通过食物链污染食物。第二,化学农药的广泛应用,使食品受到污染或残留。第三,食品的容器和包装材料,由于其中含有不稳定的有害物质,在接触食物时,可被溶解而污染食品。第四,化学添加剂的过量使用。为了延长食品的使用期限,改善食品的质地与口味等,在食品中允许添加适量的化学添加剂,如防腐剂、增稠剂、甜味剂等,过量使用会给人体健康带来危害。

3.物理性污染

某些杂物如沙石、木块等杂物由于各种原因可能污染食品。此外,由于核能工业的发展,人工放射性同位素的应用,以及大量核试验等经常污染环境,放射性物质直接或间接地污染食品,其中一部分可通过食物链进入人体。

**(三)食品污染对人体健康的危害**

食品污染对人体健康的危害,涉及面相当广泛。例如,食品受病原微生物污染,在食品上大量繁殖或产生毒素时,可引起食物中毒。如果食品被某有害化学物质所污染,含量虽少,但当长期连续地通过食物作用于人体,可表现为急性中毒、慢性中毒、致畸、致突变、致癌等潜在性危害。

**(四)食品污染的预防措施**

为了控制和防止有害物质对食品的污染,消除食品中存在的有害因素,不断提高食品的卫生质量,必须采取以下措施。

(1)大力进行防止食品污染的宣传教育,经常组织食品企业从业人员,进行卫生知识讲座,使他们懂得食品污染的危害,自觉地做好防止食品污染的工作。

(2)根据国家颁布的《食品安全法》,有关部门应对食品企业(食品加工厂和商店)、饮食行业、公共食堂进行卫生管理与监督,凡不符合卫生标准的食品,应找出污染原因并及时进行处理。

(3)加强对工业"三废"的管理,凡不符合排放标准的"三废",不得任意排放,以杜绝"三废"对食品的污染。

(4)加强对食品包装材料和容器具的卫生管理,执行食品运输和储存的相关规定,确保食品在运输和储存过程中不受污染和受潮霉变或变质。

(5)卫生检疫部门做好肉品检验工作,严禁病死禽畜肉进入市场,发现病畜禽及肉品应立即进行相关处理。

(6)应采用高效、低毒、低残留的化学农药或其他防治方法,以取代高残留的农药,减少对环境的污染和在生物体内的存留。

## 二、食品的生物性污染及其预防

### (一)细菌污染

**1.致病菌污染**

致病菌对食品的污染有两种情况:第一种是生前感染,如奶、肉在禽畜生前即潜存着致病菌。主要有引起食物中毒的肠炎沙门菌、猪霍乱沙门菌等沙门菌;也有能引起人畜共患的结核病的结核杆菌、布氏病(波状热)的布鲁杆菌、炭疽病的炭疽杆菌。第二种是外界污染,致病菌来自外环境,与畜体的生前感染无关。主要有痢疾杆菌、副溶血性弧菌、致病性大肠杆菌、伤寒杆菌、肉毒梭菌等。

**2.条件致病菌污染**

该污染在通常情况下不致病,但在一定的特殊条件下可有致病力的细菌。常见的有葡萄球菌、链球菌、变形杆菌、韦氏梭菌、蜡样芽孢杆菌等,这些细菌能在一定条件下引起食物中毒。

**3.非致病菌污染**

非致病菌在自然界分布极为广泛,在土壤、水体、食物中更为多见。食物中的细菌绝大多数都是非致病菌,这些非致病菌中,有许多都与食品腐败变质有关。能引起食品腐败变质的细菌称为腐败菌,是非致病菌中最多的一类。

### (二)霉菌及病毒对食品的污染

**1.霉菌**

(1)概况。霉菌广泛分布于自然界,大多数对人体无害,但某些霉菌污染食品后,会产生有毒的代谢产物——霉菌毒素,当人体进食被霉菌毒素污染过的食品后,健康便受到损害。目前已知的霉菌毒素约 100 种。

霉菌毒素对食品的污染并无传染性,目前已被确认致使试验动物致癌或病变的霉菌毒素主要有:黄曲霉毒素、杂色曲霉素、岛青霉素、展青霉素、橘青霉素等,以黄曲霉毒素危害最大。

(2)黄曲霉毒素污染食品的情况。黄曲霉毒素主要污染粮油及其制品,各种植物性、动物性食品也被广泛污染,如花生、花生油、玉米、大米、棉籽被污染严重,胡桃、杏仁、榛子、高粱、小麦、黄豆及豆类、马铃薯、蛋、乳及乳制品、干的咸鱼和辣椒等均有被黄曲霉毒素污染的报道。

(3)黄曲霉毒素的毒性。黄曲霉毒素是一种剧毒物质,其毒性比氰化钾还高。人摄入大量黄曲霉毒素可发生急性中毒使肝脏受损;长期少量持续摄入黄曲霉毒素可导致纤维组织增生。有许多实例证实,人类因食用污染严重的黄曲霉毒素食品而引起急性中毒。

(4)黄曲霉毒素的致癌性。我国肝脏发病率高的地区居民食物中,黄曲霉毒素污染严重,黄曲霉毒素实际摄入量高。在东南亚、泰国调查发现,不同地区熟食及市售食品黄曲霉毒素含量的高低与肝癌发病率也有类似关系。

(5)防霉及去毒措施。首先是防霉。避免食品被霉菌毒素污染最根本的是防止食品霉变,而防霉措施主要应从霉菌生长所需的条件如温度、湿度、空气着手,化学熏蒸剂及 γ-射线照射防霉效果好且安全,但必须按规定剂量及方法使用;其次是去毒。黄曲霉毒素耐热,在一般烹调加工温度下不能将其去除,采用剔除霉粒、碾压加工、适当搓洗及物理吸附等方法去除。

**2.食品的病毒污染**

病毒不仅在自然环境,如土壤、水体、空气中存在,而且在一些物品和金属仪器上也存在,其存在时间的长短与病毒种类和污染程度有关。病毒性疾病既可以通过食物、粪便传播,还可以通过衣物、接触、空气等感染,这说明病毒存在的普遍性。研究表明,无论在哪种食品上残存的病毒,一旦遇到相应的寄主,病毒到达寄主体内即可产生爆发性的繁殖,引起相应的病毒病。为避免疾病的发生,需要妥善管理食品原料产地生产加工的环境条件,消费者在食用过程中也要认真对待,确保安全。

## 三、食品的化学性污染及其预防

### (一)农药污染及其预防

农药能防治病、虫、鼠害,提高农畜产品产量,是获取农业丰收的重要物质。但农药如果使用不当,对环境和食品会造成污染。施用农药后,在食品表面及食品内残存的农药及其代谢产物、降解物或衍生物,统称为农药残留。食用含有残留农药的食品,大剂量可能引起急性中毒,低剂量长期摄入可能有致畸、致癌和致突变作用。

目前,世界上使用的农药原药多达 1000 多种,我国目前使用的农药也有近 200 种原药和近千种制剂。我国原药年产量近 40 万吨,在世界上排第二位。农药按化学结构可分为有机氯类、有机磷类、有机氮类、氨基酸酯、有机硫、拟除虫菊酯、有机砷、有机汞等多种类型,如按用途可分为杀虫剂、杀菌剂、除草剂、杀线虫剂、杀螨剂、杀鼠剂、落叶剂和植物生长调节剂等类型。使用较多的是杀虫剂、杀菌剂和除草剂三大类。

**1.农药污染途径**

(1)直接污染。因喷洒农药可造成农作物表面黏附污染,被吸收后转运至各个部分而造成农药残留。污染的程度与农药的性质、剂型、施用方法及浓度和时间有关。

(2)间接污染。由于大量施用农药以及工业"三废"的污染,大量农药进入空气、水体和土壤,成为环境污染物。农作物长期从污染的环境中吸收农药,可引起食品二次污染。

(3)生物富集作用与食物链。生物富集作用是指生物将其生存环境中低浓度的化学物质,通过食物链的转运和蓄积达到高浓度的能力。食物链是指在生物生态系统中,由低级到高级顺次而连接起来的一个生态链条。某些化学物质在沿着食物链转移的过程中产生生物富集作用,即每经过一种生物体,其浓度就有一次明显的提高。生物富集作用以水生生物最为明显。

2.食品中农药残留及其毒性

(1)有机氯农药对人体的危害。有机氯是最早使用的一种农药,主要有"六六六"及 DDT 等,在环境中稳定性强,不易降解,在环境和食品中残留期长。例如,DDT 在土壤中消失 95%需 3~30 年(平均 10 年)的时间,我国已于 1983 年停止 DDT 生产,1984 年停止 DDT 使用。

有机氯农药通过食物链进入体内后,因是脂溶性物质,主要蓄积于脂肪组织中。有机氯农药多数属于中等毒或低毒。急性中毒主要表现为神经毒作用,如震颤抽搐和瘫痪等。有机氯农药的慢性毒性主要侵害肝、肾和神经系统等。

此外,有机氯农药能诱发细胞染色体畸变,代谢产物具有一定致癌作用。

(2)有机磷农药对人体的危害。有机磷农药是目前使用量最大的一种杀虫剂,常用产品有敌百虫、敌敌畏、乐果、马拉硫磷等。大多数有机磷农药的性质不稳定,易迅速分解,残留时间短,在生物体内也较易分解,故在一般情况下少有慢性中毒。

有机磷农药对人的危害主要是引起急性中毒。有机磷属于神经性毒剂,可通过消化道、呼吸道和皮肤进入体内,经血液和淋巴转运至全身。

(3)拟除虫菊酯类。本类产品是人工合成的除虫菊酯,可用做杀虫剂和杀螨剂,具有高效、低毒、低残留、用量少的特点。目前,大量使用的产品有数十个品种,此类农药由于施用量小,残留低,一般慢性中毒少见,急性中毒多由于误服或生产性接触所致。

(4)氨基甲酸酯类。这类农药属中等毒农药,目前使用量较大,主要用做杀虫剂。该类农药的特点是药效快,选择性高,对温血动物、鱼类和人的毒性较低,容易被土壤中的微生物分解,在体内不蓄积。不过,此类农药在弱酸条件下可与亚硝酸盐结合生成亚硝胺,有潜在致癌作用。

3.预防措施

首先,发展高效、低毒、低残留农药。所谓高效就是用量少,杀虫效果好;而低毒是指对人畜的毒性低,不致癌、不致畸、不产生特异病变;低残留是指农药在施用后降解速度快,在食品中残留量少。

其次,合理使用农药。我国已颁布《农药安全使用标准》和《农药合理使用准则》,对主要作物和常用农药规定了最高用药量或最低稀释倍数,最高使用次数和安全间隔期(最后一次施药到距收获时的天数)。

最后,还要加强对农药的生产经营和管理,限制农药在食品中的残留量。

**(二)兽药的污染及其预防**

目前,世界主要残留兽药有抗生素类(如青霉素、四环素、链霉素等)、磺胺药类、呋喃药类、抗球虫药、激素药类和驱虫药类。

**1.兽药污染食物的主要途径**

主要途径有:为预防和治疗禽畜疾病用药使药物残留于动物体内而污染食品;饲料添加剂中为预防牲畜疾病而添加的兽药尽管数量少,但是,长时间地喂养,药物便残留在动物体内,从而引起肉、乳、蛋等动物性食品的污染。

**2.兽药污染食品对人体的危害**

该危害主要有毒性作用,如磺胺类药物可引起肾脏损害;过敏反应和变态反应,如呋喃类引起人体的不良反应主要是胃肠反应和过敏反应;正常人产生耐药性;人体菌群失调,人体摄入被兽药污染的动物性食品,兽药的积蓄会使菌群的平衡失调,而导致人体发生一些疾病。此外,还有致畸、致突变作用。

**3.动物性食品兽药污染防治措施**

加强药物的合理使用规范,严格规定休药期并制定动物性食品药物的最大残留限量。还要监督检测部门的工作力度。值得注意的是,适当的加工保藏方式可降低动物性食品兽药的污染,如热加工、冷藏等都可降低兽药的残留量。

**(三)有毒金属污染及其预防**

**1.汞**

(1)危害。微量汞在正常人体内一般不致引起危害,进入体内的汞可以从尿、粪便、汗液中排出体外,而且基本保持平衡。无机汞的吸收率低,故毒性较小,而有机汞则毒性较大,尤其是甲基汞对人体的危害程度更甚。甲基汞中毒的主要症状:初为肢体末端和口唇周围麻木、有刺痛感,出现手部动作、知觉、视力等障碍,伴有语言、步态失调,甚至发生全身瘫痪、精神紊乱。本病约6个月死亡,即使存活下来也会留下后遗症。

(2)来源。进入人体的汞主要来自被污染的食品,尤其是被污染的鱼、虾、贝类。环境中的微生物特别是污泥中的某些微生物群可以使毒性低的无机物转变成毒性高的甲基汞。

(3)预防措施。为使食品中汞含量控制在卫生标准下,必须禁止使用含汞农药;对含汞的工业"三废"进行无害化处理;加强食品中汞的监测,特别是水产品的监测。根据《食品中污染物限量》(GB 2762-2012)规定,我国食品综合汞容许量不得超过以下标准（mg/kg）：水产动物及其制品 0.5（肉食性鱼类及其制品 1.0）；谷物及其制品 0.02；蔬菜、乳及乳制品 0.01；蛋制品 0.05；婴幼儿灌装辅助食品 0.02。

2.镉

（1）危害。镉主要储存在肝肾处，可造成肾、骨骼和消化器官病变，如肺气肿、肾功能损害、支气管炎以及高血压、贫血等病症。严重的可患"痛痛病"（又称骨痛病）。患者以疼痛为主，初期腰背疼痛，以后逐渐扩展及全身，患者骨质疏松，极易骨折，往往轻微活动即可引起骨折。

（2）来源。镉进入人体的途径主要是从食品中摄入，食品中镉主要来源于冶炼、化学工业、冶金工业、电器电镀工业、陶瓷、印刷工业等排出的"三废"。

（3）预防措施。为防止镉对食品污染，要严格执行含镉工业"三废"的排放标准。被镉污染的粮食，经碾磨、水洗可除去粮食表皮的镉。根据《食品中污染物限量》（GB 2762-2012）规定，我国食品镉容许量不得超过以下标准（以镉计，mg/kg）：稻谷 0.2，其他谷物 0.1；新鲜蔬菜水果 0.05（叶菜、芹菜 0.2），食用菌 0.2（香菇 0.5）；豆类 0.2，花生 0.5；肉类及肉制品 0.1，内脏 1.0；水产制品 1.0（海蜇 2.0），鲜冻水产品 0.1，水产制品 0.2；蛋类 0.05。

3.铅

（1）危害。铅对人体的毒性主要表现为神经系统、造血器官和肾脏等发生病变。症状为食欲不振，口有金属味，失眠、头昏、头痛、腹痛、腹泻或便秘、贫血等。过量的铅可造成儿童智力发育迟缓、癫痫、脑瘫痪和视神经萎缩等永久性后遗症。

（2）来源。铅在环境中分布很广，铅可以通过冶炼、印刷、塑料、橡胶等工业"三废"污染农作物，也可以通过含铅的劣质陶瓷、生产设备、容器管道等来污染食品。汽油中的防爆剂四乙基铅汽车尾气扩散到公路周围的农田亦是铅污染的一个重要途径。此外，加工皮蛋添加黄丹粉可带来铅污染，爆米花机器装置上的铅也可污染爆米花。

（3）预防措施。为预防和减少食品的铅污染，要严格管理和处理工业"三废"。限制用于食品加工的工具、设备、包装容器、食品添加剂中的含量。不得使用含铅的食具容器存放食品。根据《食品中污染物限量》（GB 2762-2012）规定，我国食品铅容许量不得超过以下标准（以铅计，mg/kg）：蔬菜水果制品及食用菌 1.0，新鲜蔬菜 0.3，新鲜水果 0.2；麦片、面筋、八宝粥、带馅料面米制品 0.5，其他谷物及其制品 0.2；豆类制品 0.5；肉制品 0.5；水产制品 1.0（海蜇 2.0），鲜冻水产品（除内脏）1.0；巴氏杀菌乳、生乳、发酵乳 0.05；蛋制品 0.2（皮蛋、皮蛋肠 0.5）；油脂 0.1；浓缩果蔬汁 0.5，包装饮用水 0.01；酒类 0.2（蒸馏酒、黄酒 0.5）；婴幼儿配方食品 0.15（液态产品 0.02），婴幼儿谷类辅助食品 0.2，婴幼儿灌装辅助食品 0.25；果冻、膨化食品 0.5，茶叶、干菊花 5.0。

4.铬

（1）危害。金属铬和二价铬无毒，三价铬毒性很小，毒性最大的是六价铬的化合物，它具有强烈的刺激作用和腐蚀性。慢性铬中毒症能导致鼻黏膜损害，皮炎、头痛、消瘦、贫血、消化道发炎或溃疡。铬化合物的致癌作用也引起了广泛的重视，铬的致癌性不仅取决于化合价，还取决于浓度。难溶于水的铬酸盐和氧化铬被认为是最主要的致癌物质。

（2）来源。铬与汞、铅、镉、砷不同，它是人体必需微量元素之一，只有遭到严重铬污染时才会造成对人体的损害。含铬的废水和废渣是食品的主要污染来源，尤以皮革厂、电镀厂的"三废"中铬含量高。

### （四）苯并芘、杂环胺和多氯联苯对食品的污染及其预防

1.苯并芘对食品的污染及预防

苯并芘可以通过皮肤、呼吸道及被污染的食品等途径进入人体，在肠道内被很快吸收，进入血液循环后很快分布于全身。苯并芘主要导致胃癌的发生。我国规定几种食品中苯并芘的允许限量标准（ug/kg）为：粮食、熏烤动物性食品为5，植物油为10。

预防苯并芘污染食品的措施有：防止污染，加强环境治理，改进食品加工烹调方法。熏制、烘干粮食应改进燃烧过程，改良食品烟熏剂，不使用煤炭烘烤，使用熏烟洗净器或冷熏液。

2.杂环胺对食品的污染及预防

杂环胺是当烹调加工蛋白质食物时，由蛋白质、肽、氨基酸的热解物中分离的一类具有致突变、致癌的杂环芳烃类化合物。

含蛋白质较多的食物，如鱼、肉类，在烘烤、煎炸时产生杂环胺，烹调方式、时间、温度及食物的组成对多杂环胺的生成有很大影响。食物与明火接触和与灼热的金属表面接触，有助于杂环胺的生成，加工温度高产生的杂环胺含量高。

杂环胺化合物产生的有害性可被新鲜的水果、蔬菜，如苹果、茄子、白菜、生姜、菠萝等去除。

预防杂环胺化合物危害的措施有：改进烹调加工方法，注意烹调温度以免烧焦食物。增加蔬菜水果的摄入量。

3.多氯联苯对食品的污染及预防

多氯联苯的中毒症状是痤疮样皮疹、皮肤色素沉着、眼皮发肿、食欲不振、全身乏力，中毒严重者会出现恶心、呕吐、腹胀痛、肝功能紊乱等。多氯联苯的销毁要极其慎重，如果不在适当的温度下燃烧会释放出二噁英。

预防多氯联苯污染的主要措施有：防止工业泄漏事故和控制"三废"排放；停止使用含多氯联苯的食品包装材料。我国规定海产食品中多氯联苯限量卫生标准

为 0.5mg/kg。

### （五）亚硝基化合物的污染及其预防

亚硝基化合物根据化学结构可分为两大类，即亚硝胺和亚硝酰胺。亚硝胺化学性比亚硝酰胺稳定。亚硝基化合物还有一定的挥发性。

亚硝基化合物具有强烈的致癌性，已知可使多种动物、多种器官组织产生肿瘤；少量多次长期摄入或一次多剂量均可致癌。至今尚未发现有一种动物对亚硝基化合物的致癌性有抵抗能力。亚硝基化合物还有致畸作用和胚胎毒性并有剂量效应关系。

食品中天然存在的亚硝胺含量极微，一般浓度在 10ppb 以下，但其前身亚硝酸盐及仲胺等则广泛存在于自然界，在一定条件下可转化成亚硝酸盐。人类饮食中的亚硝基化合物主要来源于蔬菜、肉制品和发酵制品，如熏鱼、腌肉、酱油、酸渍菜、腌菜、发酵食品、啤酒及油煎咸肉。其中，酸菜是一种具有代表性的高含量亚硝基制品。此外，发酵食品，如豆瓣酱、酱油、啤酒中也含有部分亚硝基化合物。海产品，如咸鱼、虾皮的亚硝基化合物含量比较高。在加工肉、鱼类食品时常用硝酸盐做防腐剂、发色剂，硝酸盐在细菌硝基还原酶的作用下，可形成亚硝酸盐。

为防止亚硝基化合物对人体的危害，应从食品生产加工、储存和抑制体内合成等方面采取措施。

（1）防止食物霉变及其他微生物污染，这是降低食物中亚硝基化合物最主要的方法。所以，在食品加工时，应保证食品新鲜，防止微生物污染。

（2）应用亚硝基化抑制剂。亚硝基化作用过程可被许多化合物与环境条件所抑制，如维生素 C、维生素 E、鞣酸和酚类化合物等，可以抑制减少亚硝基化合物的形成。某些食物，如猕猴桃、沙棘汁、大蒜等可防止亚硝基化合物的产生。

（3）控制食品加工中硝酸盐、亚硝酸盐的添加量。在加工工艺可行的条件下，尽量使用硝酸盐、亚硝酸盐代用品。

（4）农业用肥与用水，也与蔬菜中亚硝酸盐和硝酸盐含量有关。在干旱缺水地区，蔬菜中硝酸盐含量高。

## 四、食品的物理性污染及其预防

### （一）物理性污染物分类

食品的物理性污染物来源复杂，品种繁多。根据污染物的性质将物理性污染物分为两类，即杂物和放射物。其中，一些物理性污染物可能并不威胁消费者健康，但却严重影响了食品应有的感官性状和营养价值，无法确保食品应有的质量。

食品的物理性污染存在偶然性。物理性污染物纷繁复杂，以致食品卫生标准无法囊括全部的物理性污染物，从而给食品物理性污染的预防及卫生管理带来诸多困难。近年来,食品的物理性污染事件增多,食品的物理性污染物已经成为威胁人类健康的重要污染物之一。

（二）食品的杂物污染及预防

1.食品的杂物污染途径

按照杂物污染食品来源将污染食品的杂物分为来自食品产、储、运、销的污染物和食品的掺杂、掺假污染物。

食品在产、储、运、销过程中,都有可能受到杂物的污染,主要污染途径有:生产时污染,如厨房加工场所多密闭性不好,粮食收割时混入草籽,动物在宰杀时受血污、毛发、粪便等污染;食品储存过程中的污染,如苍蝇、昆虫的尸体和老鼠对食品的污染;食品运输过程中的污染,如车辆、装运工具、不清洁铺垫物和遮盖物对食品的污染;意外污染,如戒指、指甲、烟头、废纸等污染。

食品掺杂掺假是一种人为故意向食品中加入杂物的行为。近年来,由于这种因素而引发的食品安全问题应引起足够的重视。掺杂掺假所涉及的食品种类繁杂,掺杂污染物众多,如粮食中掺入沙石,肉中注水,奶粉中掺加大量的糖,牛奶中加入米汤、牛尿等物质。2008年9月发生的"三鹿肾结石奶粉事件",就是不法分子在牛奶中掺加三聚氰胺,婴幼儿食用该种奶粉之后,造成4名婴幼儿死亡、几万名婴幼儿受到不同程度伤害的严重食品安全事件。

2.食品的杂物污染预防

要加强对食品生产、储存、运输、销售过程的监督管理,把住产品的质量关,执行《良好生产操作规范（GMP）》;改进生产加工工艺和检验方法,尽量采用小包装;制定食品卫生标准,如《小麦粉标准》（GB 1355-1986）就规定磁性金属物的含量控制在0.003g/kg;严格执行《食品安全法》,严厉打击食品掺杂掺假行为。

（三）食品的放射性污染及预防

1.食品的放射性污染源

食品放射性物质的污染来源,主要有以下几方面:核试验产生的放射性物质;和平利用原子能过程中产生的核废料,因处理和排放不当造成对环境的污染;意外核事故造成的严重核燃料泄漏。此外,食品中也有一些天然放射性物质。我们只讨论环境中认为的放射性核元素污染及向食品中的转移。

环境中放射性核元素可通过食物链各个环节向食品转移而污染食品。其转移途径有:向水生生物体内转移,向植物体内转移,向动物和人体内转移。放射性核元素进入水体后,可随着生物体表逐渐向内渗透或直接进入水生植物体内。鱼及水生动物直接吸收。放射性核元素进入植物的途径是通过沉降物、雨水和污水将放射性核元素带到植物表面并渗入植物组织直接污染,植物根系也可以从土壤中吸收放射性核元素。环境中放射性核元素通过牧草、饲料、饮水等途径进入禽畜体内,储存于组织器官中。除了直接受到核辐射的危害外,主要是通过食物链的层层蓄积,积累到相当高的浓度后,对人体健康产生危害。放射性核元素进入人体的量取决于在食品中的含量,也和烹调方法有关系。据调查,乳制品放射性核元素最多,其次是蔬菜、水果、谷类和面食制品。

2.放射性污染的预防

通过饮食小剂量放射性核元素引起的放射病,潜伏期较长且多引起癌变。有的对生殖系统造成危害,还有致畸、致突变性。在一般情况下,食品存在放射性污染的可能性是比较小的。注意加强对污染源的经常性卫生监督,定期检查,做好预防工作。

目前,食品放射性污染源主要是以半衰期较长的131碘、137铯和90锶等为常见。特别是半衰期较长的90锶大多蓄积于骨骼内,影响造血器官发挥生理功能,并且不容易排出,对人体健康有严重的危害。某些海底动物,如软体动物蓄积90锶,牡蛎能蓄积大量的65锌,某些鱼类能蓄积55铁。

食品在严密包装的情况下,只是外部受到放射性物质的污染,而且主要途径是通过干燥灰尘,可用擦洗和吸尘等方式去除。若放射性物质已进入食品内部或已渗入食品组成成分中,则无法去除。防止食品放射性污染主要在于控制放射性污染源。在使用放射性物质时,应严格遵守操作规程,禁止任何能够引起食品如包装产生放射性的照射。严格执行国家卫生标准,使食品放射性核元素污染量控制在限制浓度范围之内。

# 第二节　食品腐败变质

## 一、食品腐败变质

食品的腐败变质是指食品在一定环境因素影响下,主要由微生物作用而引起食品成分和感官性状发生改变,降低或失去营养价值或商用价值的过程。

### (一)食品腐败变质的原因

1.微生物作用

微生物几乎存在于自然界的一切领域,一般肉眼是看不到的,要用显微镜才能看见。食品在常温下放置,很快就会受到微生物污染和侵袭。引起食品腐败变质的微生物有细菌、酵母菌和霉菌等,它们在生长和繁殖过程中会产生各种酶类物质,破坏细胞壁而进入细胞内部,使食品中的营养物质分解,食品质量降低,进而使食品发生变质和腐烂。

2.酶作用

酶作用是指食品在酶类作用下使营养成分分解变质的一种现象。由于动物性食品和植物性食品本身都含有一定量的酶,在适宜的条件下,酶促使食品中的蛋白质、脂肪和糖类等物质分解,产生硫化氢、氨等难闻气体和有毒物质,使食品变质而不能食用。鱼、肉、禽、蛋、乳等动物性食品,蛋白质含量丰富,保存不当就会腐败变质。蔬菜和水果等植物性食品蛋白质含量较少,但在氧化酶的作用下促进自身的呼吸作用,消耗营养成分而变得枯黄乏味,植物的呼吸热还使食品温度升高,微生物的活动加剧,而加速食品的腐烂变质。

3.非酶作用

非酶作用引起食品变质包括氧化作用、呼吸作用、机械损伤等。食品因氧化作用而致变质,如油脂的酸败。这是油脂与空气中的氧气接触而被氧化,生成醛、酮、醇、酸等,使油脂本身变黏,比重增加,出现难闻的气味和有毒物质。其他如维生素C、天然色素(如番茄色素等)也会发生氧化,使食品质量降低乃至变质 。

**(二)食品腐败变质的实质**

食品腐败变质实质上是食品中的营养成分的分解过程,其程度常因食品种类、微生物的种类和数量及其他条件的影响而异。食品腐败变质的鉴定,一般是从感官(视觉、嗅觉、颜色、味觉等)、物理(食品浸出物重量、折光率、黏度等)、化学(挥发性盐基总氮、三甲胺、组胺、pH、K 值等)和微生物(细菌总数、致病菌、大肠菌群等)等四个方面进行评价。

1.食品中蛋白质的分解

肉、鱼、禽、蛋和大豆制品等富含蛋白质的食品,主要是以蛋白质分解为其腐败变质的特性。蛋白质在微生物酶的作用下,分解为氨基酸,氨基酸再在细菌酶的作用下通过脱羧基、脱氨基、脱硫作用,形成多种腐败产物。

2.食品中脂肪的酸败

食用油脂与食品脂肪的酸败受脂肪酸饱和程度、紫外线、氧、水分、天然抗氧化物质以及食品中微生物的解脂酶等多种因素的影响。食品中的中性脂肪分解为甘油和脂肪酸,脂肪酸可进一步断链形成酮和酮酸,多不饱和脂肪酸可形成过氧化物,进一步分解为醛和酮酸,这些产物都有特殊的臭味,如醛、酮等羧基化合物能使酸败油脂带有"哈喇味"。这些都是油脂酸败较为敏感和实用的指标。

3.食品中碳水化合物的分解

含碳水化合物较多的食品主要是粮食、蔬菜、水果和糖类及其制品。这类食品在细菌、真菌和酵母所产生的相应酶的作用下发酵或酵解,生成双糖、单糖、有机酸、醇、羧酸、醛、酮、二氧化碳和水。当食品发生以上变化时,食品的酸度升高并带有甜味、醇类气味等。

### （三）食品腐败变质的危害

食品腐败变质的原因很复杂,腐败变质的产物对人体的危害也是多方面的。

**1.感官性状变化产生腐败气味**

食品在腐败过程中发生复杂变化,分解出许多厌恶性物质,例如蛋白质分解产物有胺类、硫化氢、硫醇、吲哚、粪臭素等,都是强烈气体物质,使人嗅后厌恶。脂肪酸败产生醛、酮类等,并进一步分解出现特殊的酸败味。此外,食品外形的组织溃烂、黏液污秽物等严重影响食品的感官卫生质量。

**2.降低或丧失食用价值**

食品腐败变质使食品中的主要成分蛋白质、脂肪、碳水化合物分解,维生素、无机盐等营养素也受到大量的分解破坏和流失,使其营养价值严重降低,甚至达到不能食用的程度。

**3.腐败变质产物对人体的危害**

腐败变质食品由于微生物污染,增加了致病菌和产毒菌存在的机会,并可使一些致病力弱的细菌得以大量生长繁殖,以导致人食用后而引起食源性疾病。某些腐败变质分解产物组胺可引起变态反应,霉变甘蔗可引起急性中毒,长期食用含有黄曲霉毒素、青霉毒素的食物,往往可造成慢性损害。

### （四）食品腐败变质的预防措施

**1.低温防腐**

低温可以抑制微生物的繁殖,降低酶的活性和其在食品内化学反应的速度。低温防腐一般只能抑制微生物的生长繁殖和酶的活动,使组织自溶和营养素的分解变慢,并不能杀灭微生物,也不能将酶破坏,食品质量变化并未完全停止,因此,保藏时间应有一定的期限。一般情况下,肉类在4℃可存放数日,0℃可存放7~10天。-10℃以下可存放数月,-20℃可保存更长时间。但鱼类如需长时间保存,则需在-30℃~-25℃为宜。

**2.高温灭菌防腐**

食品经高温处理,可杀灭其中绝大部分微生物,并可破坏食品中的酶类。如结合密闭、真空、迅速冷却等处理,可有效地控制食品腐败变质,延长保存时间。高温灭菌防腐主要有高温灭菌法和巴氏消毒法两种。高温灭菌法的目的在于杀灭微生物,如食品在115℃的温度,大约20分钟,可杀灭繁殖型和芽孢型细菌,同时可破坏酶类,获得接近无菌的食品。例如,罐头的高温灭菌常用100℃~120℃。巴氏消毒法是将食品在60℃~65℃加热30分钟,可杀灭一般致病性微生物,亦有用80℃~90℃加热30秒或1分钟的高温短时巴氏消毒法,或以130℃~135℃加热3~4秒的超高温瞬时灭菌法。巴氏消毒法多用于牛奶和酱油、果汁、啤酒及其他饮料,其优点是能最大限度地保持食品原有的性质。

## 3.脱水与干燥防腐

将食品水分含量降至一定限度以下（如细菌为10%以下，霉菌为13%～16%以下，酵母为20%以下），微生物则不易生长繁殖，酶的活性也受抑制，从而可以防止食品腐败变质。这是一种保藏食品较常用的方法。脱水可采取日晒、阴干、加热蒸发、减压蒸发或冰冻干燥等方法。日晒法虽然简单方便，但其中的维生素几乎全部损失。冰冻干燥（又称真空冷冻干燥、冷冻升华干燥、分子干燥）是将食物先低温速冻，使水分变为固体冰，然后在较高的真空下使固态变为气态而挥发。此种方法可使大多数食品长期保藏，既保持食品原有的物理、化学、生物学性质不变，又保持食品原有的感官性状。食用时，加水复原后可恢复到原有的形状和结构。

## 4.提高渗透压防腐

常用的有盐腌法和糖渍法。盐腌法可提高渗透压，微生物处于高渗状态的介质中，可使菌体原生质脱水收缩并与细胞膜脱离而死亡。食盐浓度为8%～10%时，可停止大部分微生物的繁殖，但不能杀灭微生物。杀灭微生物需要食盐的浓度达到15%～20%。糖渍食品是利用高浓度（60%～65%）糖液，作为高渗溶液来抑制微生物繁殖。不过，此类食品还应在密封和防湿条件下保存，否则容易吸水，降低防腐作用。糖渍食品常见的有甜炼乳、果脯、蜜饯和果酱等。

## 5.提高氢离子浓度防腐

大多数细菌一般不能在pH4.5以下正常发育，故可利用提高氢离子浓度的办法进行防腐。提高氢离子浓度的方法有醋渍和酸发酵等。多用于各种蔬菜和黄瓜。醋渍法是向食品内加食醋，酸发酵法是利用乳酸菌和醋酸菌等发酵产酸来防止食品腐败。

## 6.添加化学防腐剂

化学防腐剂属于食品添加剂，其作用是抑制或杀灭食品中引起腐败变质的微生物。由于化学防腐剂中某些成分对人体有害，因此，在使用时，只能限于我国规定允许使用的几种防腐剂，如苯甲酸及其钠盐、山梨酸及其钠盐、亚硫酸及其盐类及对羟基苯甲酸酯类等。

## 7.辐照保藏防腐

食品辐照保藏是20世纪40年代开始发展起来的一种新的保藏技术，主要利用60钴、137铯产生的γ射线及电子加速器产生的电子束作用于食品进行灭菌、杀虫、抑制发芽，从而达到食品保鲜并延长食品保存期限的目的。

# 第三节　食品添加剂

## 一、食品添加剂的定义与分类

### (一)食品添加剂的定义

按照《中华人民共和国食品卫生法》第54条和《食品添加剂卫生管理办法》第28条,以及《食品营养强化剂卫生管理办法》第2条和《中华人民共和国食品安全法》第99条,中国对食品添加剂定义为:食品添加剂,指为改善食品品质和色、香和味以及为防腐、保鲜和加工工艺的需要而加入食品中的人工合成或者天然物质。

按照GB2760-2011《食品安全国家标准 食品添加剂使用标准》,对食品添加剂定义为"为改善食品品质和色、香、味,以及为防腐、保鲜和加工工艺的需要而加入食品中的人工合成或者天然物质。营养强化剂、食品用香料、胶基糖果中基础剂物质、食品工业用加工助剂也包括在内。"

### (二)食品添加剂的分类

中国商品分类中的食品添加剂种类共有35类,包括增味剂、消泡剂、膨松剂、着色剂、防腐剂等,含添加剂的食品达万种以上。其中,《食品添加剂使用标准》和卫生部公告允许使用的食品添加剂分为23类,共2400多种,制定了国家或行业质量标准的有364种。主要有酸度调节剂、抗结剂、消泡剂、抗氧化剂、漂白剂、膨松剂、胶基糖果中基础剂物质、着色剂、护色剂、乳化剂、酶制剂、增味剂、面粉处理剂、被膜剂、水分保持剂、营养强化剂、防腐剂、稳定剂和凝固剂、甜味剂、增稠剂、食品用香料、食品工业用加工助剂、其他等23类。

1.几种常用的抗氧化剂

(1)BHA:丁基羟基茴香醚。因为加热后效果保持性好,在保存食品上有效,成为国际上广泛使用的抗氧化剂之一,也是中国常用的抗氧化剂之一。和其他抗氧化剂有协同作用,并与增效剂如柠檬酸等使用,其抗氧化效果更为显著。一般认为BHA毒性很小,较为安全。

(2)BHT:二丁基羟基甲苯。与其他抗氧化剂相比,其稳定性较高,耐热性好,在普通烹调温度下影响不大,抗氧化效果也好,用于长期保存的食品与焙烤食品很有效。是国际上特别是在水产加工方面广泛应用的廉价抗氧化剂。一般与BHA并用,并以柠檬酸或其他有机酸为增效剂。相对BHA来说,BHT毒性稍高一些。

(3)PG:没食子酸丙酯。对热比较稳定。PG对猪油的抗氧化作用较BHA和BHT强些,毒性较低。

（4）TBHQ：特丁基对苯二酚。是较新的一类酚类抗氧化剂，其抗氧化效果较好。

2.漂白剂

这类物质均能产生二氧化硫（$SO_2$），二氧化硫遇水则形成亚硫酸（$H_2SO_3$）。除具有漂白作用外，还具有防腐作用。此外，由于亚硫酸的强还原性，能消耗果蔬组织中的氧，抑制氧化酶的活性，可防止果蔬中的维生素 C 的氧化破坏。

亚硫酸盐在人体内可被代谢成为硫酸盐，通过解毒过程从尿中排出。亚硫酸盐这类化合物不适用于动物性食品，以免产生不愉快的气味。亚硫酸盐对维生素 $B_1$ 有破坏作用，故维生素 $B_1$ 含量较多的食品，如肉类、谷物、乳制品及坚果类食品也不适合。因其能导致过敏反应而在美国等国家的使用受到严格限制。

3.着色剂

又称色素，是使食品着色后提高其感官性状的一类物质。食用色素按其性质和来源，可分为食用天然色素和食用合成色素两大类。

（1）食用合成色素，属于人工合成色素。食用合成色素的特点是色彩鲜艳、性质稳定、着色力强、牢固度大，可取得任意色彩，加上成本低廉，使用方便。但人工合成色素大多数对人体有害。人工合成色素的毒性有的为本身的化学性能对人体有直接毒性；有的或在代谢过程中产生有害物质；在生产过程还可能被砷、铅或其他有害化合物污染。

（2）食用天然色素，食用天然色素主要是从动植物组织中提取的色素，然而天然色素成分较为复杂，经过纯化后的天然色素，其作用也有可能和原来的不同。而且在精制的过程中，其化学结构也可能发生变化；此外在加工的过程中，还有被污染的可能，故不能认为天然色素就一定是纯净无害的。

4.护色剂

护色剂又称发色剂。在食品的加工过程中，为了改善或保护食品的色泽，除了使用色素直接对食品进行着色外，有时还需要添加适量的护色剂，使制品呈现良好的色泽。

5.酶制剂

酶制剂指从生物（包括动物、植物、微生物）中提取具有生物催化能力酶特性的物质，主要用于加速食品加工过程和提高食品产品质量。

中国允许使用的酶制剂有：木瓜蛋白酶——来自未成熟的木瓜的胶乳中提取；以及由米曲霉、枯草芽孢杆菌等所制得的蛋白酶；α-淀粉酶——多来自枯草杆菌；糖化型淀粉酶——中国用于生产本酶制剂的菌种有黑曲霉、根酶、红曲酶、拟内孢酶；由黑曲霉、米曲霉、黄曲霉生产的果胶酶等。

6.增味剂

增味剂是指为补充、增强、改进食品中的原有口味或滋味的物质。有的称为鲜味剂或品味剂。

中国允许使用的增味剂有谷氨酸钠、5'-鸟苷酸二钠和5'-肌苷酸二钠 5'-呈味核甘酸二钠、琥珀酸二钠和 L-丙氨酸。

谷氨酸钠为含有一分子结晶水的 L-谷氨酸一钠。易溶于水,在 150℃时失去结晶水,210℃时发生吡咯烷酮化,生成焦谷氨酸,270℃左右时则分解。对光稳定,在碱性条件下加热发生消旋作用,呈味力降低。在 pH 为 5 以下的酸性条件下加热时易可发生吡咯烷酮化,变成焦谷氨酸,呈味力降低。在中性时加热则很少发生变化。

谷氨酸属于低毒物质。在一般用量条件下不存在毒性问题,而核苷酸系列的增味剂均广泛存在于各种食品中,不需要特殊规定。

7.防腐剂

防腐剂是指能抑制食品中微生物的繁殖,防止食品腐败变质,延长食品保存期的物质。常见的防腐剂有如下类型。

(1)苯甲酸和苯甲酸钠:苯甲酸又名安息香酸,由于其在水中溶解度低,故多使用其钠盐。成本低廉。

苯甲酸进入机体后,大部分在 9~15 小时内与甘氨酸化合成马尿酸而从尿中排出,剩余部分与葡萄糖醛酸结合而解毒。但由于苯甲酸钠有一定的毒性,已逐步被山梨酸钠替代。

(2)山梨酸及山梨酸钾:又名花楸酸,由于其在水中的溶解度有限,故常使用其钾盐。山梨酸是一种不饱和脂肪酸,可参与机体的正常代谢过程,并被同化产生二氧化碳和水,故山梨酸可看成是食品的成分,按照资料可以认为对人体是无害的。

(3)丙酸及其盐类:抑菌作用较弱,使用量较高,常用于面包糕点类,价格也较低廉。

丙酸及其盐类,其毒性低,可认为是食品的正常成分,也是人体内代谢的正常中间产物。

(4)脱氢醋酸及其钠盐:为广谱防腐剂,特别是对霉菌和酵母的抑菌能力较强,为苯甲酸钠的 2~10 倍。该品能迅速被人体吸收,并分布于血液和许多组织中。但有抑制体内多种氧化酶的作用,其安全性受到怀疑,故已逐步被山梨酸所取代,其 ADI 值尚未规定。

8.甜味剂

甜味剂是指赋予食品甜味的食品添加剂。按来源可分为:

（1）天然甜味剂，又分为糖醇类和非糖类。

①糖醇类有：木糖醇、山梨糖醇、甘露糖醇、乳糖醇、麦芽糖醇、异麦芽糖醇、赤鲜糖醇；

②非糖类包括：甜菊糖苷、甘草、奇异果素、罗汉果素、索马甜。

（2）人工合成甜味剂，其中磺胺类有糖精、环己基氨基磺酸钠、乙酰磺胺酸钾，二肽类有天门冬酰苯丙酸甲酯（又阿斯巴甜）、1-a-天冬氨酰-N-（2,2,4,4-四甲基-3-硫化三亚甲基）-D-丙氨酰胺（又称阿力甜）。蔗糖的衍生物有三氯蔗糖、异麦芽酮糖醇（又称帕拉金糖）、新糖（果糖低聚糖）。

## 二、食品添加剂的作用和特征

### （一）作用

食品添加剂大大促进了食品工业的发展，并被誉为现代食品工业的灵魂，这主要是它给食品工业带来许多好处，其主要作用大致如下。

1.防止变质——延长食品保质期

例如，防腐剂可以防止由微生物引起的食品腐败变质，延长食品的保存期，同时还具有防止由微生物污染引起的食物中毒作用。又如，抗氧化剂既可阻止或推迟食品的氧化变质，以提供食品的稳定性和耐藏性，同时也可防止可能有害的油脂自动氧化物质的形成。此外，抗氧化剂还可用来防止食品，特别是水果、蔬菜的酶促褐变与非酶褐变。这些对食品的保藏都是具有一定意义的。

2.改善感官——改善食品感官性状

适当使用着色剂、护色剂、漂白剂、食用香料以及乳化剂、增稠剂等食品添加剂，可以明显提高食品的感官质量，满足人们的不同需要。

3.保持营养——保持提高营养价值

在食品加工时适当地添加某些属于天然营养范围的食品营养强化剂，可以大大提高食品的营养价值，这对防止营养不良和营养缺乏、促进营养平衡、提高人们健康水平具有重要意义。

4.方便供应——增加品种和方便性

市场上已拥有多达2万种以上的食品可供消费者选择，尽管这些食品的生产大多通过一定包装及不同加工方法处理，但在生产工程中，一些色、香、味俱全的产品，大都不同程度地添加了着色、增香、调味乃至其他食品添加剂。正是这些众多的食品，尤其是方便食品的供应，给人们的生活和工作带来极大的方便。

5.方便加工——有利于加工操作

在食品加工中使用消泡剂、助滤剂、稳定剂和凝固剂等，可有利于食品的加工操作。例如，当使用葡萄糖酸δ内酯作为豆腐凝固剂时，可有利于豆腐生产的机械化和自动化。

6.其他——其他特殊需要

食品应尽可能满足人们的不同需求。例如,糖尿病人不能吃糖,则可用无营养甜味剂或低热能甜味剂,如三氯蔗糖或天门冬酰苯丙氨酸甲酯制成的无糖食品。

也有企业自己制定添加剂标准的,在一些行业龙头企业就制定了食品生产制作中不允许添加防腐剂、甜蜜素、色素、香料等规定。

**(二)食品添加剂的特征**

食品添加剂具有以下三个特征:

(1)是加入到食品中的物质,因此,它一般不单独作为食品来食用。

(2)既包括人工合成的物质,也包括天然的物质。

(3)加入到食品中的目的是为改善食品品质和色、香、味以及为防腐、保鲜和加工工艺的需要。

## 三、管理措施和原则

我国对食品添加剂的卫生管理主要通过三个方面:制定和执行《食品添加剂使用卫生标准》;颁布和执行新食品添加剂审批程序,对新品种的审核,除工艺、质量标准审查外,重点对产品进行安全毒理学评价;颁布执行生产食品添加剂审批程序。为加强对食品添加剂的安全保证,我国实行许可证管理制度,生产食品添加剂厂必须按规定办理生产许可证。

合理使用各种添加剂一般是无害的。但由于食品添加剂多为化学物质,有些还具有一定毒性,所以,在实际食品生产制作中应尽量少用或不用食品添加剂。在必须使用时,应严格控制食品添加剂的使用范围和添加量。使用食品添加剂除应遵守《食品添加剂卫生管理办法》外,还应坚持以下原则:

(1)经过食品毒理学安全性评价,证明在使用限量内长期使用对人体安全无害。

(2)应符合中华人民共和国卫生部颁布并批准执行的使用卫生标准和质量标准。

(3)对食物的营养成分不得有破坏作用。

(4)食品添加剂摄入人体后,最好能参与人体正常的物质代谢或能被正常解毒过程解毒后全部排出体外;在达到一定使用目的之后,食品添加剂能够经过加工、烹调或储存被破坏或排除。

(5)禁止以掩盖食品腐败变质或以掺杂、伪造为目的而使用食品添加剂;不得经营和使用无卫生许可证、无产品检验合格证及污染变质的食品添加剂。

(6)未经卫生部允许,婴儿及儿童食品不得加入食品添加剂。

## 四、不合理使用食品添加剂对人体的危害

在食品加工过程中,如果不严格按照食品添加剂使用标准和卫生管理办法使用食品添加剂,就可能使添加剂造成对食品的污染,损害消费者的身体健康。不合理地滥用食品添加剂或使用不符合卫生标准的食品添加剂和非食品用的化工产品,将会对人体健康产生以下危害影响。

(1)过敏反应。一些食品添加剂可能引起某些人的过敏反应。例如,苯甲酸及苯甲酸钠可引起肠炎,亚硫酸盐可引起支气管哮喘,糖精可引起皮肤瘙痒和日光性过敏皮炎等。

(2)蓄积作用。例如,二丁基羟基甲苯在油脂中添加过量,就会在人体内造成蓄积,蓄积到一定程度会引起中毒症状。维生素 A 在人体内也具有蓄积作用,摄入量过高时也会产生中毒症。

(3)急、慢性中毒。食品中滥用有害添加剂可能造成急性或慢性中毒。在我国有过腌腊制品添加过量硝酸盐、亚硝酸盐引起食物中毒的报道;日本"森永乳粉事件"是由于添加过量的含砷磷酸氢二钠造成 130 人死亡的中毒事件。

非食用物质和易滥用的食品添加剂品种名单见表5-1。

表5-1 非食用物质和易滥用的食品添加剂品种名单

| 序号名称 | 可能添加主要食品类别 | 可能的主要作用 |
| --- | --- | --- |
| 1.吊白块 | 腐竹、粉丝、面粉、竹笋 | 增白、保鲜、增加口感、防腐 |
| 2.苏丹红 | 辣椒粉 | 着色 |
| 3.王金黄、块黄 | 腐皮 | 着色 |
| 4.蛋白精、三聚氰胺 | 乳及乳制品 | 虚高蛋白含量 |
| 5.硼酸与硼砂 | 腐竹、肉丸、凉粉、凉皮、面条、饺子皮 | 增筋 |
| 6.硫氰酸钠 | 乳及乳制品 | 保鲜 |
| 7.玫瑰红 B | 调味品 | 着色 |
| 8.美术绿 | 茶叶 | 着色 |
| 9.碱性嫩黄 | 豆制品 | 着色 |
| 10.酸性橙 | 卤制熟食 | 着色 |
| 11.工业用甲醛 | 海参、鱿鱼等干水产品 | 改善外观和质地 |
| 12.工业用火碱 | 海参、鱿鱼等干水产品 | 改善外观和质地 |

续表

| 序号名称 | 可能添加主要食品类别 | 可能的主要作用 |
|---|---|---|
| 13.一氧化碳 | 水产品 | 改善色泽 |
| 14.硫化钠 | 味精 | |
| 15.工业硫黄 | 白砂糖、辣椒、蜜饯、银耳 | 漂白、防腐 |
| 16.工业染料 | 小米、玉米粉、熟肉制品等 | 着色 |
| 17.罂粟壳 | 火锅 | |

资料来源:杨月欣,王光亚,潘兴昌.中国食物成分表(2002)[M].北京:北京大学医学出版社,2002.

# 第四节　食品包装材料

食品在生产加工、储运和销售过程中,要使用各种工具、设备、容器、包装材料及内壁涂料,食品容器和包装材料在与食品的接触中就可能会有有害成分转移到食品中,造成食品污染。注重食品容器、包装材料的卫生质量,严格食品用工具设备的卫生管理,对食品的安全卫生有着重要的意义。

## 一、常用塑料及其制品的安全卫生

塑料是一种高分子材料,可制作食具、食品容器、生产管道、输送带、包装材料及生产设备的零部件等。塑料制品的安全卫生问题主要是其树脂单体对人体健康的危害和助剂(增塑剂、填充剂、稳定剂等)的安全问题。塑料制品中的有些单体物质如氯乙烯单体、丙烯氰单体等具有毒性,甚至有致癌作用,如果发生迁移,则对人体健康构成危害。

根据塑料受热后的性能变化,塑料可分为热塑性和热固性两种。我国允许使用的食品容器材料中,属于热塑性的有聚乙烯、聚丙烯、聚苯乙烯、聚氯乙烯、聚对苯二甲酸乙二醇酯、聚碳酸酯等,属于热固性塑料的有三聚氰胺甲醛树脂、酚醛塑料、脲醛塑料等。

### (一)聚乙烯(PE)

聚乙烯是乙烯的聚合物,属于低毒物质,为半透明或不透明固体。聚乙烯无味、无毒,具有优良的耐低温性能(最低使用温度可达-100℃~-70℃),化学稳定性好,能耐大多数酸碱的侵蚀(不耐具有氧化性质的酸),常温下不溶于一般溶剂,吸水性小,耐热老化性差。

聚乙烯可分为高密度聚乙烯和低密度聚乙烯。高密度聚乙烯质地坚硬,可耐110℃高温,可以煮沸消毒,主要用于塑料容器和塑料袋的制作,如奶瓶、水桶等,清洁后可重复使用。低密度聚乙烯质地柔软,通常用于制作保鲜膜、塑料膜等,耐油性、耐热性差。PE保鲜膜在温度超过110℃时会出现热熔现象,食物中的油脂也很容易使保鲜膜中的有害物质溶出,所以保鲜膜不可包裹食物加热,不可在微波加热时使用。

另外,凡是再生聚乙烯制品,不得用来做食品包装材料。

（二）聚丙烯（PP）

聚丙烯是丙烯的聚合物,无毒、无味,强度、硬度、耐热性、耐油性均优于聚乙烯,可耐130℃高温。具有良好的防潮性,不受湿度影响,但低温时变脆、不耐磨、易老化。常见的酸、碱有机溶剂对它几乎不起作用。

聚丙烯是目前广泛使用的最理想包装材料,主要用于包装面包、糖果、海产品,也可制作微波炉餐盒、食品周转箱,清洁后可重复使用。聚丙烯餐盒是唯一可在微波炉加热的餐盒,但要注意的是有些盒体是聚丙烯制作的,而盒盖却是聚苯乙烯制作的,不耐高温,不可与盒体一起放进微波炉。

（三）聚苯乙烯（PS）

聚苯乙烯是聚乙烯单体的聚合物,比重较大,质地较脆,常温下对油脂不稳定、不耐热,75℃~80℃时变形。聚苯乙烯除含有聚乙烯单体外,还含有挥发性成分,如甲苯、乙苯、异丙苯等,都有一定毒性,影响人体肝肾功能及造成生育障碍。用聚苯乙烯容器盛装牛奶、果汁、酱油等,在常温下放置24小时就会产生异味。所以聚苯乙烯塑料不适合做食具,不可用于盛装酸性（醋、柳橙汁等）、碱性物质,过去做一次性快餐盒如发泡快餐盒,现已禁用。

（四）聚氯乙烯（PVC）

聚氯乙烯是氯乙烯单体的聚合物,耐酸碱,不易变形,加工性很好。本身无毒,但易分解老化,分解产物有毒。加工时需添加增塑剂和稳定剂,有些也具有一定的毒性。当接触含油食物或高温时,单体和辅料中的有毒物质就会析出,具有致癌、致畸作用。目前这种材料已很少用于食品包装。

（五）聚对苯二甲酸乙二醇酯（PETE）

聚对苯二甲酸乙二醇酯耐热低于70℃,只适合装暖饮和冷饮,遇高温时易变形,并产生对人体有害的物质。矿泉水瓶、碳酸饮料瓶都是用这种材料制成的,使用10个月后,可能会释放出致癌物,不可反复使用。

（六）聚碳酸酯（PC）

聚碳酸酯被大量使用,多用于奶瓶、水壶、太空杯的制造。使用时不要加热,也不要在阳光下直射。另外不可用洗碗机、烘碗机清洗。

### （七）三聚氰胺甲醛树脂（MF）和酚醛树脂

三聚氰胺甲醛树脂又名密胺塑料,无味、无毒,硬度高,耐热、耐刻画,有光泽、着光性好。可制成各种食具、容器,但含有一定量的游离甲醛,可破坏肝细胞和淋巴细胞。酚醛树脂因存在甲醛和苯酚的残留物,也不得用于加工直接接触食品的制品。

食品用的塑料制品不得使用回收塑料来加工。

## 二、橡胶制品的安全与卫生

食品用橡胶制品主要有橡胶奶嘴、瓶盖垫片或垫圈、高压锅垫圈、食品输送管带等。橡胶奶嘴的安全卫生直接影响婴儿的健康,而食品用橡胶制品可能接触酒精饮料、含油的食品或高压水蒸气而溶出有害物质。

橡胶分为天然橡胶和合成橡胶两类。天然橡胶一般无毒害,而合成橡胶中的有害成分来源可能是其单体物质如丁腈橡胶中的丙烯氰,更多的则是各种助剂和添加剂。食品用橡胶制品生产中使用的各种助剂,必须符合我国食品容器、包装材料用助剂的有关质量与卫生标准,严禁使用再生胶。

## 三、金属制品的安全与卫生

金属用作包装材料的主要有镀锡薄钢板（马口铁）、铝板或铝箔,用作食品容器的主要有不锈钢、铝、铜等,用作工具、设备的多为不锈钢,用作食具的除不锈钢和铝外,还有铜、锡、银等制品。金属制品的主要安全卫生问题是控制有害金属如铅、砷、镉、铬等的迁移。回收铝中的杂质和金属难以控制,故不允许制作食具。

## 四、玻璃食具的安全与卫生

玻璃制品以二氧化硅为原料配以辅料经高温熔融制成,毒性较小。但应注意辅料如红丹粉、三氧化二砷等毒性很大。铅和砷污染是玻璃制品的主要安全问题,尤其是中高档玻璃器皿中加入铅化合物,如高脚杯的加铅量可达30%以上。

## 五、陶瓷和搪瓷制品的安全与卫生

陶瓷和搪瓷制品多作为食品容器,其安全卫生问题主要是釉料中重金属铅、镉、锑等的溶出。当使用搪瓷或陶瓷容器长期盛装酸性食品（如醋、果汁等）和酒时,铅、镉等有害物质易溶出而迁移入食品中,甚至引起中毒。

### 六、食品包装用纸的安全卫生

食品包装用纸的主要安全卫生问题是真菌等生物污染和纸中的化学残留物。为防止包装用纸对食品的污染,应采取如下措施:生产加工包装用纸的各种原料必须是无毒、无害的,不得使用回收的废纸做原料,不得添加荧光增白剂;食品包装纸涂蜡必须是食品级石蜡,以防多环芳烃的污染。用于印刷食品包装材料的油墨和颜料必须符合食品卫生要求,涂彩层不得与食品直接接触。

### 七、转基因技术及其卫生问题

#### (一)转基因食品概念

转基因生物是利用现代分子,将某些生物的基因转移到其他物种中去,改造生物的遗传物质,使其在形状、营养品质、消费品质等方面向人们所需要的目标转变。以转基因生物为直接食品或为原料加工生产的食品就是转基因食品。

转基因作为一种新兴的生物技术手段,它的不成熟和不确定性,必然使得转基因食品的安全性成为人们关注的焦点。

#### (二)转基因技术简介

转基因技术实质上是基因工程技术,又称为 DNA 重组技术。转基因技术是在 1973 年由美国斯坦福大学研究人员创立的。早期的基因工程应用于微生物诱变育种。20 世纪 80 年代,基因技术开始向改良高等动植物的遗传特征方向发展。1983 年诞生了第一株转基因植物,1986 年转基因植物进入田间试验。转基因食品是近二三十年才发展起来的,1994 年,世界上第一例转基因食品——延迟成熟的转基因番茄在美国出现。自此,转基因作物和转基因食品大量生产出现。目前,市场上的转基因食品以植物性食品为主,如转基因大豆、玉米、油菜、马铃薯、番茄、甜椒、西葫芦等。随着转基因食品的不断普及,由新技术开发所带来的转基因食品对人体的健康是否有害成为了公众关注的热点。

#### (三)转基因食品的利与弊

1.利

有益的基因组合,成长得到的食品有较多的优点:可增加作物产量;可以降低生产成本;可增强作物抗虫害、抗病毒等的能力;提高农产品耐储性;不断培植新物种,生产出有利于人类健康的食品。

2.弊

错误地使用一种毒性更强、隐性致病能力强的一种变异菌的毒素,好像是控制住了病虫害,但是植物中却含有了更具有伤害性的物质。所谓的增产也是不受环境影响的情况下得出的,如果遇到雨雪的自然灾害,也有可能减产更厉害。多项研究表明,有害的基因组合食品,对哺乳动物的各项功能都有损害。

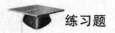 **视野拓展**

## 关于转基因食品的争议

转基因食品可能存在过敏反应、营养问题,外来基因可能会以一种人们还不甚了解的方式破坏食物中的营养成分,发生抗生素耐药情况、对环境的威胁等。

### 反对论

幼鼠食用转基因土豆后,会使内脏和免疫系统受损。

蝴蝶幼虫等田间益虫吃了撒有某种转基因玉米花粉的菜叶后会发育不良,死亡率特别高。

证据指出转基因食品潜在的危险。

### 赞成观点

转基因食品是安全的,有国家和政府相关的法律法规进行约束,而科学家们也都抱有很严谨的治学态度。另外,传统的作物在种植的时候,农民会使用农药来保证质量,而有些抗病虫的转基因食品无须喷洒农药。

### 世界各国对转基因食品的做法

美国:小麦主粮的商业化尚未推开。在加州,2009 年有 3 个县对转基因作物进行了全民公决,决定禁止在自己的县里种植转基因作物。美国转基因大豆产量占其大豆总产量的 93%,大豆总产量的 45% 用于出口。日本禁止进口美国转基因大米,对转基因作物实行严格管理和慎重对待。印度停止转基因茄子商业化。

## 本章小结

食品污染的概念、类型和特点及对人体的危害;食品腐败变质的概念、原因及预防方法方法;了解目前我国禁止使用的非食用的添加剂,掌握我国食品添加剂的定义、种类及特点以及使用原则;常见食品包装材料污染及预防措施。

**练习题**

一、填空题

1.污染食品的有害物质,按其性质可分为_____、_____和_____三大类。

2.在食品腐败变质过程中,起重要作用的是细菌、_____和_____,尤其是细菌更占优势。

3.反映食品卫生质量的细菌污染主要指标是_____、_____。

4.镉中毒主要损害人体的_____、_____和消化系统。

5.聚苯乙烯的主要卫生问题是_____及甲苯、乙苯和异丙苯等杂质具有一定的毒性。

6.多环芳烃(PAH)化合物是一类具有较强_____的食品化学污染物,其中_____系多环芳烃的典型代表。

7.高温灭菌防腐的方法主要有_____和_____两类。

8.亚硝基化合物根据化学结构可分为两大类,即_____和_____。

9.在肉制品加工过程中常用的护色剂有_____和_____。

10.增味剂按化学性质不同,可分为_____系列和_____系列两种。

11.护色剂可与肌肉中的血红蛋白及肌红蛋白结合,生成_____,使肉制品呈现红色。

12.一般可把微波食品分为_____食品和_____食品两大类。

二、单项选择题

1.食品中可能出现的有害因素主要包括(    )。

A.生物性污染、化学性污染、物理性污染

B.有机物污染、化学性污染、物理性污染

C.无机物污染、化学性污染、物理性污染

D.放射性污染、生物性污染、环境污染

2.水俣病是由于长期摄入被(    )污染的食品引起的中毒。

A.金属汞          B.砷          C.铅          D.甲基汞

3.肉及肉制品发生腐败变质的最主要原因是(    )。

A.微生物污染                    B.农药残留

C.使用亚硝酸盐                  D.加工方法粗糙

4.肉、蛋等食品腐败变质后有恶臭味,是食物中(    )成分分解而致。

A.脂肪          B.碳水化合物          C.蛋白质          D.纤维素

5.砷的急性中毒多是由于(    )引起的。

A.污染                          B.误食

C.食品添加剂                    D."三废"处理不当

6.我国的食品卫生标准规定,烧烤或熏制的动物性食品中苯并芘(BaP)的含量应(    )。

A. ≤ 10μg          B.≤10μg/kg          C. ≤ 5μg/kg          D. ≤ 1μg/kg

7.苯并芘化学结构是由( )构成。

A.三个苯环　　　　B.四个苯环　　　　C.五个苯环　　　　D.六个苯环

8.黄曲霉毒素主要损害的部位是( )。

A.神经　　　　　　B.肝　　　　　　　C.肾　　　　　　　D.膀胱

9.有害金属元素( )中毒可引起骨痛病。

A.汞　　　　　　　B.铅　　　　　　　C.砷　　　　　　　D.镉

10.肉及肉制品发生腐败变质的最主要原因是( )。

A.微生物污染　　　　　　　　　B.农药残留

C.使用亚硝酸盐　　　　　　　　D.加工方法粗糙

11.有机磷农药的主要急性毒性为( )。

A.抑制胆碱酯酶活性　　　　　　B.致癌性

C.血液系统障碍　　　　　　　　D.肝脏损害

12.我国规定安塞蜜可以广泛使用于烘烤食品以及餐桌甜品,最大使用量为每千克食品允许添加( )g。

A.0.1　　　　　　B.0.3　　　　　　C.0.5　　　　　　D.0.8

13.下列属于天然抗氧化剂的是( )。

A. 柠檬酸钠　　　B.L-抗坏血酸　　C.亚硝酸盐　　　D.低聚原花青素

14.以下对微波食品中说法错误的是( )。

A.微波食品不存在安全问题,可放心使用

B.微波食品烹调操作出现失误的时候,可能会产生有毒物质

C.微波炉烹调食品对大部分农药、兽药残留的去除作用小,远远不及传统的烹调加工方法

D.在加热不彻底的情况下,微波食品中的微生物仍可能有残留

三、多项选择题

1.食品腐败变质的鉴定指标有( )。

A.感官指标　　　B.物理指标　　　C.化学指标　　　D.微生物指标

E.放射性指标

2.我国使用最多的农药是( )。

A.除草剂　　　　B.杀虫剂　　　　C.杀菌剂　　　　D.植物生长调节剂

E.杀鼠剂

3.( )对金属毒物的吸收和毒性有较大影响。

A.蛋白质　　　　B.碳水化合物　　C.维生素 C　　　D.维生素 B

E.水

4.食品容器、包装材料的主要卫生问题为( )。

A.聚合物单体　　　　　　　　B.降解产物的毒性

C.添加助剂的使用　　　　　　D.有毒重金属

E.以上都不是

5.我国禁止使用有机氯农药的原因是其(　　　)。

A.半衰期长　　　B.蓄积性强　　　C.稳定性强　　　D.脂溶性强

E.致癌作用

6.下列能用于食品的天然色素是(　　　)。

A.焦糖　　　　B.番茄红素　　　C.藤黄　　　D.甜菜红

E.红曲米

7.在肉类腌制品中最常用的发色助剂有(　　　)。

A.L-抗坏血酸　　　　　　　　B.核黄素

C.L-抗坏血酸钠　　　　　　　D.烟酰胺

E.β-胡萝卜素

四、名词解释

1.食品污染

2.食品的腐败变质

3.生物富集作用

4.巴氏杀菌

5.食品掺杂掺假

6.食品添加剂

7.微波食品

8.转基因食品

五、简答题

1.简述食品中铅污染的来源及对人体的危害。

2.防止亚硝基化合物危害食品的主要措施有哪些?

3.简述食品中农药残留的来源及常见的农药残留,采取哪些措施可控制食品中的农药残留量?

4.简述食品腐败的原因及其预防措施。

5.影响食品中杂环胺形成的主要因素是什么? 防止杂环胺危害有哪些措施?

6.我国对食品添加剂的管理主要有哪些方面?

7.简述二噁英类化合物来源、危害及其预防措施。

8.简要说明环境中人为的放射性核素污染来源、向食品中的转移途径、对人体的危害及预防措施。

9.食品添加剂的使用应遵循哪些原则?

六、论述题

1.说明有害金属污染食品的途径、毒作用特点和预防控制措施。

2.广州市工商局在对市面上乳制品及含乳食品抽检中发现,"南山奶粉"被抽检的 5 个批次"倍慧"婴幼儿奶粉,全部含有强致癌性物质黄曲霉素。据了解,这些产品生产时间为 2011 年 7 月至 12 月,分别涉及盒装和罐装。目前监测不合格食品被责令下架、封存并立案查处。根据上述事件,请具体论述、分析:

（1）论述黄曲霉毒素对食品的污染和毒性。

（2）通常采取的预防措施有哪些?

# 第六章　食源性疾病与食物中毒

**本章概览**

了解食源性疾病的含义及范畴;理解食源性疾病暴发的因素;了解各种人畜共患的疾病的特点;深刻理解食物中毒及其流行病学特点;掌握各种引起食物中毒的食源及预防措施。

**案例导入**

据中新网 2014 年 8 月 11 日消息,7 月底在日本静冈市举行的烟花大会上,有 400 多名游客在吃完冰镇小黄瓜后相继出现了腹痛和血便症状。截至 8 月 10 日,共有 453 人被检验出含出血性大肠杆菌 O157,其中 108 人病情较为严重,正住院接受治疗,有 4 人出现溶血性尿毒症候群。

中国疾控中心传染病所专家熊衍文表示:"出血性大肠杆菌 O157 主要存在于被污染的生蔬菜、肉类中。食用带有这种致病菌的食物后,会出现腹泻、发烧发热等症状,甚至是出血型肠炎,患上致命的溶血性尿毒症的概率是 3%~5%,会有生命危险。"

上海商学院食品学院胡国平教授说:"大肠杆菌在自然条件下存活的时间不长,只有几周,最多为一到两个月。此外,大肠杆菌是可以在水中存活的,所以水源是最常见的污染途径。携带大肠杆菌的粪便污染了水后,再用水去清洗或者腌制食物,食物就会被污染。"

据胡国平介绍,在中国一些中小城市以及农村中,水污染比较严重,也不太讲究卫生。像一些菜市场,用脏水洗蔬菜,就容易让蔬菜受污染。目前欧美一些国家已经严格要求水源中不得含有大肠杆菌,中国的食品检测中,大肠杆菌和菌落总数也是最常见的两个指标。

日本的冰腌小黄瓜尽管采取了冰镇和腌制两道储藏加工程序,但依然不排除细菌存活的可能。

"冰镇的食物在低温下,病菌会被抑制生长,但是一旦回到常温的环境后,病菌会再次大量繁殖。另外,腌制的食物,如果盐分充足,腌制很透,那么会杀死病菌,但是如果只是简单腌制,细菌也会继续存活。"胡国平称。

通过上述案例,日常生活中我们应掌握哪些知识可预防食物中毒呢?

# 第一节　食源性疾病概述

## 一、食源性疾病

### (一)食源性疾病的含义

食源性疾病,是指食品中致病因素进入人体引起的感染性、中毒性疾病以及其他疾病。其病源主要有病毒、细菌、寄生虫、毒素、重金属以及有毒化学物质。其症状也各不相同,从轻微胃肠炎到致命的神经毒症状以及肝肾综合征等。

食源性疾病具有三个基本要素:即食物是传播疾病的媒介,引起食源性疾病的病原物是食物中的致病因子,临床症状为中毒性或感染性表现。

### (二)食源性疾病的范畴

1.食物中毒

食物中毒是最常见的食源性疾病。

2.食物传播性疾病

因摄入了被各种致病菌和病毒污染的食物和水而引起的细菌性及病毒性肠道传染病(如霍乱、细菌性痢疾、伤寒、甲肝等)、由食物传播引起的人畜共患传染病以及寄生虫病(如旋毛虫病、猪绦虫病、溶组织阿米巴等)。

3.其他

食源性变态反应性疾病、暴饮暴食引起的急性胃肠炎、酒精中毒等。

### (三)食源性疾病的暴发因素

食源性疾病的暴发因素大致分为社会因素、经济因素及病原和检测技术因素三类。

1.社会因素

社会因素主要是指饮食习惯的改变和数亿人口的跨国流动。生活方式与食源性疾病关系密切。此外,现代人喜吃生食和海产品,而许多鲜果和蔬菜都是大肠杆菌等细菌的载体,加之排放的有毒化学物质通过海水而进入人类的食物链,以及人口跨国流动导致居住条件变差,饮用水供应和废弃物处理压力很重,这些都增加了食源性病原体传播的机会。

2.经济因素

经济因素主要是指预包装方便食品、贸易全球化和新工艺、新技术等的运用。生活节奏的加快导致消费者对快餐的需求量增大,而贸易的全球化又容易引起食源性疾病的跨国传播,这些也影响到食源性疾病的暴发。此外,转基因食品等新资源、化学合成添加剂等新的食品添加剂、食品辐照等新的食品加工工艺等,也可能引发新的食品安全问题。

3.病原和检测技术因素

病原和检测技术主要是指自然选择造成微生物变异,但新的知识和分析鉴定技术的建立需要时间。一方面,新的食源性病原体不断出现且可能发生变异;另一方面,对已经发现的细菌,受限于当时的知识和分析技术,可能需要一定时间才能找到与食源性疾病的关系。因此,食源性疾病面临很大挑战。

## 二、人畜共患传染病

对人有传染性的牲畜疾病,称为人畜共患传染病。人畜共患传染病主要有30多种,如炭疽病、鼻疽病、猪丹毒、布氏杆菌病、结核病、口蹄疫、疯牛病等;寄生虫病主要有囊虫病、旋毛虫病、蛔虫病等。人感染后,轻者损害健康;重者危及生命。下面介绍几种常见的危害性大的人畜共患传染病。

### (一)人畜共患传染病

1.炭疽病

这是对人畜危害最大的传染病,其病原体是炭疽杆菌。炭疽病主要是牛、羊和马等牲畜的传染病。牲畜患此病后眼、耳、鼻及口腔出血,血液凝固不全,呈暗黑色沥青样。当人接触了炭疽病畜或吃了炭疽杆菌畜肉,会发生肠炭疽,有恶心、呕吐、吐血、腹痛、便血等症状。如不及时治疗,往往会发展成败血症而死亡。发现炭疽杆菌的饲养场所及屠宰场所及其设备必须进行消毒,可用5%甲醛消毒。病畜应就地焚烧或在2米以下深坑加生石灰掩埋。同群牲畜应立即用炭疽杆菌芽孢菌苗和免疫血清治疗。

2.鼻疽病

这是一种马、骡、驴等牲畜多发的烈性传染病,其病原体为鼻疽杆菌,可经消化道、呼吸道及损伤的皮肤和结膜感染。患鼻疽病的牲畜可见鼻腔、喉头和气管有粟粒状大小结节及高低不平、边缘不齐的溃疡,肺、肝和脾有粟粒至豌豆大的结节。病死牲畜的处理同炭疽病。患鼻疽的人,皮肤上出现丘疹并成为脓疱,而后形成溃疡。病重的可发展成脓毒症,如不及时治疗会很快死亡。

3.口蹄疫

其病原体为口蹄疫病毒。以牛、羊、猪等偶蹄动物最易感染,是高度接触性人畜共患传染病,病畜主要表现是口角流涎呈线状,口腔黏膜、齿龈、舌面和鼻翼边缘出现水疱,水疱破裂后形成烂斑。人接触病畜后也可感染此病。其主要表现是:发烧,口腔黏膜肿胀发干,唇和舌上有豌豆大的水疱。水疱破后形成溃疡,不久即愈合。轻者手和脚的皮肤发生水疱,重症者则在胃肠内壁出现水疱,心肌受损害,甚至危及生命。

4.结核病

该病由结核杆菌引起,牛、羊、猪和家禽等均可感染,特别是牛型和禽型结核杆菌可传染给人。患畜表现为全身消瘦、贫血、咳嗽、呼吸音粗糙;颌下、乳房及其他体表淋巴结肿大变硬,局部有大小不一的结节,呈半透明或白色,也可呈干酪样钙化或化脓等。人患结核病,除患部有结核病变外,在肠道、淋巴结、皮肤、睾丸、胸膜、骨骼和关节等处也常有结核病变。

5.布氏杆菌病

猪、牛、羊等畜均可发生此病。人受感染后也会得布氏杆菌病,该病又称马耳他热或波状热。其症状先是感觉疲倦、头痛,1~2星期后,体温升高,发热期和无热期交替,形成波浪式的体温曲线,所以被称为波状热。患者会逐渐消瘦,少数病例还会发生胸膜炎、关节炎、脊椎炎。皮肤感染时,在皮肤上形成丘疹,此外,有些患者还发生睾丸炎和附睾炎。

**(二)人畜共患寄生虫病**

人畜共患寄生虫病主要有囊虫病、旋毛虫病等。蛔虫病、姜片虫猪弓形虫病也是人畜共患寄生虫病。

1.囊虫病

病原体在牛为无钩绦虫,在猪为有钩囊虫。牛、猪是绦虫的中间宿主,幼虫在猪和牛的肌肉组织内形成囊尾蚴。在舌肌、咬肌、臀肌、深腰肌和膈肌中,肉眼可见,白色,绿豆大小,半透明的水疱状包囊,囊尾蚴就存在于水疱状包囊里面。被感染的猪肉称为"米猪肉"或"豆猪肉"。为预防囊虫病的发生,肉食用之前要充分加热烧熟,烹调时防止交叉污染。

2.旋毛虫病

病原体是旋毛虫,多寄生在猪、狗、猫、鼠等体内,主要寄生在膈肌、舌肌和心肌中,而以膈肌最为常见。当人食入含有旋毛虫包囊的病畜肉后,1周左右会在肠道内发育为成虫,并产生大量新幼虫钻入肠壁,经血液循环移行到身体各部分从而损害人体健康。患者逐渐出现恶心、呕吐、腹泻、高热、肌肉疼痛。人患旋毛虫病在临床诊断和治疗上均比较困难,故必须加强肉类食品的卫生管理,预防此病的发生,肉食用前必须充分加热烧熟,烹调时防止交叉污染。

人畜共患的传染病,危害性很大。应当时刻注意,一定要食用经卫生检验合格的肉,防止污染,保证健康。不得购买未经正式检验的肉品。

### 三、食物中毒

#### (一)食物中毒的概念

按照我国 2000 年 1 月 1 日起施行的《食物中毒事故处理办法》对食物中毒的解释,食物中毒是指食用了被生物性、化学性有毒有害物质污染的食品或者食用了含有毒有害物质的食品后出现的急性、亚急性食源性疾患。

#### (二)食物中毒的途径

(1)食物被某些病原微生物(包括细菌、病毒、真菌)污染并在适宜条件下急剧繁殖或产生毒素,导致细菌性食物中毒。

(2)食物在生产、加工、运输、储存过程中被有毒化学物质污染并达到了急性中毒剂量,如农药、金属和其他化学物质进入食品导致食物中毒。

(3)因食物本身含有有毒物质,由于加工、烹调方法不当未除去有毒物质,会导致食物中毒,如木薯、四季豆等中毒。

(4)因食物储存条件不当而产生或增加了有毒物质,如发芽马铃薯、高组胺鱼类、酸败油脂、陈腐蔬菜等,也会导致食物中毒。

(5)有的含毒动植物组织和可食食品容易混淆,误食后可发生中毒,如毒蘑菇、河豚等引起的食物中毒。

#### (三)食物中毒的特点

影响食物中毒发病、潜伏期、病程、病情轻重和预后的因素,主要有被食有毒食物的种类、毒性和数量,同时,也与食者胃肠空盈度、年龄、抵抗力、健康和营养状况等因素有关。当病因物质占绝对优势时,其个体差异就不明显。但就食物中毒流行病学特点而言,一般都具有以下共同的特点。

1.潜伏期较短

集体暴发性食物中毒发生时,很多人在短时间内同时或先后相继发病,在短时间内达到高峰。

2.症状相似

同期中毒病人都有大致相同的临床表现,多见急性胃肠炎症状。

有共同的致病食物。所有中毒者都在相同或相近的时间进食过同一种有毒食物,发病范围局限在食用该种有毒食物的人群中,未进食此有毒食物者不发病。

3.人与人之间不直接传染

停止食用有毒食物后,不再出现新患者,呈一过性暴发,流行曲线常于发病后突然急剧上升又很快下降,形成一个高峰,无传染病所具有的尾端余波。

上述特点,在集体暴发性食物中毒相对比较明显,而在个体散发性病例就不太明显,因此,个体散发性病例易被忽略,故在实际工作中需要引起注意。

**(四)食物中毒的分类**

食物中毒按致病原因可以分为下列几类。

**1.细菌性食物中毒**

细菌性食物中毒包括沙门氏菌属食物中毒、副溶血性弧菌食物中毒、变形杆菌属食物中毒、致病性大肠杆菌属食物中毒、葡萄球菌肠毒素食物中毒、肉毒梭菌毒素食物中毒和其他细菌性食物中毒。

**2.有毒动植物食物中毒**

有毒动物中毒主要有河豚、有毒贝类引起的中毒等。有毒植物中毒主要包括毒蕈、木薯、四季豆引起的中毒等。

**3.化学性食物中毒**

由有毒化学物质引起的食物中毒,主要有金属或类金属化合物、农药及亚硝酸盐等引起的中毒。

**4.真菌毒素和霉变食物中毒**

其主要有赤霉病麦、霉变甘蔗等引起的中毒。

# 第二节 细菌性食物中毒及其预防

## 一、细菌性食物中毒概述

**(一)细菌性食物中毒的概念**

细菌性食物中毒是指通过饮食或容器而将致病菌或毒素引入人体而出现的急性疾病,主要表现为急性胃肠炎的症状。

**(二)细菌性食物中毒的特点**

**1.有明显的季节性**

细菌性食物中毒虽然全年皆可发生,但由于细菌的生长繁殖或产生毒素受温度条件的影响,因此,细菌性食物中毒具有明显的季节性,一般容易发生于每年的5~10月。

**2.发病急,病死率低**

细菌性食物中毒的潜伏期短,一般食入被致病菌或其毒素污染的食物后24小时内即发病,呈急剧暴发型。细菌性食物中毒的病死率较低,如能及时抢救,一般病程短,恢复快,预后良好(肉毒中毒例外)。

3.发病与进食有关

同一起细菌性食物中毒的所有中毒病人,在发病前较短的时间内进食过同一种或几种被污染的食物,食用者发病人数较多,未食用者不发病。

4.无传染性

细菌性食物中毒的流行病学特征属暴发型,没有拖尾现象,无传染性。

### (三)细菌性食物中毒发生的原因

1.食物被致病菌污染

食品在生产、加工、运输、储藏、销售等过程中受到致病菌污染的机会很多,常见的有从业人员带菌污染、操作污染、食品腐败变质、食品半生不熟或生熟交叉污染、工具容器使用前不清洗不消毒污染、储藏时间过长污染、昆虫叮爬污染等。

2.细菌在食物中的繁殖

如果食物中的致病菌具有合适的生长繁殖或产生毒素的条件,即合适的温度、充足的水分、适宜的 pH 及所需的营养,就会大量繁殖,污染类型。

### (四)细菌性食物中毒发生的类型

1.感染型

人体食入含有大量活菌的污染食物而引起中毒后,致病菌在肠道内继续生长繁殖,产生胃肠道症状。某些致病菌死亡裂解后释放内毒素,刺激体温调节中枢引起体温升高。

2.毒素型

致病菌污染食物后迅速繁殖并产生大量肠毒素,正常人食入含有大量细菌肠毒素的污染食物就会发生中毒。常见的毒素型食物中毒有葡萄球菌肠毒素食物中毒和肉毒梭菌毒素食物中毒。

3.混合型

某些污染食物的病原菌进入人体后,既能侵入肠黏膜,引起肠黏膜的发炎性反应,又能产生肠毒素,引起急性胃肠道发炎等症状。常见的混合型食物中毒病原菌有副溶血性弧菌等。

## 二、细菌性食物中毒

### (一)沙门氏菌属食物中毒

沙门氏菌属食物中毒是一种常见的细菌性食物中毒,是由革兰氏阴性杆菌组成的。尤其是对人和动物都能导致疾病的病菌,其中以鼠伤寒、肠炎和猪霍乱杆菌最常见。

1.中毒原因和发病机理

中毒发生的原因主要是食品被沙门氏菌污染、繁殖,再加上处理不当,未能杀死沙门氏菌。在加工被污染的猪肉及内脏时,常因加热不够或切块太大,食品中心部分仍有存活的细菌,食后可致中毒。另外,在患病的牛乳中,如加热不彻底也可中毒。生、熟肉食在加工及储存过程中,如刀具、菜板、储存容器再次被感染,也会引起中毒。

沙门氏菌属的发病机理主要是由于大量活的沙门氏菌随食物进入消化道,并在肠道繁殖,以后经肠系膜淋巴组织进入血循环,出现菌血症,引起全身感染。当细菌被肠系膜、淋巴结和网状内皮细胞破坏时,沙门氏菌体就释放出内毒素,导致人体中毒,并随之出现临床症状。引起食物中毒的沙门氏菌主要有鼠伤寒沙门氏菌、肠炎沙门氏菌、猪霍乱沙门氏菌。沙门氏菌属食物中毒,全年均可发生,以夏秋两季为多见。引起沙门氏菌属食物中毒的食物多为动物性食物,主要是畜肉及其制品,其次为家禽、蛋类、乳类、鱼虾及其制品。

巴氏消毒法或煮沸法可迅速杀灭乳及乳制品中的沙门氏菌。此外,沙门氏菌属不分解蛋白质,污染食物后食物的感官性状无明显变化。

2.中毒症状

沙门氏菌食物中毒的潜伏期最短 2 小时,长者可达 72 小时,平均为 12~24 小时。主要有三种表现类型,即胃肠型、伤寒型、败血症型。以胃肠型最为常见。前驱症状有寒战、头痛、头晕、恶心与痉挛性腹痛,继之出现呕吐、腹泻、全身酸痛或发热;每天腹泻可达 7~8 次。体温为 38℃~40℃,病程 3~5 天,一般 2~3 天腹泻停止,体温恢复正常,一般情况好转。严重者,特别是儿童、老年人和体弱者,常因脱水、酸中毒、无尿、心力衰竭等,急救不及时而危及生命。沙门氏菌食物中毒全年皆可发生,因夏秋季节的高温高湿环境有利于沙门氏菌繁殖,因此夏秋两季的发病率和发病人数为全年的 80% 左右。

3.治疗方法

(1)卧床安静休息,呕吐物严格消毒处理。

(2)呕吐后,给予容易消化的半流质饮食。

(3)呕吐甚者,给予阿托品 0.5mg 皮下注射。

(4)腹痛甚者,用手导引或针刺足三里、天枢等穴。每次 20~30 分钟,每天 2~3 次。

(5)马齿苋 30~60g 水煎服。

(6)症状严重者速送医院抢救。

4.预防措施

首先应禁止食用病畜、病禽食品,注意饮食、饮水卫生,肉、禽、奶、蛋类食品的加工、储存应严防污染。

(1)食用时要煮熟、煮透,杀灭病原菌。

(2)存放、加工时,生熟食物要分开,防止污染。

(3)加强家禽家畜的饲养管理,预防传染病。做好家畜、家禽宰前兽医卫生检查工作,发现病畜和病禽,要严格按照有关卫生条例和规定处理。

(4)加强就餐环境卫生管理,防止畜禽肉类等动物性食品受到污染。

(5)控制细菌繁殖。动物性食品应置10℃以下的低温处储存,以控制细菌的繁殖。食品企业、饮食行业、集体食堂和食品销售网点均应配备冷藏设备并按照食品低温保藏的卫生要求储存食品。

**(二)副溶血性弧菌食物中毒**

1.中毒原因和发病机理

副溶血性弧菌又称致病性嗜盐菌。广泛生存于近岸海水和鱼贝类食物中,温热地带较多。引起中毒的食品主要为海产品,以墨鱼、虾、贝类最多见,其次为腌渍食品和肉类、家禽和咸菜。

2.中毒症状

主要表现为上腹部阵发性绞痛,腹泻、呕吐,洗肉水样便,有时脓血便,腹泻每日5~6次,体温一般为37.7℃~39.5℃。重症者可出现脱水、意识不清、血压下降等症状。

3.治疗方法

(1)一般处理。卧床,适当口服补液盐,静脉输液以纠正水及电解质失衡。

(2)抗菌药物治疗。轻症患者一般不需抗菌药物,重者可给予庆大霉素、阿米卡星、诺氟沙星等。

(3)对症治疗。腹痛者可适当给予镇痛药;休克患者,除补充血容量、纠正酸中毒,可酌情使用血管活性药。

4.预防措施

(1)加强卫生宣传教育,提高饮食卫生。

(2)不生食海鲜;注意海鲜是否干净、新鲜,食前应用淡水反复冲洗,吃时煮熟煮透,再加适量食醋。

(3)生熟食品分开存放,防止污染。装海产品的器具及接触海产品的手应洗净擦干再接触其他食品。

(4)海产食品及各种熟食品应进行低温储藏。

(5)鱼、虾、蟹、贝类等海产食品应烧熟煮透。生吃海蜇等凉拌菜时应充分洗净,然后再加料拌食。

### （三）变形杆菌属食物中毒

**1.中毒原因和发病机理**

变形杆菌是革兰氏阴性杆菌,根据生化反应的不同,可分为普通变形杆菌、奇异变形杆菌、莫根变形杆菌和雷极变形杆菌。变形杆菌在食品中能产生肠毒素,并且可以使蛋白质中的组氨酸脱羧而形成组胺,从而引起胃肠炎或过敏性反应。此外,大量变形杆菌在人体内生长繁殖也是构成食物中毒的主要因素。水产类(主要是赤身青皮鱼类)是产生组胺的主要食品,而变形杆菌可使食物中组氨酸脱羧产生过敏性反应,引起食物中毒。

**2.中毒症状**

变形杆菌性食物中毒所引起的疾病可呈胃肠炎或过敏反应的表现。肠胃型的潜伏期为3~20小时,主要表现为恶心、呕吐、腹痛、腹泻、头晕、头痛及发热等。大便每日数次至十余次,多为水样便,有恶臭,少数带黏液,无脓血。过敏型的潜伏期为半小时到两小时,表现为皮肤潮红、头痛、酒醉貌、荨麻疹等。部分病人可兼有上述两型的症状。

**3.治疗方法**

胃肠型患者,可给予补液及解痉剂,并可口服思密达;重症患者可给氯霉素、四环素或氟哌酸等。过敏型患者,可给予抗组胺药物,如息斯敏、扑尔敏或苯海拉明等;混合型患者,处理原则为抗组胺药物与抗生素并用对症治疗。

**4.预防措施**

(1)防止污染,控制细菌繁殖,食前要彻底加热杀灭病原菌。

(2)高度重视厨房、餐厅卫生工作,避免各种因素对食品的污染,防止带菌者污染和生熟交叉污染,切实做好食品的冷藏保存。

(3)食品在烹调时应充分加热,烧熟煮透,彻底灭菌。

(4)熟食如存放时间稍长,食前应再次彻底加热灭菌。

### （四）致病性大肠杆菌食物中毒

**1.中毒原因和发病机理**

是指由致病性大肠杆菌引起的细菌性食物中毒。引起中毒的食品有熟肉、剩饭等多种食品。

**2.中毒症状**

潜伏期一般为10~24小时,主要表现为食欲不振,腹泻(一日5~10次,无脓血)、呕吐及发热。脱水严重可发生休克。肠侵袭性大肠杆菌可引起急性菌痢型,主要表现为腹痛、腹泻(伴黏液脓血)、里急后重及发热。

**3.治疗方法**

肠产毒素性大肠杆菌可引起急性胃肠炎型,细菌学和肠毒素检验可确诊。急性菌痢型应给予抗菌素,其他主要是对症治疗,一般愈后良好。

4.预防措施

(1)防止污染。要加强水源卫生保护,防止水源性污染。

(2)带菌者不得让其从事直接接触食品的工作。

(3)严格执行食品卫生操作规程,防止生熟交叉污染。

(4)熟肉及内脏制品、酸牛乳、点心、凉拌菜等应在低温下短时间存放,防止细菌繁殖。

(5)杀灭病原体。食前须经高温彻底杀灭病原体。存放时间稍长的熟食品食前应回锅彻底加热灭菌。

### (五)葡萄球菌肠毒素食物中毒

1.中毒原因和发病机理

葡萄球菌肠毒素食物中毒是因摄入被葡萄球菌肠毒素污染的食物所引起。能产生肠毒素的葡萄球菌主要是金黄色葡萄球菌中的某些菌株和少数表皮葡萄球菌菌株。

葡萄球菌属为革兰氏阳性球菌,需氧或兼性厌氧,最适生长温度为 37℃,最适 pH 为 7.4,耐盐性强。根据生化反应和色素的不同可分为金黄色葡萄球菌和表皮葡萄球菌;根据噬菌体裂解作用又可将金黄色葡萄球菌分成 5 个群、26 个型。

季节性。全年皆可发生,多见于夏秋季节。

引起中毒的食物。引起葡萄球菌肠毒素食物中毒的食物有乳、肉、蛋、鱼及其制品。我国主要是乳及乳制品、含乳糕点、荷包蛋、糯米凉糕、凉粉、剩饭、米酒等。能够引起中毒的食品必须具备两个条件:一是食品被葡萄球菌污染;二是食品被污染后具有细菌生长繁殖产生毒素的条件。

影响葡萄球菌肠毒素形成的因素有食物污染程度、食物存放温度和环境以及食品的成分。

2.中毒症状

葡萄球菌肠毒素食物中毒表现为剧烈呕吐,上腹部剧烈疼痛,腹泻。呕吐剧烈而频繁,每日可达 10 余次,呕吐物中常含胆汁、黏液和血液。腹泻呈水样便,每日 3~5次。体温一般正常,偶有低热。因多次剧烈的呕吐,加之腹泻,可导致虚脱和严重脱水。儿童对肠毒素比成人更敏感,故其发病率高,病情严重。

3.治疗方法

进食可疑食品之后出现恶心、呕吐、腹痛、腹泻时,应迅速送往医院治疗。治疗以对症治疗为主,一般不需要抗生素治疗。静脉补液,给予 5%葡萄糖盐水或林格液,维持水、电解质及酸碱平衡,及时补钾纠正酸中毒。对剧烈呕吐者,可给予止吐药如胃复安等。其他对症治疗。

4.预防措施

（1）主要是防止污染，防止肠毒素的产生。

（2）食物采用低温保藏，通风良好和缩短储存时间是防止葡萄球菌产生肠毒素的重要措施。

（3）预防葡萄球菌肠毒素食物中毒，加热杀菌应在肠毒素形成之前进行。

## （六）肉毒梭菌毒素食物中毒

1.中毒原因与发病机理

肉毒梭菌为腐生菌，广泛分布于土壤和动物粪便中，家畜、家禽、鸟类和昆虫也能携带该菌。食物被肉毒梭菌污染后，在厌氧条件下产生肉毒毒素，食后引起肉毒中毒。引起肉毒梭菌毒素食物中毒的食品绝大部分为家庭自制的发酵食品，如臭豆腐、豆豉、豆酱、面酱等；8.52%由动物性食品引起，如罐头食品、腊肉、熟肉等。受肉毒梭菌芽孢污染的原料在家庭自制发酵食品、罐头食品或其他加工食品时，提供了肉毒梭菌芽孢成为繁殖体并产生毒素的条件并引起食物中毒。

肉毒梭菌为革兰氏阳性杆菌，周身具鞭毛，芽孢呈椭圆形，位于菌体次末端。肉毒梭菌厌氧生长，生长繁殖和产生毒素的最适温度为18℃～30℃。当pH低于4.5或大于9.0、温度低于15℃时，该菌不繁殖，不产生毒素。肉毒梭菌毒素食物中毒属毒素型中毒，致病物质主要为肉毒毒素，随食物进入肠道的肉毒毒素在小肠内被胰蛋白酶活化并释放出神经毒素，影响神经运动的传递，导致肌肉松弛性麻痹，产生软瘫。

2.中毒症状

肉毒梭菌毒素食物中毒前期症状为无力、头晕、头痛、食欲不振，少数患者可有恶心、呕吐、便秘、腹泻症状，便秘多于腹泻。主要临床症状为运动神经麻痹，首先出现的是眼肌麻痹，表现为视力模糊、眼睑下垂、复视、斜视、瞳孔散大等。接着出现咽喉部肌肉麻痹症状，表现为咀嚼、张口、伸舌和吞咽困难，言语不清、声音嘶哑、唾液分泌减少、颈无力、头下垂等。严重者可出现呼吸肌麻痹、呼吸困难、呼吸衰竭甚至死亡。患者一般体温正常，意识清楚，无感觉障碍，胃肠道症状少见。肉毒中毒是病死率相当高的细菌性食物中毒，一旦发现应及时治疗。

3.治疗方法

对进食可疑食物后6小时以内，应立即给予催吐。出现恶心、呕吐、腹痛、腹胀、全身无力时，应迅速到医院治疗。应立即洗胃、灌肠和注射多价抗毒素血清，积极进行抢救，防止呼吸肌麻痹和窒息。用清水或1：5000高锰酸钾溶液或5%碳酸氢钠溶液洗胃，灌服50～100g的活性炭悬浮液，灌服50%硫酸镁溶液导泻。还可以注射多价抗毒素血清。对可疑中毒者，虽未发病，也要用多价抗毒素血清1万单位做预防注射。抢救中毒患者，应用支持疗法，加强护理，必要时做吸痰、人工呼吸,严防因呼吸道阻塞而窒息死亡。其他对症治疗。

4.预防措施

(1)防止污染。食品加工前应对食品原料进行清洁处理,除去泥土和污物,用清水充分清洗,防止肉毒梭菌对食品的自然污染。

(2)控制繁殖。加工后的食品应迅速冷却并在低温环境中储存,避免贮放于高温或缺氧环境,防止肉毒梭菌芽孢变成繁殖体,控制其繁殖及产生毒素。

(3)加热破坏毒素。肉毒梭菌毒素不耐热。对可疑食品食前加热,80℃时为30分钟或100℃时为10分钟。彻底破坏毒素,是防止中毒发生的可靠措施。

### (七)蜡样芽孢杆菌食物中毒

1.中毒原因与发病机理

引起蜡样芽孢杆菌食物中毒的食品种类繁多,欧美等国家主要为甜点心、肉饼、凉拌菜和乳肉类食品,我国主要为米饭、米粉,少数为肉类和豆类制品。引起蜡样芽孢杆菌食物中毒的食品,除米饭有时微黏、入口不爽或稍带异味外,大多数食品感官正常,无腐败变质现象。

蜡样芽孢杆菌为革兰氏阳性的需氧芽孢杆菌。根据蜡样芽孢杆菌鞭毛抗原的不同,可将该菌分为18个血清型。有的蜡样芽孢杆菌产生腹泻毒素,该毒素不耐热,对胃蛋白酶及胰蛋白酶均敏感,它可在多种被污染食品中形成。有的蜡样芽孢杆菌产生呕吐毒素。该毒素耐热,126℃时经过90分钟不被破坏,对 pH 值、胃蛋白酶、胰蛋白酶均不敏感,常在米饭类食品中形成。

蜡样芽孢杆菌食物中毒的致病物质主要是肠毒素。其发病机制为随污染食品的大量蜡样芽孢杆菌活菌进入肠道并产生肠毒素,其腹泻毒素通过激活腺苷酸环化酶使黏膜细胞分泌功能改变而引起腹泻,其呕吐毒素引起呕吐的机制与葡萄球菌肠毒素致呕吐机制相同。

2.中毒症状

腹泻型胃肠炎中毒表现主要为腹痛、腹泻,而呕吐、发烧较少见。呕吐型胃肠炎发病突然,开始为胃部不适,临床表现主要为恶心、呕吐,一般呕吐每天2~3次,多者每天6~7次。多数病人伴有头昏、四肢乏力、口干、腹痛等症状,而腹泻、发烧则少见。

3.治疗方法

进食可疑食品之后出现恶心、呕吐、腹痛、腹泻、发热时,应迅速送往医院治疗。治疗以对症治疗为主。静脉补液,给于5%葡萄糖盐水或林格液,维持水、电解质及酸碱平衡,及时补钾纠正酸中毒。根据病情选用抗生素,蜡样芽孢杆菌对氯霉素、红霉素、庆大霉素敏感。其他对症治疗。

4.预防措施

（1）防止食物污染。

（2）控制繁殖，蜡样芽孢杆菌在16℃～50℃可生长繁殖并产生毒素，因此，各种食品必须注意在冷藏条件下短时间存放。

（3）防止产生毒素，米饭做熟后要维持在63℃以上或迅速冷却，剩饭必须充分加热后才能食用。

## 三、其他细菌性食物中毒及其预防

其他细菌性食物中毒及其预防见表6-1。

表6-1　其他细菌性食物中毒及其预防

| 名称 | 中毒原因 | 食物污染源 | 中毒临床表现 | 治疗及预防 |
|---|---|---|---|---|
| 韦氏梭菌食物中毒 | 食用被该菌污染并产生毒素的食品（肉类或水产品等） | 人和动物粪便和污染水源，鼠、昆虫等 | 主要症状为腹痛、腹泻、水样便 | 对症治疗 |
| 椰毒假单胞菌毒素食物中毒 | 食用被该菌污染并产生毒素的食品（主要是发酵米面、银耳等） | 污染土壤等 | 主要症状为胃不适、恶心呕吐 | 对症治疗结肠炎 |
| 耶尔森菌食物中毒 | 食用被该菌污染的食品（主要是肉类、乳类、水产品等） | 人和动物粪便、水源污染，带菌人，鼠、昆虫等 | 主要症状为右下腹疼痛、腹泻、血水样便、发热等 | 对症治疗 |
| 链球菌食物中毒 | 食用被该菌污染的食品（主要是熟肉、乳类等） | 人和动物粪便，土壤，污染水源，带菌者等 | 主要症状为上腹部不适、恶心、呕吐 | 对症治疗 |
| 志贺菌属食物中毒 | 食用被该菌污染的食品（主要是肉、乳及其制品等） | 人粪便及带菌者等 | 主要症状为剧烈腹痛、多次腹泻、高热等 | 对症治疗 |
| 空肠弯曲菌食物中毒 | 食用被空肠弯曲菌污染的食品（主要是发酵米面、银耳等） | 人和动物粪便，污染水源等 | 主要症状为呕吐、腹泻、脓血便、寒战、高热等 | 对症治疗 |

# 第三节 有毒动植物食物中毒

有毒动植物食物中毒,主要是指有些动植物中含有某种有毒的天然成分,由于外观形态与无毒品种相似,易混淆误食,或者因加工不当、未除去有毒成分的某些动植物引起的中毒,如河豚、毒蕈中毒等;或者由于某些食品虽然在一般条件下并不含有有毒物质,但由于储藏不当而产生某些有毒物质,当这些有毒物质积累到一定数量并进入体内时,也可以引起食物中毒,如发芽马铃薯、不新鲜的青皮红肉鱼等。

## 一、河豚中毒及其预防

河豚中毒是指食用了含有河豚毒素的鱼类(见图6-1)引起的食物中毒。在我国主要发生在沿海地区及长江、珠江等河流入海口处。

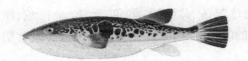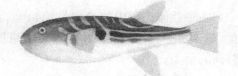

**图6-1 河豚**

### (一)中毒原因

河豚的有毒成分为河豚毒素,河豚毒素是一种神经毒,有河豚素、河豚酸、河豚卵巢毒素及河豚肝脏毒素。河豚毒素对热稳定,在220℃以上环境中可分解。河豚的卵巢和肝脏毒性最强,其次为肾、血液、眼睛、鳃和皮肤。鱼死后较久时,内脏毒素可渗入肌肉,使本来无毒的肌肉也含毒。河豚的毒素常随季节变化而有差异,每年2~5月为卵巢发育期,毒性最强;6~7月产卵后,卵巢萎缩,毒性减弱。故河豚中毒多发生于春季。

### (二)中毒症状

发病急,潜伏期一般10~45分钟,长者达3小时。先感觉手指、口唇、舌尖麻木或有刺痛感,然后出现恶心、呕吐、腹痛、腹泻等胃肠道症状,并有四肢无力、口唇、舌尖及肢端麻痹,进而四肢肌肉麻痹,以致身体摇摆、行走困难,甚至全身麻痹成瘫痪状。严重者眼球运动迟缓,瞳孔散大,对光反射消失,然后言语不清、嘴唇青紫、血压和体温下降,呼吸先迟缓、浅表,而后呼吸困难,最后呼吸衰竭而死亡。

（三）救治方法

发现进食河豚后，应立即饮浓茶300mg后催吐。出现唇、舌发麻，胃部不适、恶心、呕吐者，应迅速送往医院治疗。一般采用对症治疗。早期以催吐、洗胃和导泻为主。还要注意维持水、电解质及酸碱平衡。呼吸困难或衰竭时，可输氧、人工呼吸或给予呼吸兴奋剂，血压下降时给升压药，肌肉麻痹时可用番木鳖碱。其他，对症治疗。

（四）预防措施

（1）捕捞时必须将河豚剔除。

（2）水产部门必须严格执行《水产品卫生管理办法》，严禁出售鲜河豚。加工干制品必须严格执行规定的操作程序。

（3）加强宣传河豚的毒性及危害，学会识别河豚，不擅自吃沿海地区捕捞或捡拾的不认识的鱼。

（4）严禁饭店、餐馆自行加工河豚。

## 二、组胺中毒及其预防

主要是海产鱼中的青皮红肉鱼类，如竹荚鱼、蓝圆鲹、鲕鱼、鲐鱼、金枪鱼、鲭鱼、沙丁鱼等。青皮红肉鱼类含有较高量的组氨酸，引起此类中毒的鱼大多是含组胺高的鱼类。

（一）中毒原因

当鱼肉不新鲜、腐败，或腌制咸鱼的原料不新鲜、腌制不透时，被含脱羧酶活性高的细菌作用后，产生高浓度的组胺，食后便有中毒的危险。

（二）预防措施

注意鲜度。鱼眼变红、色泽不新鲜，鱼体无弹力，不应选购。购后即时烹调。如腌制，应切背并加25%的食盐。

（三）中毒症状

（1）潜伏期最短可为5分钟，最长达4小时。

（2）以局部或全身毛细血管扩张、通透性增强、支气管收缩为主，主要症状为脸红、头晕、头痛、心慌、脉速、胸闷和呼吸窘迫等，部分病人出现眼结膜充血、瞳孔散大、视物模糊、脸发胀、唇水肿、口和舌及四肢发麻、恶心、呕吐、腹痛、荨麻疹、全身潮红、血压下降等症状。

（3）中毒特点是发病快、症状轻、恢复迅速，偶有死亡病例报道。

（四）治疗方法

进食不新鲜或者冷藏不当的鲭鱼、金枪鱼、沙丁鱼和秋刀鱼等鱼类之后，出现面色潮红、唇舌肿胀、双眼结膜充血、全身皮肤瘙痒者，应立即饮浓茶300mg后催吐,并迅速送往医院治疗。进食后 6 小时内未呕吐者,应给予催吐。组胺中毒的治疗可给予抗组胺药和对症处理,也可用葡萄糖酸钙注射,同时,口服大剂量维生素 C。

**(五)预防措施**

(1)不吃腐败变质的鱼,特别是青皮红肉的鱼类。市售鲜鲐鱼等应冷藏或冷冻,要有较高的鲜度,其组胺含量应符合食品安全国家标准(GB 2733—2015)规定。

(2)选购鲜鲐鱼等要特别注意其鲜度,如发现鱼眼变红、色泽不新鲜、鱼体无弹性时,则不得食用。选购后应及时烹调,如盐腌,应劈开鱼背并加 25% 以上的食盐腌制。

(3)食用鲜、咸鲐鱼时,烹调前应去内脏、洗净,切成 2 寸段,用水浸泡 4~6 小时,可使组胺量下降 44%,烹调时加入适量雪里蕻或红果,组胺可下降 65%,不宜油煎或油炸。

(4)有过敏性疾患者以不吃此类鱼为宜。

# 三、毒蕈中毒及其预防

**(一)中毒的原因**

蕈类通称蘑菇,属真菌植物,自古以来就是一种珍贵的食品,具有较高的营养价值和食用价值。我国蕈类植物很多,分布范围广阔,有食用蘑菇达 300 多种,毒蘑菇约 80 种,其中 9 种毒蘑菇剧毒能使人致死。毒蘑菇虽然占的比例小,但因形态特征复杂及与食用蘑菇不易区别而常常被误食中毒。

毒蘑菇中毒多发生在高温多雨的夏秋季节。人们往往因采集野生鲜蘑菇又缺乏经验而误食中毒,因此多为散在发生。毒蘑菇的有毒成分比较复杂,因此,中毒表现复杂多变,通常为综合症状。

**(二)毒素类型**

**1.胃肠毒型**

含有胃肠毒型毒素的毒蘑菇很多,比较多见的有褐盖粉褶菌、毒红菇和白乳菇等,其有毒成分为可以刺激消化道的类树脂物质,毒性不大。

**2.神经精神型**

含有神经精神型毒素的毒蘑菇较多,其有毒成分主要有毒蝇碱、腊子树酸、光盖伞素以及致幻素等。

**3.溶血毒型**

含有溶血毒型毒素的毒蘑菇主要有马鞍蕈(又称鹿花蕈)类(见图 6-2、图 6-3)。马鞍蕈内含有鹿花蕈素,系甲基联氨化合物,它可破坏大量红细胞,有强烈的溶血作用,是一种原浆毒,作用于肝和肾,毒性较强。

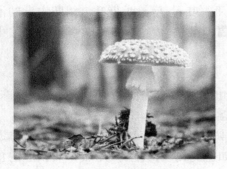

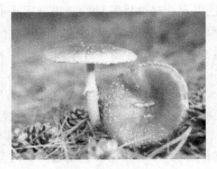

图 6-2　马鞍蕈　　　　　　　　　　　图 6-3　毒伞蕈

4.原浆毒型

原浆毒素主要有毒肽和毒伞肽两大类,通称毒伞属毒素。主要存在于毒伞(见图 6-2)、白毒伞、鳞柄白毒伞、纹缘毒伞及褐鳞小伞等蘑菇中。

（三）中毒症状

1.胃肠毒型。误食含有胃肠毒素的毒蘑菇后表现以胃肠道症状为主,发病时表现为恶心、呕吐、腹痛、腹泻等症状,一般不发热。

2.神经精神型。误食含有毒蝇碱的毒蘑菇表现为流涎、呕吐、腹泻、大汗、面色苍白、流泪、瞳孔缩小等症状,严重者呼吸困难,有时出现幻觉。

3.溶血毒型。误食马鞍蕈(又称鹿花蕈)毒蘑菇中毒的潜伏期 6～12 小时,开始表现为呕吐和腹泻,1～2 天后出现头痛、无力和痉挛,严重的有肝、肾疼痛,以后出现急性溶血,严重时可引起死亡。

4.原浆毒型。误食原浆毒型的毒蘑菇中毒临床表现为潜伏期长、病情复杂而凶险、病死率高等特点。

（四）治疗方法

发现进食毒蘑菇后,应立即催吐,迅速送往医院治疗。催吐可采用 1∶5 000 高锰酸钾溶液洗胃,灌入活性炭或者浓茶水,灌服 50%硫酸镁 50ml 导泻。其他对症治疗。

（五）预防措施

（1）广泛宣传毒蘑菇中毒的危险性,提高广大群众对毒蘑菇的识别能力,对不认识和未食用过的蕈类,不要采取和食用。

（2）提高鉴别毒蘑菇的能力,防止误食中毒。目前,尚无简单可靠的方法鉴别毒蘑菇。在鉴定时,除了外形特征外,还需通过显微镜进行形态结构观察才能确定。

以下特征可鉴定毒蘑菇,仅供参考:颜色鲜艳,蕈盖上长疣,蕈柄上有蕈环、蕈托;多生于腐物或粪肥上,不生蛆,不长虫,有腥、辣、苦、酸、臭味;碰坏后容易变色或流乳状汁液,煮时能使银器或大蒜变黑的蕈有毒。但这些都不是鉴别标准。因此,用不可靠的方法来鉴别种类繁多、形态各异和含毒成分复杂的各种毒蘑菇是极其危险的。只有熟悉和掌握各种毒蘑菇的形态特征和内部结构,再参考当地群众的经验鉴别毒蘑菇,才是科学可靠的。

## 四、其他有毒动植物食物中毒及其预防

其他有毒动植物食物中毒及其预防见表6-2。

表6-2　其他有毒动植物食物中毒及其预防

| 名称 | 中毒原因 | 有毒成分 | 中毒临床表现 | 治疗及预防 |
|------|---------|---------|------------|-----------|
| 鱼胆中毒 | 多因食用淡水鱼类胆汁治疗疾病(清热解毒,明目止咳,平喘等)而引起,耐热治疗剂量接近中毒剂量,故而引起中毒 | 胆汁毒素 | 主要损害肝、肾,亦可损害心、脑、神经系统等。早期以胃肠炎症状为主;部分患者有尿蛋白、红细胞管型尿,全身水肿,神志不清,烦躁不安,全身阵发性抽搐,瞳孔对光反射减弱等。循环系统出现心悸、心律失常、昏迷、休克等症状 | 无特效药物,主要对症处理 |
| 有毒鱼类中毒 | 多见于我国广东省、台湾省沿海,包括藻食性鱼类等。食毒藻后,毒藻毒素在鱼肌肉内蓄积,使其含毒 | 主要有毒成分为雪卡毒素,分布在鱼体肌肉、内脏和生殖腺内,是一种神经毒,中毒症状复杂 | 其特点是对温度感觉异常,对冷热感觉倒错 | 排除毒素,洗胃、催吐、导泻 |
| 鱼肝中毒 | 鱼肝一般无毒,但食蓝点马鲛鱼、鳖鱼、忆鱼的鲜肝过量能引起中毒 | 含有鱼油毒、痉挛毒和麻痹毒 | 症状是剧烈头痛、呕吐、发热。一般发病后1~6日鼻唇沟、颜面开始呈现鳞屑脱皮,严重者可扩散至全身。伴有面部和四肢水肿、口渴、口舌麻木、发热等症状 | 尚无特效药物,主要采取排毒和对症疗法 |
| 贝类中毒 | 摄食大量有毒藻类而造成毒素蓄积 | 有毒成分为蛤蚌毒素,系神经毒主要阻断神经冲动 | 早期症状有唇、口、手指麻木感,严重的因呼吸麻痹死亡 | 尚无特效药物,可采取排毒和对症治疗 |

续表

| 名称 | 中毒原因 | 有毒成分 | 中毒临床表现 | 治疗及预防 |
|---|---|---|---|---|
| 猪甲状腺中毒 | 误食猪甲状腺引起中毒 | 甲状腺素 | 头痛、头晕、恶心、呕吐、腹泻等胃肠炎症状,严重者可发生心律失调及痉挛 | 给镇静剂及其他对症处理 |
| 鲜黄花菜中毒 | 多由于食用烹调加工方法不当的鲜黄花菜所致 | 秋水仙碱在体内氧化为二秋水仙碱 | 主要症状有恶心、呕吐、腹痛、腹泻、头痛、口渴、喉干 | 鲜黄花菜必须经水浸泡或用开水烫后彻底炒煮方可食用。对症处理 |
| 四季豆中毒 | 烹调加热不彻底 | 可能是皂素(皂苷)毒蛋白 | 主要为胃肠炎症状,少数病人有四肢麻木、心慌、畏寒等症状 | 炒煮时要烧熟煮透。对症处理 |
| 发芽马铃薯中毒 | 马铃薯储藏不当发芽 | 龙葵素 | 舌、咽烧灼发麻、胃部灼痛及胃肠炎症状;重者瞳孔散大、烦躁不安 | 马铃薯应放在干燥阴凉处。马铃薯烧熟煮透。对症处理 |
| 白果中毒 | 与烹调方法有关 | 银杏酸、银杏酚(主要存在于胚芽中) | 除胃肠症状外,常出现头痛、恐惧感、惊叫、抽搐等症状,重者意识丧失、昏迷 | 不吃生白果或变质白果,生白果去壳加水煮熟煮透后弃水食用。对症处理 |

# 第四节　化学性食物中毒

化学性食物中毒是指有毒金属、类金属、农药和其他化学物质混入食品或者因误食上述化学物质而引起的食物中毒。金属和类金属能够和体内的有机物质结合,阻碍人体正常生理功能,所以,一般来说,化学性食物中毒发病快,中毒症状严重,死亡率高,即使症状轻微者病愈所需的时间也比较长。

## 一、砷化物中毒及其预防

砷的化合物多数为剧毒。常见的为三氧化二砷($As_2O_3$),俗称砒霜、信石、白砒等。纯品为无味的白色粉末或块状化合物。

**（一）中毒的原因与发病机理**

**1.中毒原因**

（1）主要是误用误食。因三氧化二砷的外观与食盐、食碱、淀粉、白糖等相似，所以容易误食而中毒。

（2）使用含砷杀虫剂污染食品。例如，误食砒霜拌过的粮食种子、毒饵、喷洒过量砷剂农药的蔬菜等，因残留量含砷过高而中毒。

（3）通过食品容器和包装材料而污染食品。例如，用拌农药的容器盛放食品，碾子加工农药后再加工食品；用运输农药的车、船装运粮食等。

（4）食品加工时使用原料和添加剂含砷过高。例如，食品生产中使用质量不纯的色素、盐酸和碱等。

**2.发病机理**

砷化物摄入体内后，与细胞内酶系统的硫基结合，使酶失去活性而影响细胞正常代谢，引起细胞死亡和代谢障碍，从而出现神经系统机能紊乱，导致脑水肿和神经炎。砷直接损害毛细血管和麻痹血管舒缩中枢，导致毛细血管扩张和管壁麻痹，造成渗透性变化和腹腔严重充血。砷还能引起肝、肾、心等实质脏器损害。

**（二）毒素名称及特性**

砷的毒性作用一般指三氧化二砷，二价砷为原浆毒物，成人中毒剂量为 5~50mg，敏感者 1 mg 即可中毒，致死量为 60~300mg。二价砷化合物的毒性大于五价砷化合物，亚砷酸化合物的毒性大于砷酸化合物。砷对接触部位有直接的腐蚀作用，食后可引起口腔、食道和胃肠黏膜水肿、出血、糜烂、溃疡等。砷化物经过吸收入血液，与血红蛋白的珠蛋白结合，随血液循环分布全身组织，约 4/5 储存于肝、肾、脾、胃肠壁和肌肉中，皮肤、毛发、指甲和骨髓为其牢固储存库。摄入的砷主要由尿和粪便排出，也有少量随乳汁或汗液排出。人体砷从体内排除缓慢，常因蓄积作用而造成慢性中毒。

**（三）中毒症状**

砷化物中毒潜伏期为数分钟至数小时。患者口腔和咽喉有烧灼感，口渴，吞咽困难，口中有金属味，继而恶心、呕吐，甚至可吐出血液和胆汁。呕吐可持续数小时而不止。心窝部有烧灼感、剧烈腹痛，顽固性腹泻，常有类霍乱症状的米泔样便和血便。剧烈吐泻可导致脱水、血压下降，严重者甚至引起昏迷、惊厥和虚脱，常因呼吸循环衰竭而在 1~2 日内死亡。

**（四）治疗方法**

误食砷化物后，立即给予催吐，迅速送往医院治疗。催吐可采用清水洗胃，灌服 50~100g 的活性炭悬浮液，以 50%硫酸镁 50ml 导泻。注射特效解毒剂二巯基丙磺酸钠或者二巯基丁二酸钠和二巯基丙醇。其他对症治疗。

（五）预防措施

（1）应严格做好农药的保管和使用工作，砷剂农药及其包装物外部须标明有毒标志。

（2）加工盛装砷剂农药的容器应标明有毒字样，不能用来盛装粮食。

（3）不能将食品与砷剂混放混运。砷中毒死亡的动物必须烧毁，剩余毒饵和拌过农药的粮种不得食用或混入好粮中。

（4）食品生产加工中使用的化学物质，如食品添加剂、盐酸、碱等砷含量必须符合国家食品卫生标准要求。

## 二、亚硝酸盐中毒及其预防

### （一）中毒的原因

**1.摄入含有大量亚硝酸盐的蔬菜**

蔬菜中含有较多量的硝酸盐。某些还原菌，如大肠杆菌、沙门氏菌、摩根变形杆菌和产气杆菌等，在温度、水分、pH 和渗透压等都适合的条件下生长繁殖可使硝酸盐还原为亚硝酸盐。

（1）新鲜蔬菜在储藏初期，亚硝酸盐含量无明显增多，如存放条件不好，开始腐烂变质，其含量可以明显增高。

（2）蔬菜在腌制过程中，亚硝酸盐含量可发生变化，腌制 2~4 天后含量增加，7~8天时最高。食盐浓度为 5%，温度越高（37℃ 左右）所产生的亚硝酸盐越多，10%盐水次之，15%盐水不论温度多高，亚硝酸盐含量均无明显变化。所以，腌制的蔬菜在 8 天左右，食盐浓度在 15%以下时，易引起亚硝酸盐中毒。

（3）烹调后蔬菜存放在不洁容器中，如果温度较高，存放过久，亚硝酸盐含量可增高。所以，有时细菌性食物中毒和亚硝酸盐中毒可以同时发生。

**2.在短时期内食入大量蔬菜**

在吃菜很多时，就有大量的硝酸盐进入胃肠道。若病人胃肠消化功能低下，使胃肠道内硝酸盐还原菌大量繁殖，会很快产生大量的亚硝酸盐而引发中毒。这种情况下引起的中毒，通常被称之为肠原性青紫症。

**3.饮用不洁的水**

某些地区的井水中含有较多的硝酸盐及亚硝酸盐。如用这种水煮粥或在不洁的容器内存放过久，由于细菌的作用，硝酸盐将转变成亚硝酸盐。水在不洁的锅内过夜或微火长时间加热，亚硝酸盐的含量增加，用这种水煮饭可引起中毒。

**4.过量使用或误食**

在食品加工时常用硝酸盐或亚硝酸盐作为腌制鱼和肉的发色剂。如过量使用或其中硝酸盐被还原为亚硝酸盐，也可引起中毒。此外，误将亚硝酸盐作为食盐、发酵粉等食用也可引起中毒。

**5.不洁乳制品**

有的乳制品中含有枯草杆菌,可使硝酸盐还原为亚硝酸盐。用这种乳制品喂养婴儿时,也可出现肠原性青紫症。

**(二)亚硝酸盐的毒素特性**

当大量亚硝酸盐被吸收进入血液时,可将血红蛋白中二价铁离子氧化为三价铁离子,形成高铁血红蛋白血症,血液失去携带氧的能力,对缺氧最为敏感的中枢神经系统首先受到损害,可引起呼吸困难、循环衰竭、昏迷等。

此外,亚硝酸盐有松弛平滑肌的作用,特别是对小血管的平滑肌的松弛作用更强,致使血管扩张、血压下降。

**(三)中毒症状**

亚硝酸盐中毒潜伏期长短可因摄入亚硝酸盐的量和中毒原因而异。中毒表现主要为口唇、指甲和全身皮肤出现青紫等组织缺氧表现,并有精神萎靡、头晕、头痛、乏力、心跳加速、嗜睡、烦躁不安、呼吸困难等症状,也可有恶心、呕吐、腹胀、腹痛、腹泻等症状,严重者常因呼吸衰竭而死亡。

**(四)治疗方法**

误食亚硝酸盐或者食用富含亚硝酸盐的食品时,立即催吐、洗胃和导泻,以促进毒物尽快排出。催吐可采用清水洗胃,灌服 50~100g 的活性炭悬浮液,以 50%硫酸镁 50ml 导泻。出现中毒症状时,应立即送往医院治疗。特效解毒剂为静脉注射或口服 1%亚甲蓝(美蓝)溶液。也可静脉注射维生素 C,但需较大剂量且作用缓慢,只能作为辅助治疗。必要时可以输入新鲜血液。

**(五)预防措施**

(1)加强亚硝酸盐管理,防止误食。

(2)蔬菜应注意保鲜,防止腐烂。

(3)胃肠功能不好时,不要在短期内食用大量蔬菜。

(4)不要用苦井水煮饭做菜。

(5)腌渍蔬菜时要选新鲜蔬菜,腌菜要腌透,至少腌 20 天再食用。但现腌的菜,最好马上就食用,不能存放过久。

## 三、其他化学性食物中毒及其预防

其他化学性食物中毒及其预防见表 6-3。

表6-3 其他化学性食物中毒及其预防

| 名称 | 中毒原因 | 中毒临床表现 | 急救处理 | 预防措施 |
|---|---|---|---|---|
| 有机磷农药中毒 | 误食有机磷农药，或者食入被有机磷农药污染的食品 | 潜伏期0.5~1小时。头昏头痛、腹痛流涎、多汗、肌肉震颤、瞳孔缩小、呼吸困难且有大蒜味。重者可因昏迷、肺水肿及呼吸突然停止而死亡 | 催吐、洗胃，尽快使用特效解毒剂，如阿托品和氯磷啶等 | 加强管理制度，必须专人、专柜、专库保存，不得用盛过农药的容器盛放食物 |
| 有机汞农药中毒 | 误食有机汞农药，或者食入被有机汞农药污染的食品 | 误食后，口、咽和上腹部灼痛，大量流涎，齿龈黏膜灰白出血；严重者便血，出现血尿、蛋白尿，肾功能衰竭，全身浮肿；也可发生中毒性肝炎，因昏迷、呼吸困难而死亡 | 催吐、洗胃，服牛乳、豆浆等富含蛋白质的食物。尽快采用驱汞治疗，如二巯基丙磺酸钠等 | 严格执行管理使用制度，拌过有机汞的粮谷种子不能食用 |
| 氟化物中毒 | 误食氟化物，或者食用被氟化物污染的食品 | 误食30分钟至3小时后，有上腹灼痛及胃肠炎症状。头晕、全身酸痛、无力、手足抽搐、虚脱，可因呼吸衰竭而死亡 | 立即大量服用钙剂（口服、静脉注射），高位清洁灌肠，静脉注射高渗葡萄糖液和大量维生素以及对症治疗 | 各种氟化物制剂应严加保管，应与食物分开存放，防止误食中毒 |
| 钡盐中毒 | 误食含钡化合物，或者井盐未除钡食用 | 误食后30分钟至24小时，出现恶心、呕吐、心慌。症状以进行性向心性肌肉麻痹为特点，但神志清醒，血钾低，最后因呼吸肌麻痹而死亡 | 尽快以硫酸钠溶液洗胃和内服。严重者大剂量硫酸钠静脉注射，或滴注解毒，也可用二巯基丙醇，并及时补钾 | 含钡化合物必须妥善保存，防止误食。含钡较高的井盐必须除钡后食用 |
| 磷化锌中毒 | 误食 | 误服后30分钟至数小时，出现喉麻木、干渴症状，呼吸和呕吐物有蒜头臭气。在胃肠道症状逐渐好转1~2天假缓解期后，即出现血尿、蛋白尿、黄疸、肝昏迷症状，重者可致死亡 | 用高锰酸钾溶液或硫酸铜溶液彻底洗胃，并用护肝疗法及时对症治疗，注意营养，禁忌各种油类食物。特别注意灭鼠毒饵的使用和保管 | 避免误食 |

# 第五节　霉菌毒素食物中毒

## 一、赤霉病麦食物中毒及其预防

### (一)中毒的原因

麦类赤霉病是粮食作物的一种重要病害。麦类赤霉病可造成大麦和小麦的大量减产,人畜食赤霉病麦后也可引起赤霉病麦中毒。除麦类外,玉米亦可发生。

麦类赤霉病的病原菌主要是禾谷镰刀菌。所产毒素主要为赤霉病麦毒素和玉米赤霉烯酮,引起食物中毒是赤霉病麦毒素所致。

### (二)赤霉病麦毒素的特性

赤霉病麦毒素(DON)难溶于水,耐酸、耐干燥、耐热,不容易被破坏,经过4年储存的赤霉病麦仍保留原有毒性。尚未发现过致死的病例。

### (三)中毒症状

赤霉病麦食物中毒多在进食后30分钟内发病,慢的2~4小时,快的在10多分钟内即出现恶心、头痛、头晕、眼花、神志抑郁、步伐紊乱症状,有醉酒样欣快感,面部潮红或发紫,故有"醉谷病"之称。症状以呕吐最明显,可持续2小时。中毒症状轻者一般在1天左右,重者在1周左右可自行消失。死亡病例较少。

### (四)治疗方法

进食赤霉病麦的食品,应立即催吐,出现恶心、呕吐、腹泻、头晕、头痛等症状时,应立即送往医院治疗。催吐可采用清水洗胃,灌服活性炭悬浮液或者导泻。

### (五)预防措施

(1)做好粮食在田间和储藏期的防霉工作。选择抗赤霉病谷类品种,适当使用杀菌剂。收获后及时脱粒、晾干,储存时粮食水分不超过13%。

(2)除去粮食中的病麦。主要方法有:利用风车或自然风进行风扬,去除病麦;采用比重分离法弃除病麦;采用碾磨去皮法将病麦除去;采用稀释法,即将病麦与好麦混合,将病麦含量控制在3%~5%。

## 二、霉变甘蔗中毒及其预防

### (一)中毒的原因

甘蔗在不良条件下经过冬季储存,到次年春季出售时,真菌大量繁殖产生毒素,食入含有大量毒素的霉变甘蔗导致食物中毒。霉变甘蔗中毒主要发生在我国北方地区的河南、山东、山西及辽宁等省,迄今为止,尚未见南方有中毒报道。发病季节多为初春 2~3 月。发病者多为儿童。变质甘蔗外观缺少光泽,有霉斑,质软,切开后剖面呈浅黄色或浅褐色,有轻度霉味或酒糟味。切片于显微镜下检查,可见真菌菌丝侵染,从变质甘蔗中分离出节菱孢霉菌。实验证明,节菱孢霉菌产生的3-硝基丙酸是一种神经毒物质,主要损害中枢神经。

### (二)毒素特性

3-硝基丙酸是一种神经毒物质,其毒性比较强。毒素主要侵犯中枢神经,患者多因呼吸衰竭而死亡,幸存者留下严重的神经系统后遗症,导致终身残废。

### (三)中毒症状

霉变甘蔗中毒潜伏期为 15 分钟至数小时。中毒症状最初为呕吐、头昏、视力障碍,继而眼球偏侧凝视,阵发性抽搐,抽搐时四肢强直,屈曲内旋,手呈鸡爪状,昏迷。

### (四)治疗方法

进食霉变甘蔗后应立即催吐,出现恶心、呕吐、腹痛、头晕、头痛等症状时,应立即送往医院治疗。催吐可采用清水洗胃,灌服 50~100g 的活性炭悬浮液,用 50%硫酸镁 50ml 导泻。

### (五)预防措施

(1)甘蔗储存过程中应采取措施防止真菌繁殖,储存时间不宜过长。

(2)储存过程中应定期检查,对变质甘蔗不得出售和食用。

# 第六节 常见传染病与寄生虫病

## 一、传染病概念

传染病是由各种致病性病原体所引起的一类疾病,具有传染性和流行性,可在人与人之间、动物与动物之间相互传播。传染病可在短时间内在局部人群中引起暴发或流行,严重的会造成大范围内流行甚至是世界性大流行。传染病是危害人类健康、威胁人类生命安全的一个重要的社会卫生问题。

### (一)传染病的发病原因及传播途径

1.发病原因

传染源是指在机体内有病原体生存和繁殖,并能向外界排出的人和各种动物。病人和病原携带者(健康携带者)是主要传染源;此外,受感染的动物也可以将动物传染病传给人类。

2.传播途径

(1)空气飞沫传播。当患者呼吸、咳嗽或打喷嚏时,含有病原体的飞沫可被易感者吸入而感染。如传染性非典型性肺炎(SARS)、流行性感冒等的传染。

(2)经水传播。饮用受到病原体污染且又未经消毒的水后,可造成传染病的流行,如霍乱、伤寒、痢疾、甲型肝炎都可经水传染。有些传染病如血吸虫、钩端螺旋体则是通过受病原体传染的水而传播的。

(3)经食物传播。所有肠道传染病和食源性寄生虫病都可通过污染的食物传播。如被沙门氏菌、肝炎病毒、肠道寄生虫等病原体污染的食品所引起的传染病。

(4)接触传播。接触传播有直接接触和间接接触两种类型。直接接触是通过传染源与易感染者直接接触造成的传染,不通过中间媒介,如狂犬病。间接接触是指通过餐具、手、生产工具、日常生活用品引起传播,这也是肠道传染病的一个重要传播途径。输血、吸毒所使用的针头和血液制品均是艾滋病传播的重要途径。

(5)生物媒介传播。蚊、蝇、蚤、螨等生物体表或体内可寄生或附着某些病原体,通过食物、饮水或借其吸血活动传播伤寒、痢疾、霍乱等传染病和旋毛虫病等寄生虫病。节肢动物、嗜齿动物可机械性地携带病原体,通过这些动物的排泄物或叮咬、吸血等方式而传播某些传染病和寄生虫病。

(6)经土壤传播。有些肠道寄生虫卵(如蛔虫、钩虫卵)须在土壤中才能发育成感染期蚴,经口或皮肤引起感染。土壤还可成为炭疽菌芽孢长期保存的场所。

3.易感染人群

易感人群是指对某些传染病缺乏免疫力而容易感染的人群。机体感染病原体后会产生一定的抗体,免疫力的强弱因病原体不同而异,如患有伤寒和副伤寒的患者可获得很强的免疫力,成为终身免疫。而痢疾的免疫力弱。有些易感人群可通过人工接种疫苗而获取免疫力,如接种乙肝病毒疫苗。

**(二)传染病的预防措施**

国家对传染病实行预防为主的方针,防治结合,分类管理。从我国目前的传染病流行情况来看,以肝炎和肠道传染病为多发,因此,对水、食品和粪便进行重点管理与监督,对传染病的预防和控制起到重要的作用。

传染病预防是控制传染病发生和流行的重要措施。根据《传染病防治法》和《传染病防治法实施办法》,对传染病的预防可采取如下措施。

(1)开展传染病预防知识和防治措施的卫生健康教育。

(2)积极开展爱国卫生活动,消除各种传染病传播媒介。如消除鼠害、蚊蝇等病媒昆虫、钉螺的危害,消除其他传染病或者患有人畜共患传染病的动物的危害。

(3)加强管理和改善公共卫生状况。生活饮用水必须符合国家《生活饮用水卫生标准》。有计划地建设和改造公共卫生设施。城市应当按照城市环境卫生设施标准修建公共厕所、垃圾粪便的无害化处理场和污水、雨水排放系统等公共卫生设施。农村应当逐步改造厕所,对粪便进行无害化处理,加强对公共生活用水的卫生管理,建立必要的卫生管理制度。饮用水水源附近禁止有污水。

（4）做好计划免疫工作。国家实行有计划的预防接种制度。适龄儿童应当按照国家有关规定,接受预防接种。

（5）严格各项卫生制度。如被甲乙类传染病病原体污染的污水、污物、粪便,有关单位和个人必须在卫生防疫人员的指导监督下按要求进行处理。从事饮水、饮食、整容、保育等易使传染病扩散工作的从业人员,必须按照国家有关规定取得健康合格证后方可上岗。

（6）强化疾病监测体系,严格执行疫情报告制度,并按规定及时通报和公布疫情。

（7）制定传染病防治应急处理预案,确保一旦发生疫情,能及时采取有效措施,迅速控制和扑灭疫情。

（8）在传染病暴发、流行区域,政府应当根据传染病疫情控制的需要,组织相关部门采取下列预防、控制措施。

①对患者进行抢救、隔离治疗;

②加强粪便管理,清除垃圾、污物;

③加强自来水和其他饮用水的管理,保护饮用水源;

④消除病媒昆虫、钉螺、鼠类及其他染疫动物;

⑤加强对易使传染病传播扩散活动的卫生管理;

⑥开展防病知识的宣传;

⑦组织对传染病患者、病原携带者、染疫动物密切接触人群的检疫、预防服药、应急接种等;

⑧供应用于预防和控制疫情所必需的药品、生物制品、消毒药品、器械等;

⑨保证居民生活必需品的供应。

## 二、常见的传染病

### （一）病毒性肝炎

病毒性肝炎又称传染性肝炎,它不仅是我国严重的公共卫生问题之一,而且也是值得关注的社会问题。在我国法定报告的传染病中,多年来也一直以病毒性肝炎的发病率高居首位。引起病毒性肝炎的病毒目前认为有甲、乙、丙、丁、戊、己、庚等7种类型病毒,其中以乙型肝炎流行最为严重。

1. 甲型肝炎

甲型肝炎病毒（HAV）通常由粪便排出体外,通过污染的手、水、食物、餐具等经口传染,以日常接触为主要传播途径,多呈散发流行,亦可通过污染的水和食物引起暴发流行。1987 年 12 月至 1988 年 2 月,在我国上海地区甲肝大规模暴发流行,感染者达 31 万人,死亡 47 人,患病原因就是人们食用了从污染水域捕获的未熟透毛蚶。

1992—1995 年全国病毒性肝炎血清流行病学调查显示,甲型肝炎病毒感染率为 80.9%,推算我国约有 9.7 亿人感染过甲型肝炎。

甲型肝炎的流行以秋冬季为主,春季也有发生。人群对病毒性肝炎普遍易感,感染后不一定都有明显的临床症状。甲型肝炎发病初期病情发展迅速,常有发热、上消化道和上呼吸道症状。甲型和戊型肝炎预后良好。

预防甲型肝炎可注射丙种免疫球蛋白,提高人群的免疫力。

2.乙型肝炎

乙型肝炎流行对人民健康危害严重,部分乙型肝炎病毒携带者将发展为肝病、肝硬化患者,少部分慢性肝病患者还会转变为肝细胞癌。乙型肝炎流行也给家庭和社会造成沉重的社会经济负担,我国每年用于肝炎和肝病医疗、保健的费用开支巨大,乙型肝炎也是贫困地区因病返贫、因病致贫的一个重要因素。另外,乙肝病毒携带者在入托、入学、就业、婚姻等方面受到很大影响,引起一系列社会问题,已逐渐引起人们的关注。

全球感染乙型肝炎病毒人数为 20 亿,我国为 6.9 亿人;全球乙型肝炎病毒表面抗原携带者为 3.5 亿人,我国为 1.2 亿人,由此可见我国乙型肝炎流行的严重性。我国乙型肝炎病毒感染率在 57.6%,乙肝病毒携带率为 9.8%。我国每年报告乙型肝炎新发病例约 50 万人,约占全国甲、乙类传染病报告发病总人数的 1/4。据调查,全国现有患慢性病毒性肝炎患者约 2000 万人,每年死于与乙型肝炎相关的肝病约 28 万人,其中 50% 为原发性肝细胞癌。乙型肝炎没有明显的周期性和季节性。

乙型肝炎的主要传染源是病人和乙型肝炎抗原携带者。乙型肝炎病毒(HBV)颗粒的外层含有乙型肝炎表面抗原(HBsAg),又称澳抗。HBsAg 在临床上检验只能说明有感染,并不一定说明有病。乙型肝炎是经血传播的危害严重的病毒性传染病。乙型肝炎的传播途径主要包括母婴传播、医源性传播、性传播。唾液、乳汁等体液不会通过完整的皮肤和黏膜传播乙型肝炎病毒。没有证据表明乙型肝炎病毒可经过共餐、蚊子叮咬及日常生活的接触进行传播。

乙型肝炎起病可急可缓,并伴有周身乏力、食欲不振、恶心、呕吐、便秘或腹泻等症状。黄疸型病人的皮肤、角膜发黄,肝肿大,肝区疼痛,尿黄。无黄疸型患者常有疲倦、右上腹不适、消化不良症状,体重减轻,不想吃油腻食物等。乙型肝炎易演变为慢性,并可进展为肝硬化,与原发性肝癌有关。

3.预防措施

（1）加强卫生健康教育，搞好个人卫生。

（2）加强传染源管理，切断传播途径。对各型病人和病毒携带者加强管理，做到早发现、早诊断和早隔离。加强饮用水及食品卫生监督管理，确保饮水、食品安全。搞好环境卫生，并处理好粪便、垃圾、污水，消灭苍蝇。

（3）食品要加热并煮熟、煮透，不吃半生不熟的食物，不生吃海鲜；用器具处理食品，减少手与食品直接接触的机会。

（4）预防乙型肝炎病毒感染的主要措施是新生儿普遍接种乙型肝炎疫苗，学龄前儿童及高危人群也接种乙型肝炎疫苗。使用一次性或自毁式注射器，献血人员筛查也可有效防止乙肝传播。

### （二）细菌性痢疾

细菌性痢疾又称菌痢、赤痢，是由志贺氏菌属的痢疾杆菌引起的一种常见的以腹泻为主要症状的肠道传染病，是我国的多发病之一。

细菌性痢疾的主要临床表现为发热、腹痛、腹泻、里急后重、脓血样大便，有的伴有发热症状。中毒型急性发作时，可出现高热并出现感染性休克症状，有时出现脑水肿和呼吸衰竭。

痢疾杆菌的传染源为患者及带菌者，其传播途径复杂，可通过水、食物和生活接触等途径传播。该病呈常年散发，水和食物型菌痢疾暴发流行多见于夏秋季以及灾后水源受粪便严重污染的地区。苍蝇污染食物的机会很多，在本病的传播中亦起重要作用。生活接触是非流行季节散发的主要途径，但在卫生条件恶劣的情况下也可形成暴发。

细菌性痢疾的预防措施主要是管好传染源及切断各种传播途径。对各型患者和带菌者加强管理，做到早发现、早报告、早隔离、早治疗。对一些重点行业（如饮食、饮水、托幼、公共服务行业等）从业人员带菌者应及时发现并调离工作，经彻底治疗后，方可恢复原工作。加强饮水及食品卫生监督管理，确保饮水、食品安全。搞好环境卫生，处理好粪便、垃圾、污水，消灭苍蝇。加强卫生宣传教育，搞好个人卫生，改变不卫生的生活习惯。

### （三）人畜共患传染病

人畜共患的传染病是指在人类和脊椎动物之间自然传播的疾病和感染。据不完全统计，自然疫源性疾病有 178 种。人畜共患传染病包括鼠疫、流行性出血热、狂犬病、钩端螺旋体病、布鲁氏菌病、炭疽病、流行性乙型脑炎、黑热病、包虫病、血吸虫病等。近年引起人们高度关注的动物疫病还有疯牛病、高致病性禽流感、口蹄疫等。

1.疯牛病

疯牛病(BSE)是牛的脑部出现致命的海绵状脑病,被认为是牛的一种新神经系统疾病,并具有传染性。疯牛病是人类破坏自然生态食物链的恶果,科学家认为导致疯牛病的根源是因为在牛等家畜饲料中添加动物肉骨粉。

从1986年11月英国发生首例疯牛病后不到20年工夫,疯牛病就扩散到了欧洲、美洲和亚洲的几十个国家。英国是发生疯牛病最多的国家,1999年统计英国疯牛病发病数占全球总发病数的99%。到2000年7月,英国超过3.4万个牧场的17.6万多头牛感染了此病。截止到2002年,英国共屠宰病牛1100多万头,经济损失达数百亿英镑。疯牛病不仅使牛养殖业和牛肉制品加工业遭受巨大损失,也使以牛源物质为原料的化妆品和医药产业受到严重影响。

如果人食用了混杂有疯牛病脑部和脊髓的肉制品,或与疯牛接触就会患上人类形态的疯牛病,称新型克雅氏症(vCJD),其潜伏期在15年左右,患者死亡率达100%。人患者脑部会出现海绵状空洞,先是表现为焦躁不安,后导致记忆丧失,身体功能失调,最终精神错乱死亡。

人类可传播性海绵状脑病有克雅病(CJD)、散发性CJD、家族遗传性CJD、医源性CJD、库鲁病、GSS综合征、致死性家族性失眠症、新型克雅氏症。新型克雅氏症患者以年轻人为主,发病时间平均为14个月。截至2003年年底,全球累计已有至少137人死于新型克雅氏病,其中多数病例在英国。目前还没有科学论据能够证明食用感染了疯牛病的牛肉同患克雅氏病有直接联系,但为防万一,各国政府禁止出售、食用感染疯牛病的牛肉。

2.禽流感

禽流感(AI)是指由禽流感病毒引起的一种人、禽(家禽和野禽)共患的急性传染病。根据禽流感致病性的不同,可以将禽流感分为高致病性禽流感、低致病性禽流感和无致病性禽流感。禽流感多是由A型病毒引起,一般由高致病性H5和H7两种亚型引起。由H5N1血清型病毒引起的禽流感称高致病性禽流感,发病率和死亡率都很高,危害巨大。禽流感被世界卫生组织列为A类动物疫病,我国将其列为一类动物疫病。

1997年香港曾出现禽流感H5N1病毒和H9N2病毒感染的人群,造成6人死亡。2003年11月至2004年3月,亚洲部分国家暴发了大规模的高致病性禽流感。在几个月中,亚洲共有1亿多禽类或者是死于此种疾病,或者是被扑杀。因感染禽流感H5N1病毒,越南死亡16人,泰国死亡5人。

禽流感的传染源主要是感染了病毒的鸡、鸭。人类直接接触感染病毒的家禽及其粪便可能会受到感染。此外,通过飞沫及接触呼吸道分泌物也可传播。到目前尚没有证据表明禽流感病毒可以在人类之间传播。禽流感病毒不耐热,100℃加热1分钟或60℃~70℃加热2~10分钟就可将其灭活,病毒对紫外线照射及汞、氯等常用消毒液也很敏感。

禽流感病毒感染后可以表现为轻度的呼吸道症状、消化道症状,死亡率较低;或表现为较严重的全身性、出血性、败血性症状,死亡率较高。这种症状上的不同,主要是由禽流感的毒型决定的。

人类患禽流感后,早期症状与其他流感非常相似,主要表现为高热(大多持续在39℃以上)、咳嗽、咽痛、头痛、全身不适,部分患者可有消化道症状,一些患者胸部X线检查可有单侧或双侧肺炎表现,严重时可出现多种器官衰竭,以致死亡。

流行病学调查证明禽流感为水平传播,切断它的传播途径就可控制该病的流行蔓延。预防高致病性禽流感应保持良好的个人卫生习惯,勤洗手,保持室内空气流通;注意饮食卫生,进食禽肉、蛋类要彻底煮熟,加工、保存食物时要注意生熟分开;公众特别是儿童应尽量避免密切接触家禽和野禽(鸡、鹅、鸭,鸟等);接触禽类及其蛋类、粪便后,要用皂液和流水洗手。

禽流感疫情发生后,要采取有力的防控措施,必须对疫区周围5km范围内的所有易感禽类实施疫苗紧急免疫接种;将疫点及其周围3km的家禽全部扑杀、深埋,其污染物做好无害化处理。同时在疫区周围应建立隔离带,控制疫情蔓延。这样可尽快扑灭疫情,消灭传染源,减少经济损失。

3.炭疽病

炭疽病是由炭疽杆菌引起的急性、烈性传染病。炭疽杆菌对人畜危害极大,马、牛、羊等家畜易为感染。人可通过皮肤接触感染,或吸入炭疽杆菌芽孢,也可由被污染的食品感染。

炭疽杆菌侵入人体后潜伏期一般为3~5天,根据感染炭疽杆菌的途径,其临床症状可分为肺炭疽、皮肤炭疽和肠炭疽三种类型。猪感染炭疽后,表现为慢性局部炭疽,病变在颈部颌下,喉与肠系淋巴结,剖面呈砖红色、肿胀、质硬。宰前一般无症状。

炭疽病是一种难以根除的自然疫源性疾病,一旦发生畜疫,其污染场所就变成了长期的芽孢滋生地,形成疫源地。而对疫源地的消毒,至今仍是世界性的难题。到目前为止,人们还没有对付炭疽感染的有效办法。

牲畜发现炭疽疫情后,必须在6小时内对病畜进行隔离,并进行消毒处理。病畜一律不准屠宰解体,应密封化制处理,否则,解剖后在空气中数小时即可形成芽孢。

2001年美国"9·11"恐怖袭击事件后,连续出现了用夹有炭疽杆菌白色粉末的信件传播炭疽热感染的"生物恐怖"事件,造成了12人死亡。

### 4.布氏杆菌病

布氏杆菌病是由布氏杆菌引起的急性或慢性传染病。羊、牛、猪、骆驼、马、犬都是人类生病的传染源，可经皮肤黏膜、消化道和呼吸道传染。

人患布氏杆菌病的主要症状有发热、多汗、关节痛、肝脾肿大等，其神经系统症状主要有头痛、失眠、坐骨神经痛和多发性神经炎等，发病初期还出现皮疹，主要分布于躯干和四肢，此外，还有淋巴结肿大、食欲不振、恶心、呕吐等多样性症状。

感染布氏杆菌病畜的肉品及内脏均应经高温处理或盐腌等无害化处理后再食用。防治布氏杆菌病的基本措施是控制和清除污染源，切断传播途径和保护易感人群及畜群。

### 5.口蹄疫

口蹄疫是由口蹄疫病毒引起的一种接触性急性传染病，牛、羊、猪等偶蹄动物易于感染。病畜发病时，动物的唇和蹄上长满水疱，同时伴有发烧、食欲不振等症状，患病动物体重大幅下降。口蹄疫本身并不会导致死亡，但为防止其传播，通常采取屠宰患病动物等方法。

口蹄疫很少会传染给人类，但是接触患病动物的人也有可能被传染。人主要通过食用生乳或未消毒的畜产品以及接触病畜而感染。

凡患口蹄疫的同群牲畜应立即屠宰。应加强屠宰前的兽医检疫，体温增高的病畜其肉部、内脏及副产品应高温处理；体温正常的病畜体，去骨经排酸后可食用。

## 三、食源性寄生虫病

### (一)绦虫病和囊尾蚴病

绦虫病的病原体为猪带绦虫，又称猪肉绦虫或有钩绦虫，是我国主要的食传性寄生绦虫。猪带绦虫的幼虫囊尾蚴呈包囊状，俗称"囊虫"。猪带绦虫和囊尾蚴都可以寄生在人体内，寿命长达25年以上。

米猪肉就是猪带绦虫的幼虫猪囊尾蚴寄生于猪肌肉中(猪囊尾蚴病)所形成的特有米粒样椭圆形包囊的猪肉。人如果食用了未经煮熟的患有囊尾蚴病的猪肉，囊尾蚴可在人体肠壁发育为成虫(绦虫)，使人患绦虫病。人患绦虫病后可长期排出孕卵节片，猪食后可得囊尾蚴病，造成人畜间相互感染。

囊尾蚴可使人得绦虫病，病人出现贫血、消瘦、腹痛、消化不良、腹泻等症状。也可使人感染囊尾蚴病，囊尾蚴寄生在人体肌肉中可出现酸痛、僵硬等症状；寄生于脑内可出现神经症状，抽搐、癫痫、瘫痪甚至死亡；寄生于眼中会压迫眼球，出现视力下降症状，甚至失明。

控制和预防绦虫病和囊尾蚴病的措施有：建圈养猪，加强粪便无害化处理，控制人畜互相感染；注意个人卫生，生熟要分开，不吃生的或半生的猪肉及其制品；加强肉类检验,防止米猪肉上市。

### (二)旋毛虫病

旋毛虫是一种很细的线虫,多寄生于猪、狗、猫和鼠及野生动物体内的膈肌、舌肌和心肌。动物患病后无明显症状,宰杀后能发现钙化的包囊或针尖大小的灰色小结节。旋毛虫病是人食用了未煮熟透、带有旋毛虫的病肉后而感染的疾病。幼虫在人体内可发育为成虫,成虫在肠黏膜内寄生并产生大量的新幼虫。

患者常见症状有恶心、呕吐、腹痛、腹泻、高烧,眼睑、面部甚至全身水肿,局部或全身肌肉疼痛,皮肤出现皮疹等。其他常见的有结膜炎、急性动脉内膜炎、心肌炎、咳嗽、咯痰等症状。幼虫进入脑脊髓,还可引起头痛、头晕等脑膜炎样症状。

旋毛虫病有时能形成地方性流行病,在临床诊断和治疗上均较困难。因此,应加强肉品卫生检验检疫,做好预防工作;加强卫生宣传教育,不吃未熟透的肉,特别是猪肉、狗肉及其他野生动物肉。

### (三)中华枝睾吸虫病

中华枝睾吸虫病简称华枝睾吸虫。其中间宿主为蜗牛和淡水鱼类,而狗、猫等野生动物和人为其终末宿主,成虫寄生在肝的胆管内。

中华枝睾吸虫病患者以疲乏、上腹不适、消化不良、腹痛、腹泻、肝肿大、黄疸和浮肿等症状较为常见,重者可引起腹水。胆道内成虫死亡后的碎片和虫卵也可形成胆结石的核心而引起胆石症。

中华枝睾吸虫病的预防主要以切断传播途径为主。不吃生的或不熟的鱼虾,改进烹调方法和改变饮食习惯,注意分开使用切生熟食物的菜刀、砧板及器皿。不用生鱼喂猫、犬。合理处理粪便,改变养鱼习惯。

### (四)肺吸虫病

肺吸虫病是肺吸虫(又称卫氏并殖吸虫)寄生于人肺脏内的一种寄生虫病。肺吸虫的发育过程经过两个中间宿主,第一中间宿主为淡水螺类如川卷螺,第二中间宿主为淡水蟹(溪蟹)或蝲蛄(螯虾),终末宿主是人及其他肉食哺乳动物。人体感染肺吸虫的主要方式是生食或半生食含囊蚴的溪蟹或蝲蛄。此外,可因活囊蚴污染食具、手和饮水而造成感染,或者食用感染肺吸虫病的动物肉而感染。

肺吸虫病常见症状有食欲不振、乏力、消瘦、低热、荨麻疹等。因虫体所侵害的部位不同,其对局部组织的破坏而造成的特征性病灶,即肺吸虫囊肿的表现也不同。如成虫寄生在肺脏,则以咳嗽、胸痛、咯血痰或铁锈色痰(痰中带虫卵)为主要症状。

预防措施主要有:加强卫生宣传教育,做好饮食、饮水卫生,不生食或半生食溪蟹、蝲蛄等,不喝生水。加强粪便管理,以免虫卵污染水源。

### (五)姜片虫(肠吸虫)病

姜片吸虫简称姜片虫,其成虫寄生于人的小肠壁可引起疾病。人类因生吃了带有姜片虫囊蚴的菱角、荸荠、茭白等水生植物而被感染。

姜片虫病患者的主要临床表现为:轻者食欲不振;长期反复感染的儿童可出现发育障碍和智力减退,有可能成为侏儒;有人感染后可出现消瘦、贫血、水肿、腹痛等症状,严重的可出现腹水。当虫体寄生过多时可引起肠道的损害,甚至造成机械性堵塞。

预防措施有:开展健康教育,尽量不生吃菱角、荸荠等水生植物,如需生吃必须彻底清洗干净或用沸水漂烫。不喝河塘内生水。加强粪便无害化管理。

### (六)蛔虫病

蛔虫是一种大型线虫,虫体为黄白色,雌雄异体,呈圆柱状。蛔虫病是儿童尤其是农村儿童最常见的寄生虫病。人常因生食被蛔虫卵污染的根茎类、瓜果类食物造成感染。

肠蛔虫患者可有腹部不适或腹痛、恶心、呕吐,严重的会造成肠梗阻。蛔虫进入肝、胆可引起肝脓肿和黄疸及剧烈腹痛。当幼虫移行经肺部时可出现阵发性咳嗽、气喘。

预防蛔虫病,要养成良好的个人卫生习惯,不饮生水,不吃不洁净食物,不随地大小便,饭前便后要洗手。小孩不要玩泥土等。要改善环境卫生,加强粪便管理,以达到彻底杀死虫卵的目的。

## 本章小结

食源性疾病的含义、范畴及基本因素;食物中毒的概念、特点、分类,常见食物中毒的原因,如何预防河豚食物中毒和鲜黄花菜、发芽马铃薯、发芽土豆、四季豆食物中毒及亚硝酸盐食物中毒。

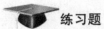 练习题

一、填空题

1.食源性疾病的暴发因素大致分为社会因素、_____及_____三类。

2.食物中毒按致病原因可以分为_____、有毒动植物食物中毒、化学性食物中毒、_____。

3.细菌性食物中毒发病机制可分为_____、_____和混合型。

4.在食用前,采用_____是预防食物中毒的关键措施。

5.副溶血性弧菌食物中毒是我国_____地区常见的食物中毒。

6.葡萄球菌肠毒素食物中毒的致病物质主要为_____。

7.肉毒梭菌中毒的临床表现以_____症状为主。

8.在我国最易发生河豚鱼毒素中毒的季节为_____季。

9.用硝酸盐含量较高的井水煮粥,由于细菌的作用,硝酸盐将转变成_____。

10.大量亚硝酸盐被吸收进入血液时,可将血红蛋白中二价铁离子氧化为_____,形成高铁血红蛋白血症。

11.霉变甘蔗中毒多发生在北方的_____季。

12.甘蔗节菱孢霉产生的毒素为_____,是一种神经毒,主要损害中枢神经系统。

13._____是粮食作物的一种重要病害。

14.鱼体中的游离组氨酸经脱羧酶作用产生_____,积蓄至一定量时,食后便可引起中毒。

15.食用鲜黄花菜中毒,是因为鲜黄花菜中的_____被氧化为_____而引起的。

16.发芽的马铃薯中含有的有毒物质是_____。

17.采用_____,通风良好和_____是防止葡萄球菌产生肠毒素的重要措施。

18.白果中的毒素银杏酸、银杏酚,主要存在于白果的_____中。

二、单项选择题

1.食物中毒与其他急性疾病最本质的区别是(    )。

A.潜伏期短　　　　　　　　　B.很多人同时发病

C.急性胃肠道症状为主　　　　D.病人曾进食同一批某种食物

2.食物中毒事件属于(    )疾病范畴。

A.传染性　　　　B.食源　　　　C.地方性　　　　D.生物性

3.食物中毒按中毒致病因素分类可分为(    )。

A.微生物性食物中毒、化学性食物中毒和不明原因食物中毒

B.微生物性食物中毒、化学性食物中毒和有毒动植物食物中毒

C.真菌毒素食物中毒、化学性食物中毒和有毒动植物食物中毒

D.真菌毒素食物中毒、化学性食物中毒和不明原因食物中毒

4.副溶血性弧菌属食物中毒的食品主要是(    )。

A.奶类　　　　B.畜禽肉类　　　　C.海产品　　　　D.粮豆类

5.肉毒梭菌毒素食物中毒是由(    )引起的。

A.肉毒梭菌　　　　　　　　　B.肉毒杆菌

C.肉毒梭菌产生的外毒素　　　D.肉毒梭菌产生的内毒素

6.金黄色葡萄球菌肠毒素中毒是由( )引起的。

A.金黄色葡萄球菌污染的食物 B.金黄色葡萄球菌肠毒素污染的食物

C.化脓性球菌污染的食物 D.金黄色葡萄球菌在肠道内大量繁殖

7.引起蜡样芽孢杆菌食物中毒最常见的食物是( )。

A.米饭、米粉 B.水果 C.蛋类 D.腐败肉类

8.引起肉毒梭菌中毒最多见的食品是( )。

A.肉制品 B.鱼制品 C.自制发酵食品 D.罐头食品

9.化学性食物中毒的预防控制措施包括( )。

A.加强对有毒化学物的监督管理

B.防止有毒化学物污染食品,把好食品从农田到餐桌的全过程关

C.加强相关知识宣传教育,不要滥用、误用有毒化学物

D.以上几点都是

10.引起组胺中毒的鱼类为( )。

A.河豚鱼 B.青皮红肉鱼海产鱼

C.红肉鱼 D.内陆湖泊鱼

11.食用河豚鱼发生食物中毒是由于( )引起的。

A.河豚鱼腐败变质 B.河豚鱼含有的组胺

C.河豚鱼中的毒素 D.海水被"三废"污染

12.常见的食物中毒是( )。

A.毒蕈中毒 B.化学性食物中毒

C.砷污染食品而引起食物中毒 D.细菌性食物中毒

13.摄入大量的亚硝酸钠,可使血红蛋白变成高铁血红蛋白,失去输氧能力,引起( )。

A.营养不良 B.肠源性青紫症 C.腹泻 D.腐败变质

14.葡萄球菌肠毒素中毒典型的症状是( )。

A.剧烈呕吐 B.腹痛、腹泻 C.发热 D.神经系统症状

15.河豚毒素含量最多的器官是( )。

A.鱼肉和血液 B.鱼头和鱼尾 C.肝脏和卵巢 D.鱼鳃和眼睛

16.食用没有煮熟的四季豆(扁豆)导致中毒的原因是豆中含有( )。

A.皂素 B.秋水仙碱 C.龙葵素 D.二秋水仙碱

17.河豚毒素的毒作用部位为( )。

A.消化系统 B.神经系统 C.血液系统 D.生殖系统

18.食用未炒透的鲜黄花菜引起中毒的物质是( )。

A.龙葵素 B.毒蝇碱 C.植物血凝素 D.秋水仙碱

19.下列烹调方法灭菌时间最长、最好的是( )。

A.煮        B.涮        C.汆        D.焯

20.剩米放置过久,使用前未炒熟,易造成下列( )引起的食物中毒。

A.蜡样芽状杆菌        B.副溶血球菌

C.金黄色葡萄球菌        D.大肠杆菌

### 三、多项选择题

1.食源性疾病的病原物可概括为( )。

A.寄生虫      B.生物性病原物      C.化学性病原物

D.物理性病原物      E.放射性核素

2.细菌性食物中毒的流行病学特点是( )。

A.一般病程短,病死率低

B.全年皆可发病,尤以 7~9 月高发

C.全年皆可发病,一般以 3~5 月高发

D.引起中毒的食品以植物性食品为主

E.是最常见的一类食物中毒

3.亚硝酸盐中毒的特点是( )。

A.属化学性食物中毒        B.食入腌制过久的蔬菜

C.皮肤可出现青紫症状        D.可出现全身组织缺氧表现

E.潜伏期较长

4.食物中毒的发病特点是( )。

A.发病潜伏期短        B.发病与食物有关

C.中毒病人的临床表现相似        D.能造成人与人之间的传染

E.病情严重,常导致死亡

5.引起含氰苷类食物中毒的食物有( )。

A.杏仁      B.鲜黄花菜      C.桃仁      D.马铃薯

E.木薯

6.以下可引起中毒的食物是( )。

A.河豚鱼        B.霉变的甘蔗

C.“赤潮”发生的水域的贝类        D.颜色鲜艳的蘑菇

E.鲜黄花菜

7.影响细菌生长的因素是( )。

A.温度      B.湿度      C.酸碱度      D.氧气

E.地区

8.下列属于细菌性食物中毒的特点是(　　　)。

A.有明显的季节性　　　　　　　B.有传染性

C.无传染性　　　　　　　　　　D.发病急,病死率低

E.发病与进食有关

**四、名词解释**

1.食源性疾病

2.食物中毒

3.细菌性食物中毒

4.有毒动植物食物中毒

5.化学性食物中毒

6.食物过敏

7.河豚中毒

**五、简答题**

1.简述食源性疾病发生的基本要素。

2.简述食物中毒的分类。

3.引起食物中毒的亚硝酸盐来源是什么?

4.鲜黄花菜、发芽马铃薯、四季豆食物中毒的有毒成分是什么?

5.简述组胺的中毒特点及预防措施。

6.化学性食物中毒的原因有哪些?

7.简述食物中毒的流行病学特点。

8.简述砷化物中毒的原因及其预防措施。

**六、应用题**

1.案例一

李明在某超市购买了一袋袋装豆沙包,当天中午蒸熟食用后不久出现了呕吐、腹痛等症状。同时在该超市购买豆沙包食用后出现呕吐、腹泻等症状的中毒者达20人。经有关部门调查确定为豆沙包中金黄色葡萄球菌引起的食物中毒。

试述:葡萄球菌肠毒素中毒的流行病学特点、临床表现、诊断和治疗及预防措施。

2.案例二

贵阳市3天内相继发生两起集体性食物中毒事件,共造成46人发生食物中毒反应。经调查,两起事件是因食用发芽土豆和未煮熟扁豆而引起的。

论述:马铃薯和四季豆的中毒原因,临床表现及其预防措施。

# 第七章　食品安全监督与管理

**本章概览**

掌握《中华人民共和国食品安全法》对食品安全标准、食品生产经营、食品标签、食品安全事故以及食品监督管理的相关规定;理解《中华人民共和国食品安全法》对"食品"这一概念的界定;了解我国食品标准和食品标签标准的相关内容;掌握餐饮人员食品卫生要求的条件,以及食品在采购、贮存、保管、加工、销售、食用等过程中的卫生安全要求;餐具的清洁、消毒方法;餐饮人员个人的卫生要求,餐厅环境卫生要求等。

**案例导入**

2012年2月至2013年9月,王某、孙某夫妇雇用关某等十几名工人添加"增筋剂"等有毒、有害非食品原料生产腐竹,并进行销售,销售金额为337万余元。在非法生产、销售腐竹过程中,王某负责购买生产原料及"增筋剂"等,并销售生产出的腐竹;关某负责按照王某的安排在生产过程中添加"增筋剂"等有毒、有害非食品原料;孙某平时参与生产,并在王某不在时组织作坊的生产管理。经鉴定,在王某作坊内提取的腐竹样本中含有"次硫酸氢钠甲醛"成分(俗称"吊白块","增筋剂"主要成分)。

济宁市任城区人民法院审理认为,王某、孙某、关某均已构成生产、销售有毒、有害食品罪,且王某生产、销售有毒、有害食品,关某生产有毒、有害食品,情节特别严重。共同犯罪中,王某系主犯,关某、孙某起次要、辅助作用,系从犯,应减轻处罚。三被告人到案后均如实供述犯罪事实,当庭自愿认罪,均可从轻处罚。据此,以生产、销售有毒、有害食品罪分别判处王某、关某、孙某有期徒刑12年、5年、1年6个月,并处罚金100万元、30万元、10万元。一审宣判后,三被告人不服,提出上诉,济宁市中级人民法院经审理,裁定驳回上诉,维持原判。

上述案件中,食品生产销售人员违反何种法律法规? 法院作出的审判是否合理? 说说你的理由。

# 第一节 食品安全概述

## 一、《中华人民共和国食品安全法》简介

2015 年新修订的《中华人民共和国食品安全法》已于 2015 年 4 月 24 日公开发布,并在 2015 年 10 月 1 日起施行。《中华人民共和国食品安全法》已由中华人民共和国第十二届全国人民代表大会常务委员会第十四次会议于 2015 年 4 月 24 日修订通过,现将修订后的《中华人民共和国食品安全法》公布,自 2015 年 10 月 1 日起施行。新修订的《中华人民共和国食品安全法》共计十章一百五十四条,制定的目的是为了保证食品安全,保障公众身体健康和生命安全。

### (一)《食品安全法》的立法宗旨

《食品安全法》第 1 条对立法宗旨进行说明:"为保证食品安全,保障公众身体健康和生命安全,制定本法。"为实现立法宗旨,《食品安全法》在第 4 条规定:"食品生产经营者应当依照法律、法规和食品安全标准从事生产经营活动,对社会和公众负责,保证食品安全,接受社会监督,承担社会责任。"为实现立法宗旨,《食品安全法》第 5 条规定:国务院设立食品安全委员会,其工作职责由国务院规定。"具体来说,"国务院食品药品监督管理部门依照本法和国务院规定的职责,对食品生产经营活动实施监督管理。

国务院卫生行政部门依照本法和国务院规定的职责,组织开展食品安全风险监测和风险评估,会同国务院食品药品监督管理部门制定并公布食品安全国家标准。

国务院其他有关部门依照本法和国务院规定的职责,承担有关食品安全工作。由此可见,《食品安全法》明确规定餐饮服务的食品安全工作由国家食品药品监督管理部门承担。《食品安全法》第 6 条还规定了各级地方政府在食品安全方面应当承担相应的责任。为实现立法宗旨,鼓励广大群众积极参与对食品安全的监督,《食品安全法》第 12 条规定:"任何组织或者个人有权举报食品生产经营中违反本法的行为,有权向有关部门了解食品安全信息,对食品安全监督管理工作提出意见和建议。"

### (二)《食品安全法》的调整范围

《食品安全法》第 2 条对调整范围进行说明。在中华人民共和国境内从事下列活动,应当遵守本法:①食品生产和加工(以下称食品生产),食品销售和餐饮服务(以下称食品经营);②食品添加剂的生产经营;③用于食品的包装材料、容器、洗

涤剂、消毒剂和用于食品生产经营的工具、设备(以下称食品相关产品)的生产经营;④食品生产经营者使用食品添加剂、食品相关产品;⑤食品的贮存和运输;⑥对食品、食品添加剂、食品相关产品的安全管理。供食用的源于农业的初级产品(以下称食用农产品)的质量安全管理,遵守《中华人民共和国农产品质量安全法》的规定。但是,制定有关食用农产品的质量安全标准、公布食用农产品安全有关信息,应当遵守《食品安全法》的有关规定。

**(三)对食品安全标准的相关规定**

依照《食品安全法》第 26 条的规定,食品安全标准应包括以下内容:①食品、食品添加剂、食品相关产品中的致病性微生物,农药残留、兽药残留、生物毒素、重金属等污染物质以及其他危害人体健康物质的限量规定;②食品添加剂的品种、使用范围、用量;③专供婴幼儿和其他特定人群的主辅食品的营养成分要求;④对与卫生、营养等食品安全要求有关的标签、标志、说明书的要求;⑤食品生产经营过程的卫生要求;⑥与食品安全有关的质量要求;⑦与食品安全有关的食品检验方法与规程;⑧其他需要制定为食品安全标准的内容。

《食品安全法》第 27 条食品安全国家标准由国务院卫生行政部门会同国务院食品药品监督管理部门制定、公布,国务院标准化行政部门提供国家标准编号。

食品中农药残留、兽药残留的限量规定及其检验方法与规程由国务院卫生行政部门、国务院农业行政部门会同国务院食品药品监督管理部门制定。

屠宰畜、禽的检验规程由国务院农业行政部门会同国务院卫生行政部门制定。

第 28 条制定食品安全国家标准,应当依据食品安全风险评估结果并充分考虑食用农产品安全风险评估结果,参照相关的国际标准和国际食品安全风险评估结果,并将食品安全国家标准草案向社会公布,广泛听取食品生产经营者、消费者、有关部门等方面的意见。

食品安全国家标准应当经国务院卫生行政部门组织的食品安全国家标准审评委员会审查通过。食品安全国家标准审评委员会由医学、农业、食品、营养、生物、环境等方面的专家以及国务院有关部门、食品行业协会、消费者协会的代表组成,对食品安全国家标准草案的科学性和实用性等进行审查。"

**(四)对食品生产经营的相关规定**

《食品安全法》第 33 条食品生产经营应当符合食品安全标准,并符合下列要求:

(1)具有与生产经营的食品品种、数量相适应的食品原料处理和食品加工、包装、贮存等场所,保持该场所环境整洁,并与有毒、有害场所以及其他污染源保持规定的距离;

(2)具有与生产经营的食品品种、数量相适应的生产经营设备或者设施,有相应的消毒、更衣、盥洗、采光、照明、通风、防腐、防尘、防蝇、防鼠、防虫、洗涤以及处理废水、存放垃圾和废弃物的设备或者设施;

(3)有专职或者兼职的食品安全专业技术人员、食品安全管理人员和保证食品安全的规章制度;

(4)具有合理的设备布局和工艺流程,防止待加工食品与直接入口食品、原料与成品交叉污染,避免食品接触有毒物、不洁物;

(5)餐具、饮具和盛放直接入口食品的容器,使用前应当洗净、消毒,炊具、用具用后应当洗净,保持清洁;

(6)贮存、运输和装卸食品的容器、工具和设备应当安全、无害,保持清洁,防止食品污染,并符合保证食品安全所需的温度、湿度等特殊要求,不得将食品与有毒、有害物品一同贮存、运输;

(7)直接入口的食品应当使用无毒、清洁的包装材料、餐具、饮具和容器;

(8)食品生产经营人员应当保持个人卫生,生产经营食品时,应当将手洗净,穿戴清洁的工作衣、帽等;销售无包装的直接入口食品时,应当使用无毒、清洁的容器、售货工具和设备;

(9)用水应当符合国家规定的生活饮用水卫生标准;

(10)使用的洗涤剂、消毒剂应当对人体安全、无害;

(11)法律、法规规定的其他要求。

《食品安全法》第28条规定禁止生产经营下列食品:①用非食品原料生产的食品或者添加食品添加剂以外的化学物质和其他可能危害人体健康物质的食品,或者用回收食品作为原料生产的食品;②致病性微生物、农药残留、兽药残留、重金属、污染物质以及其他危害人体健康的物质含量超过食品安全标准限量的食品;③营养成分不符合食品安全标准的专供婴幼儿和其他特定人群的主辅食品;④腐败变质、油脂酸败、霉变生虫、污秽不洁、混有异物、掺假掺杂或者感官性状异常的食品;⑤病死、毒死或者死因不明的禽、畜、兽、水产动物肉类及其制品;⑥未经动物卫生监督机构检疫或者检疫不合格的肉类,或者未经检验或者检验不合格的肉类制品;⑦被包装材料、容器、运输工具等污染的食品;⑧超过保质期的食品;⑨无标签的预包装食品;⑩国家为防病等特殊需要明令禁止生产经营的食品;⑪其他不符合食品安全标准或者要求的食品。

**(五)对食品标签的相关规定**

《食品安全法》第67条预包装食品的包装上应当有标签。标签应当标明下列事项:

(1)名称、规格、净含量、生产日期;

(2)成分或者配料表;

（3）生产者的名称、地址、联系方式；

（4）保质期；

（5）产品标准代号；

（6）贮存条件；

（7）所使用的食品添加剂在国家标准中的通用名称；

（8）生产许可证编号；

（9）法律、法规或者食品安全标准规定应当标明的其他事项。

专供婴幼儿和其他特定人群的主辅食品，其标签还应当标明主要营养成分及其含量。

**（六）对食品安全事故处置的规定**

为应对突发的食品安全事故，各级政府机关和食品生产经营企业要制定食品安全事故应急预案。为此，《食品安全法》第 102 条国务院组织制定国家食品安全事故应急预案。

县级以上地方人民政府应当根据有关法律、法规的规定和上级人民政府的食品安全事故应急预案以及本行政区域的实际情况，制定本行政区域的食品安全事故应急预案，并报上一级人民政府备案。

食品安全事故应急预案应当对食品安全事故分级、事故处置组织指挥体系与职责、预防预警机制、处置程序、应急保障措施等作出规定。

《食品安全法》第 103 条发生食品安全事故的单位应当立即采取措施，防止事故扩大。事故单位和接收病人进行治疗的单位应当及时向事故发生地县级人民政府食品药品监督管理、卫生行政部门报告。

县级以上人民政府质量监督、农业行政等部门在日常监督管理中发现食品安全事故或者接到事故举报，应当立即向同级食品药品监督管理部门通报。

发生食品安全事故，接到报告的县级人民政府食品药品监督管理部门应当按照应急预案的规定向本级人民政府和上级人民政府食品药品监督管理部门报告。县级人民政府和上级人民政府食品药品监督管理部门应当按照应急预案的规定上报。

任何单位和个人不得对食品安全事故隐瞒、谎报、缓报，不得隐匿、伪造、毁灭有关证据。

第 105 条县级以上人民政府食品药品监督管理部门接到食品安全事故的报告后，应当立即会同同级卫生行政、质量监督、农业行政等部门进行调查处理，并采取下列措施，防止或者减轻社会危害：

（1）开展应急救援工作，组织救治因食品安全事故导致人身伤害的人员；

（2）封存可能导致食品安全事故的食品及其原料，并立即进行检验；对确认属于被污染的食品及其原料，责令食品生产经营者依照本法第 63 条的规定召回或者停止经营；

（3）封存被污染的食品相关产品，并责令进行清洗消毒；

（4）做好信息发布工作，依法对食品安全事故及其处理情况进行发布，并对可能产生的危害加以解释、说明。

第106条发生食品安全事故，设区的市级以上人民政府食品药品监督管理部门应当立即会同有关部门进行事故责任调查，督促有关部门履行职责，向本级人民政府和上一级人民政府食品药品监督管理部门提出事故责任调查处理报告。

涉及两个以上省、自治区、直辖市的重大食品安全事故由国务院食品药品监督管理部门依照前款规定组织事故责任调查。

**（七）对监督管理的相关规定**

《食品安全法》第109条县级以上人民政府食品药品监督管理、质量监督部门根据食品安全风险监测、风险评估结果和食品安全状况等，确定监督管理的重点、方式和频次，实施风险分级管理。

食品安全年度监督管理计划应当将下列事项作为监督管理的重点：

（1）专供婴幼儿和其他特定人群的主辅食品；

（2）保健食品生产过程中的添加行为和按照注册或者备案的技术要求组织生产的情况，保健食品标签、说明书以及宣传材料中有关功能宣传的情况；

（3）发生食品安全事故风险较高的食品生产经营者；

（4）食品安全风险监测结果表明可能存在食品安全隐患的事项。

第110条县级以上人民政府食品药品监督管理、质量监督部门履行各自食品安全监督管理职责，有权采取下列措施，对生产经营者遵守本法的情况进行监督检查：

（1）进入生产经营场所实施现场检查；

（2）对生产经营的食品、食品添加剂、食品相关产品进行抽样检验；

（3）查阅、复制有关合同、票据、账簿以及其他有关资料；

（4）查封、扣押有证据证明不符合食品安全标准或者有证据证明存在安全隐患以及用于违法生产经营的食品、食品添加剂、食品相关产品；

（5）查封违法从事生产经营活动的场所。

**（八）对食品安全信息的发布管理**

《食品卫生法》第118条国家建立统一的食品安全信息平台，实行食品安全信息统一公布制度。国家食品安全总体情况、食品安全风险警示信息、重大食品安全事故及其调查处理信息和国务院确定需要统一公布的其他信息由国务院食品药品监督管理部门统一公布。食品安全风险警示信息和重大食品安全事故及其调查处理信息的影响限于特定区域的，也可以由有关省、自治区、直辖市人民政府食品药品监督管理部门公布。未经授权不得发布上述信息。

县级以上人民政府食品药品监督管理、质量监督、农业行政部门依据各自职责公布食品安全日常监督管理信息。

公布食品安全信息,应当做到准确、及时,并进行必要的解释说明,避免误导消费者和社会舆论。

## 二、《食品安全法》用语的含义

### (一)食品的定义

食品是指各种供人食用或者饮用的成品和原料以及按照传统既是食品又是药品的物品,但是不包括以治疗为目的的物品。

"按照传统既是食品又是药品的物品"主要有:

丁香、八角茴香、刀豆、小茴香、小蓟、山药、山楂、马齿苋、乌梢蛇、乌梅、木瓜、火麻仁、代代花、玉竹、甘草、白芷、白果、白扁豆、白扁豆花、龙眼肉(桂圆)、决明子、百合、肉豆蔻、肉桂、余甘子、佛手、杏仁(甜、苦)、沙棘、牡蛎、芡实、花椒、赤小豆、阿胶、鸡内金、麦芽、昆布、枣(大枣、酸枣、黑枣)、罗汉果、郁李仁、金银花、青果、鱼腥草、姜(生姜、干姜)、枳椇子、枸杞子、栀子、砂仁、胖大海、茯苓、香橼、香薷、桃仁、桑叶、桑葚、橘红、桔梗、益智仁、荷叶、莱菔子、紫苏、紫苏子、葛根、黑芝麻、胡椒、槐米、槐花、蒲公英、蜂蜜、榧子、酸枣仁、鲜白茅根、鲜芦根、蝮蛇、橘皮、薄荷、薏苡仁、薤白、覆盆子、藿香。

### (二)食品安全

食品安全是指食品无毒、无害,符合应当有的营养要求,对人体健康不造成任何急性、亚急性或者慢性危害。

### (三)预包装食品

预包装食品是指预先定量包装或者制作在包装材料、容器中的食品。

### (四)食品添加剂

食品添加剂,指为改善食品品质和色、香、味以及为防腐、保鲜和加工工艺的需要而加入食品中的人工合成或者天然物质,包括营养强化剂。

### (五)保质期

保质期是指预包装食品在标签指明的储存条件下保持品质的期限。

### (六)食源性疾病

食源性疾病是指食品中致病因素进入人体引起的感染性、中毒性等疾病。

### (七)食品安全事故

食品安全事故是指食物中毒、食源性疾病、食品污染等源于食品,对人体健康有危害或者可能有危害的事故。

# 第二节　食品标准与食品标签

## 一、食品标准概述

### (一)食品标准的概念与作用

食品标准是指一定范围内(如国家、区域、食品行业或企业、某一产品类别等)为达到食品质量、安全、营养等要求以及为保障人体健康,对食品及其生产加工销售过程中的各种相关因素所做的管理性规定或技术性规定。这种规定须经权威部门认可或相关方协调认可。

食品标准是食品行业的技术规范,涉及食品行业各个领域,从多方面规定了食品生产的技术要求和质量卫生要求。食品标准是食品安全的重要保证。制定食品标准对确保消费者人身安全,保证社会的长治久安和稳定具有非常重要的作用。

首先,食品标准能保证食品质量与卫生安全。食品卫生质量是否合格,判断依据就是食品标准。

其次,食品标准是国家管理食品行业的依据。国家主要依据食品标准对食品行业进行宏观调控与管理。

最后,食品标准是食品企业科学管理的基础,是提高食品质量与安全性的前提和保证。

鉴于食品标准的重要作用,我国在1985年成立了全国食品工业化工作委员会,负责全国有关食品标准的制修订、审定等工作。

### (二)食品标准的分类

按照级别分类。标准按照《中华人民共和国标准化法》第6条规定的级别分类,可分为国家标准、行业标准、地方标准和企业标准四大类。

(1)按照性质分类。根据《中华人民共和国标准化法》第7条的规定,国家标准和行业标准按照性质可分为强制性标准和推荐性标准。

(2)按照内容分类。按照标准的内容划分,食品标准可分为食品产品标准、食品卫生标准、食品工业基础标准、食品检验方法标准、食品标签标准等。

(3)按照形式分类。按照标准的形式划分,食品标准可分为两类:一种是用文字表达的标准称之为标准文件;其他的各种标准物质、标准样品(如农产品、面粉质量等级的实物标准)称之为实物标准。

## 二、食品标签

### (一)我国食品标签标准概况

1987年5月原国家技术监督局批准发布了《食品标签通用标准》。此后,经过2004年及2005年的修改,2011年国家标准化管理委员会、国家质量监督检验检疫总局、卫生部颁布了《预包装食品标签通则》(GB 7718-2011)、《预包装食品营养标签通则》(GB 28050-2011),2013年又颁布了《预包装特殊膳食用食品标签通则》(GB 13432-2013)。另外,在上述三项标签标准的基础上,一些产品的国家标准和行业标准对标签也做了一些规定。

### (二)食品标签标准的基本内容

食品标签是指在食品包装容器上或附于食品包装容器上的一切附签、吊牌、文字、图形、符号说明物,它是对食品质量特性、安全特性、食(饮)用说明的描述。

《预包装食品标签通则》(GB 7718-2011)要求预包装食品必须标示的内容有:食品名称、配料清单、净含量和沥干物(固形物)含量、制造者的名称和地址、生产日期(或包装日期)和保质期、产品标准志等。

《预包装特殊膳食用食品标签通则》(GB 13432-2013)规定允许在食品标签上做营养声称及标示营养知识,还允许符合一定条件的一般食品和特殊膳食用食品标示营养素含量水平声称、营养素含量比较声称和营养素作用声称,如"低能量""减少了""铁是血红细胞的形成因子"等。

《预包装饮料酒标签通则》(GB 10344-2005)与原标准相比,在"标准名称、饮料酒的酒精度范围、食品添加剂、加工助剂的标注方法、啤酒的警示语、酒精度超过10%Vol的饮料酒免于标示的内容"等方面都做了调整和明确,在基本要求中增加了"所有标示内容均不应另外加贴、补印或篡改"。

### (三)《食品营养标签管理规范》的主要内容

2011年10月12日,卫生部颁布了《预包装食品营养标签通则》(GB 28050-2011)(以下简称《通则》)。《通则》明确规定,营养标签是指向消费者提供食品营养成分信息和特性的说明,包括营养成分表、营养声称和营养成分功能声称。营养成分表是标有食品营养成分名称和含量的表格,表格中可以标示的营养成分包括能量、营养素、水分和膳食纤维等。《通则》规定,食品企业标示食品营养成分、营养声称、营养成分功能声称时,应首先标示能量、蛋白质、脂肪和碳水化合物4种核心营养素及其含量。食品营养标签上还可以标示饱和脂肪(酸)、胆固醇、糖、膳食纤维、维生素和矿物质。营养标签中营养成分标示应当以每100g(ml)和/或每份食品中的含量数值标示,并同时标示所含营养成分占营养素参考值(NRV)的百分比。营养声称是指对食物营养特性的描述和说明,包括含量声称和比较声称。营养成分功能声称是指某营养成分可以维持人体正常生长、发育和正常生理功能等作用的声称。

《通则》还强调，任何产品标签标示和宣传等不得对营养声称方式和用语进行删改和添加，也不得明示或暗示治疗疾病的作用。由于虚假或者错误的营养标签对消费者产生误导和造成健康损害的，食品企业应当依法承担相应责任。

近年来，食品安全事件频繁发生，因此食品营养标签的管理工作也受到了国际组织和许多国家的重视。目前大多数国家都制定了有关法规和标准，国际食品法典委员会（CAC）先后制定了相关的标准和技术文件。有关人士指出，在当前国际食品营养标签制度已经确立的大背景下，《通则》的实施将有助于更好地向公众宣传和普及营养知识，满足消费者的知情权，指导消费者平衡膳食；有利于企业规范自身行为，适应国际食品贸易的需要，进而提高我国的食品质量与安全水平，促进食品工业健康发展。

# 第三节　良好生产规范（GMP）

## 一、良好生产规范（GMP）定义

所谓良好生产规范（Good Manufacture Practice，GMP），是指为保证食品安全、质量而制定的贯穿食品生产全过程的一系列措施、方法和技术要求。

GMP 是美国首创的一种保障产品质量的管理方法。1963 年美国食品与药物管理局（FDA）制定了药品的 GMP，于 1964 年开始实施。1969 年世界卫生组织（WHO）要求各成员国家政府制定实施药品 GMP，以保证药品质量。同年，美国公布了《食品制造、加工、包装储存的现行良好生产规范》，简称 CGMP 或者食品 FGMP 基本法。1972 年，原欧洲共同体 14 个成员国联合公布了 GMP 总则，日本、英国、新加坡和很多工业先进国家也相继引进食品 GMP。我国政府明确规定 2004 年 6 月 30 日以前所有药品制剂和原料药的生产必须符合 GMP 要求，药品生产企业要取得"药品 GMP 证书"。目前，世界上许多国家相继采用了 GMP 对食品企业进行质量管理，取得了显著的社会和经济效益。

我国食品企业卫生质量管理规范的制定开始于 20 世纪 80 年代中期。从 1988 年开始，我国先后颁布了 17 个食品企业卫生规范，重点对厂房、设备、设施和企业自身卫生管理等方面提出了卫生要求，以促进我国食品卫生状况的改善，预防和控制各种有害因素对食品的污染。1998 年，卫生部颁布了《保健食品良好生产规范》（GB 17405-1998）和《膨化食品良好生产规范》（GB 17404-1998），这是我国首批颁布的食品 GMP 强制性标准。迄今为止,卫生部已经组织研究制定了乳制品、熟肉制品、饮料、蜜饯及益生菌类保健食品等食品企业的 GMP。我国台湾地区已经于 1988 年开始全面强制实施药品 GMP,1989 年开始推行食品 GMP。

## 二、GMP 对食品质量与安全的控制

GMP 法规是一种对生产、加工、包装、储存、运输和销售等加工过程的规范性要求。其内容包括厂房与设施的结构、设备与工器具、人员卫生、原材料管理、加工用水、生产程序管理、包装与成品管理、标签管理以及实验室管理等方面。其重点是:

### (一)人员卫生

经体检或监督观察,凡是患有或疑似患有疾病、开放性损伤,包括疖或感染性创伤,或接触面及食品包装材料的微生物污染源的员工,直至消除上述病症之前均不得参与作业,否则会造成污染。凡是在工作中直接接触食物、食物接触面及食品包装材料的员工,在其当班时应严格遵守卫生操作规范,以使食品免受污染。负责监督卫生或食品污染的人员应当受过教育或具有经验,或两者皆具备,这样才有能力生产出洁净和安全的食品。

### (二)建筑物与设施

操作人员控制范围之内的食品厂的四周场地应保持卫生,防止食品受污染。厂房建筑物及其结构的大小、施工与设计应便于以食品生产为目的的日常维护和卫生作业。工厂的建筑物、固定灯具及其他有形设施应在卫生的条件下进行保养并且保持维修良好,防止食品成为该法案所指的掺杂产品。对用具和设备进行清洗和消毒时,应防止食品、食品接触面或食品包装材料受到污染。食品厂的任何区域均不得存在任何害虫。所有食品接触面,包括用具及接触食品的设备的表面,都应尽可能经常地进行清洗,以免食品受到污染。每个工厂都应配备足够的卫生设施及用具,包括供水、输水设施、污水处理系统、卫生间设施、洗手设施、垃圾及废料处理系统等。

### (三)设备

工厂的所有设备和用具的设计,采用的材料和制作工艺,应便于充分地清洗和适当地维护。这些设备和用具的设计、制造和使用,应能防止食品中掺杂污染源。接触食物的设备表面应耐腐蚀,应采用无毒的材料制成,能经受侵蚀作用。接触食物表面的接缝应平滑,而且维护得当,能尽量减少食物颗粒、脏物及有机物的堆积,从而将微生物生长繁殖的机会降低到最小限度。食品加工、处理区域内不与食品接触的设备应结构合理,便于保持清洁卫生。食品的存放、输送和加工系统的设计结构应能使其保持良好的卫生状态。

### (四)生产和加工控制

食品的进料、检查、运输、分选、预制、加工、包装、储存等所有作业都应严格按

照卫生要求进行。应采用适当的质量管理方法,确保食品适合人们食用,并确保包装材料是安全适用的。工厂的整体卫生应由一名或数名指定的称职的人员进行监督。应采取一切合理的预防措施,确保生产工序不会构成污染源。必要时,应采用化学的、微生物的或外来杂质的检测方法来验明卫生控制的失误或可能发生的食品污染。凡是污染已达到界定的掺杂程度的食品须一律退回或者需经过处理加工以消除其污染。

# 第四节　危害分析与关键控制点体系(HACCP)

## 一、HACCP 定义

HACCP(Hazard Analysis and Critical Control Point,HACCP)直译为危害分析和关键点控制。国家标准 GB/T15091-1994《食品工业基本术语》对 HACCP 的定义为:生产(加工)安全食品的一种控制手段;对原料、关键生产工序及影响产品安全的人为因素进行分析,确定加工过程中的关键环节,建立、完善监控程序和监控标准,采取规范的纠正措施。

HACCP 是一种食品安全保证体系,食品行业用它来分析食品生产的各个环节,找出具体的安全卫生危害,并且通过采取有效的预防措施,对各个关键点实施严格的监控,从而实现对食品卫生的有效控制。HACCP 是从农田到餐桌或从养殖场到餐桌全过程的安全预防体系,是建立在 GMP(良好生产规范)、SSOP(卫生标准操作规程)基础之上的安全卫生预防体系,有很强的专业性与针对性。虽然 HACCP 体系不是一个零风险系统,但它能够最大限度地减少食品安全性的风险,保护食品供应链和食品生产的安全。

## 二、HACCP 的重要性

在食品的生产过程中,控制潜在危害的先期觉察决定了 HACCP 的重要性。通过对主要的食品危害,如微生物、化学和物理污染的控制,食品工业可以更好地向消费者提供消费方面的安全保证,降低食品生产过程中的危害,从而提高人民的健康水平。

## 三、建立 HACCP 体系的意义

HACCP 作为一种与传统食品安全质量管理体系截然不同的、崭新的食品安全保障模式,它的实施对保障食品安全具有广泛而深远的意义。

第一,可增强消费者和政府的信心;第二,可消除贸易壁垒;第三,可增加市场机会,消费者青睐实施 HACCP 安全体系的企业生产的产品;第四,降低生产成本(减少回收、食品废弃);第五,提高产品质量的一致性,这是因为 HACCP 的实施使生产过程更规范,提高了产品质量的均质性;第六,提高员工对食品安全的全员参与性,这是因为 HACCP 的实施使生产操作更规范,并促进员工对提高公司产品安全生产的全面参与。

## 四、HACCP 体系对食品质量与安全的控制

### (一)实施 HACCP 的基础

良好生产规范(GMP)和卫生标准操作规程(SSOP)是建立 HACCP 的前提性条件或支持程序。HACCP 的支持程序一般都要符合政府的卫生法规、各行业的生产规范、良好生产规范(GMP)和卫生标准操作规程(SSOP)。通常,HACCP 的支持程序主要涉及以下几方面。

(1)清洁。清洁程序是食品生产过程中影响食品安全的一个关键因素。

(2)校准。校准程序可以保证使用的检验工具、监测设备或测量仪器等得到精心维护,从而确保这些监测工具的测量精确性。

(3)虫害控制。虫害控制程序对生产安全、优质食品是非常重要的。虫害控制要求建立完备的文件和记录。

(4)人员培训。负责 HACCP 方案制订、验证和审核的人员必须经过培训。培训内容要用文件的形式记录并保存下来。

(5)产品的标志和可追溯性。产品的标示内容应包括产品描述、级别、规格、包装、最佳食用期或者保质期、批号、生产商。可追溯性包括两个基本要素:一是能够确定生产过程的危害输入种类(如杀虫剂、除草剂、化肥等)和输入来源;二是能够确定产品的去向。针对发生安全危害的主要原因来采取相应的纠偏措施。

(6)挑选合格供应商。向所有供应商提供本企业的标准采购说明书,明确对采购原材料的要求标准并以文件的形式记录和保存。

(7)生产操作手册。包括良好生产规范(GMP)、卫生标准操作规程(SSOP)和作业指导书。

### (二)实施 HACCP 的步骤

食品种类不同,食品加工条件、生产工艺、管理水平和生产人员素质等也存在差异,因此,不同食品企业制订的 HACCP 计划也就不同。目前,还不存在一个成熟完备的方法适用于所有食品的 HACCP 监控。各企业都是结合本企业的实际情况来制订本企业的食品 HACCP 计划。

以下步骤 1~5 可看作是预备工作,步骤 6~12 是正式步骤。

步骤1:组建HACCP小组。为保证HACCP方案的顺利实施,应由训练有素、专业面广的成员组成HACCP小组。HACCP小组成员应该首先接受正规培训。

步骤2:进行产品说明。产品说明应包括产品的具体营养成分、物理或化学特性、包装、安全信息、加工方法、储存方法和食用方法。

步骤3:明确产品用途。产品用途是指所预期的最终消费者对该产品的食用方法。明确产品用途时特别要注意那些特殊敏感人群,因为有些对正常人来说食用安全的食品可能会给特殊敏感人群造成危险。

步骤4:绘制流程图。加工流程图是用简单的方框或符号,清晰、简明地描述从原料接收到成品储运的整个加工过程(包括相关配料等辅助加工步骤)。绘制流程图的时候,为保证流程图的现实性,最好有现场工作人员参加提供生产细节。

步骤5:现场验证流程图。流程图精确与否对危害分析的正确性和完整性是非常关键的。对流程图列出的步骤必须亲临加工现场进行验证。

以上5个步骤可以看作是制订HACCP计划的预备步骤,也可以看作是制订HACCP计划的前期准备工作。以下是根据HACCP的7个基本原理(进行危害分析,确定预防措施、确定关键控制点、确定关键限值、监控关键控制点、确定纠偏步骤、建立审核程序、建立记录和文件管理系统)实施的7个步骤。

步骤6:进行危害分析,确定预防措施。目前,将危害分为生物性、化学性、物理性和品质危害4类。生物性危害包括细菌、毒素的危害及影响这些生物性危害的因素。化学性危害包括各种化学污染。物理性危害包括各种物理性污染。品质危害包括不符合消费者要求的食品品质及环境危害、动物待遇、操作危害、职业和安全危害等。品质危害一般不会引起消费者生病或受到伤害(如环境中的臭味、虐待动物、设备故障导致品质差异问题等)。

步骤7:确定关键控制点,(Critical Control Point,CCP)。CCP对控制食品安全是非常重要的,CCP数量取决于食品种类或食品生产工艺的复杂性、性质和范围。食品生产过程的CCP主要有操作人员与环境卫生条件、产品配方控制、特殊卫生措施、冷却、杀菌、交叉污染等。

在制订HACCP计划时,通过树形决策图帮助寻找CCP。值得注意的是,CCP的控制对象是产品,由于加工过程的特异性,对于已经确定的CCP,如果出现工厂位置、原料配方、加工过程、仪器设备、卫生控制、其他支持性计划以及用户的改变等情况,都可以导致原来的CCP完全改变。

步骤8:确定关键限值。关键限值起到决定产品的安全与否、质量优劣与否的重要作用。

在实际生产过程当中,建立操作限值也是确保产品安全的一项重要措施。这是因为,操作限值与关键控制限值相比,是一种更加严格的限值标准,实际工作中能够切实起到降低发生偏差危险的作用。

步骤9：监控关键控制点。监控就是按照事先制订好的 HACCP 计划进行观察或测量并以此判定一个 CCP 是否处于控制之中，要准确真实地进行记录监控，用于以后的验证和文件管理。监控有现场监控和非现场监控。

步骤10：确定纠偏措施。纠偏措施是针对 CCP 的关键控制限值所出现的偏差而采取的专门程序或行动。每一个 CCP 都应该有一个甚至多个纠偏措施以保证 HACCP 体系的正常运转。

步骤11：建立审核程序。审核是检查整个 HACCP 体系是否有能力保证企业生产出符合规定的、安全的、高品质的食品以及 HACCP 的各项控制措施是否得到贯彻执行。

步骤12：建立记录和文件管理系统。保存准确的记录是 HACCP 体系的关键部分，所有记录都要求在现场实际工作时完成，严禁事后补写。

# 第五节　餐饮具卫生管理

餐饮企业经营过程中时刻离不开各种餐饮具和厨房生产加工工具，对这些生产服务中所用的餐饮具及其他工具，若不注意卫生，用后不及时清洗消毒，即可因微生物大量生长繁殖而污染，再用这些污染了的餐饮具、炊事工具盛放或加工饮食产品，有可能对消费者身体健康造成危害。为了确保食品安全，餐饮企业经营管理人员必须高度重视餐饮具卫生安全问题。餐具卫生管理主要抓好餐饮具的消毒以及存放时的保洁方面工作。

## 一、餐饮器具的污染

### (一)餐饮器具常见类型

餐饮具一般是塑料制品、金属制品及搪瓷、陶瓷、玻璃制品等。餐饮企业中餐厅服务的主要工具就是各种瓷器餐具及不锈钢餐具等，其种类主要有各种碗、碟、壶、匙、盘等，名称不一，使用各异，但保洁方法基本相同。

### (二)污染途径

1.有害金属

金属制品和含有金属盐或金属氧化物的搪瓷、陶瓷等中的有害金属可能对食品产生污染。如不纯铝制品含有较高的铅、锌、镉等有害金属。不锈钢制品如不是按规定型号制成的，也有铅、镉、铬和镍等有害金属。搪瓷、陶器及玻璃制品中的澄清剂、着色剂等均含有害重金属铅、镉、铬、锌、镍、铜等，也能迁移到食品中造成污染。陶器中的釉彩越多,色彩越深,迁移出来的有害金属也越多。

2.微生物

微生物污染主要是指未经消毒处理或消毒处理不充分或消毒处理后保存不善,以及使用前未按照食品卫生和服务要求操作造成的污染。

## 二、餐饮器具的消毒方法

消毒是指用物理或化学以及其他方法来杀灭某些致病微生物。实施消毒的方法很多,形式不一,适应的对象与效果也不同。例如洗碗消毒机,有的仅适用于碗盘,而不适用于餐碟和酒具、茶具;有些需要外接电源和气源,有些仅需电源即可。再如,蒸汽消毒柜和消毒锅都可用于餐具消毒,但是它们使用的消毒介质有所区别,前者利用热蒸汽消毒,后者利用热水消毒。另外,对不适用于热消毒的食具、茶具、酒具、食品容器等,还可采用化学消毒剂进行消毒。餐饮器具消毒可分为物理消毒和化学消毒两大类。

### (一)物理消毒法

系指用湿热、干热、紫外线等物理作用达到消毒目的、符合卫生规范要求的方法。主要有:

(1)煮沸消毒。将洗净的餐具全部浸入沸水锅中,煮沸5分钟以上,即可达到消毒要求。这种方法效果可靠,简便易行,是广大餐饮企业普遍采用的消毒方法。

(2)蒸汽消毒。洗净餐具放入蒸汽消毒箱(柜)或蒸笼,蒸汽温度达到95℃～100℃,持续蒸15~30分钟。这种方法也很可靠,具备锅炉设备的餐饮企业可以采用此种消毒方法。

(3)远红外线消毒。使用远红外线消毒箱进行餐具消毒,一般要求消毒温度在120℃以上,持续时间30分钟。

(4)紫外线消毒。用紫外线消毒灯对空气及台面进行消毒(距台面1米以内),紫外线强度不低于$70\mu w/cm^2$,时间30分钟。

### (二)化学消毒法

系指用化学药物实施消毒目的之方法。该类化学药物称为消毒剂,消毒剂种类很多,餐饮企业主要使用的消毒剂应符合GB 14930.1-2015《食品工具、设备用洗涤卫生标准》和GB 14930.2-2012《食品工具、设备用洗涤消毒剂卫生标准》等有关卫生标准和要求。

## 三、餐饮器具的清洗消毒的要求及注意事项

### (一)《餐饮业食品卫生管理办法》对餐饮具卫生提出的要求

国家卫生部发布的《餐饮业食品卫生管理办法》(以下简称《办法》)第16条对

餐饮具的卫生控制提出以下要求:用于餐饮加工操作的工具、设备必须无毒无害,标志或者区分明显,并做到分开使用,定位存放,用后洗净,保持清洁;接触直接入口食品的工具、设备应当在使用前进行消毒。此外,应当按照要求对餐具、饮具进行清洗、消毒,并在专用保洁设施内备用,不得使用未经清洗和消毒的餐具、饮具;购置、使用集中消毒企业供应的餐具、饮具,应当查验其经营资质,索取消毒合格凭证。

**(二)《餐具消毒卫生管理规范》对餐饮具卫生提出的要求**

为落实《办法》对餐饮具的卫生要求,卫生部颁布的《餐具消毒卫生管理规范》(以下简称《规范》)第16条对餐饮具的清洗消毒工作提出更细致的要求。

(1)清洗、消毒、保洁设备设施的大小和数量应能满足需要。

(2)用于清扫、清洗和消毒的设备、用具应放置在专用场所妥善保管。

(3)餐用具清洗消毒水池应专用,与食品原料、清洁用具及接触非直接入口食品的工具、容器清洗水池分开。水池应使用不锈钢或陶瓷等不透水材料制成,不易积垢并易于清洗。采用化学消毒的,至少设有3个专用水池。采用人工清洗热力消毒的,至少设有两个专用水池。各类水池应以明显标识标明其用途。

(4)采用自动清洗消毒设备的,设备上应有温度显示和清洗消毒剂自动添加装置。

(5)使用的洗涤剂、消毒剂应符合GB 14930.1-2015《食品工具、设备用洗涤卫生标准》和GB 14930.2-2012《食品工具、设备用洗涤消毒剂卫生标准》等有关食品安全标准和要求。

(6)洗涤剂、消毒剂应存放在专用的设施内。

(7)应设专供存放消毒后餐用具的保洁设施,标识明显,其结构应密闭并易于清洁。

**(三)具体措施及注意事项**

为贯彻实施《办法》和《规范》对餐饮具的卫生要求,餐饮具的清洗消毒过程可以简单概括为"一刮、二洗、三冲、四消毒、五保洁"。

**1.清洗与消毒**

无论采用机械的或手工的物理消毒还是化学消毒方法,首先必须将餐具上的残渣污物刮干净。刮去残渣,既有去除污染物的作用,又能提高化学洗涤剂、消毒剂效果,降低洗涤剂、消毒剂需用浓度和缩短浸泡洗消时间,起到增强洗涤、消毒餐具效果的作用。使用物理消毒方法消毒时,应注意提高餐具的洁净度,因此在消毒之前要用热碱水或经卫生监督机关批准使用的表面活性剂等洗涤剂洗刷,然后用水冲洗,冲掉餐具内外附着的残渣、油腻及洗涤剂。以上即通常说的"一刮、二洗、三冲"的餐具清洗程序。

　　湿热消毒方法操作简单,便于掌握,杀菌效果也可靠。煮沸法适用于餐具量不多的小型餐厅、酒楼。为操作方便,先将清洗过的餐具盘碗侧立摆入金属丝筐内,再放入消毒锅,消毒到要求的时间后,立即用吊杆提起,将餐具送入保洁柜(橱)内存放备用,防止二次污染。

　　蒸汽消毒主要采用蒸汽消毒柜和消毒车,适用于大中型餐厅和饭店等餐具用量多的企业,因为蒸汽消毒柜、消毒车多为非高压的流通蒸汽消毒,因此要注意消毒柜或消毒车的密闭性,一旦漏气要及时维修,保证消毒温度不低于95℃,时间不少于15分钟。

　　上述两种消毒方法很适合餐具消毒,简便易行,效果可靠。红外线餐具消毒箱、微波消毒柜消毒因其瓷器破损率大而应用不广。紫外线消毒法主要适用空气及台面等环境的消毒,不适用于餐具消毒。

　　消毒液不仅可以达到一般消毒目的,而且其突出优点是适于不耐热餐具、茶具洗净后的消毒。消毒时将洗净的餐具、茶具全部浸泡在消毒液中,浸泡3~5分钟后用清水冲洗干净就可,操作过程中注意避免二次污染。消毒液一般可连续使用4小时,但应注意当消毒液中混入食物残渣或油脂等物质时,应更换消毒液,否则会影响消毒效果。

　　2.清洗消毒注意事项

　　(1)餐具的清洗、消毒程序要分别进行,即"三池分开"。在洗碗消毒机上这三步也是分别进行的。餐具清洗洁净之后再实施消毒。

　　(2)凡是能用热力消毒的餐具,尽量用蒸煮法消毒,对不能蒸煮的玻璃或塑料餐茶具、酒具,可采用药物消毒。

　　(3)要有与营业规模相适应的专门消毒设备,要有足够周转数量的餐具,以便保证餐餐件件消毒。

　　(4)要固定专人负责,定时进行消毒。

　　(5)消毒完毕的餐具、茶具,应放在密闭保洁橱内,防止污染。

　　(6)使用的消毒剂必须是经过卫生主管机关批准的,并按认可的产品说明来配制使用。消毒剂应对操作人员无伤害,易冲洗,消毒效果可靠。

# 第六节　餐厅卫生管理

　　从饮食产品生产加工和销售的流程来看,餐厅服务是继厨房加工生产后的又一个重要环节。餐饮产品卫生质量在一定程度上受餐厅服务质量的影响,主要影响因素包括:厨房与餐厅人员之间的合作情况,产品流程,菜单设计,厨房和餐厅的平面布置以及服务方式等。餐厅的卫生管理也是餐饮企业卫生管理工作的重要内容。目前餐饮服务形式多种多样,除传统的餐桌服务外,超市餐饮、量贩餐饮、自助快餐等服务形式也受到不少就餐宾客的青睐。

## 一、餐厅建筑要求

### (一)餐厅选址及总平面要求

按照我国《饮食建筑设计规范》要求,餐厅基地和总平面应符合如下要求:

第一,饮食建筑的修建必须符合当地城市规划与食品卫生监督机构的要求,选择群众使用方便、通风良好、并具有给水排水条件和电源供应的地段。

第二,饮食建筑严禁建于产生有害、有毒物质的工业企业防护地段内;与有碍公共卫生的污染源应保持一定距离,并须符合当地食品卫生监督机构的规定。

第三,饮食建筑的基地出入口应按人流、货流分别设置,妥善处理易燃、易爆物品及废弃物等的运存路线与堆场。

第四,在总平面布置上,应防止厨房(或饮食制作间)的油烟、气味、噪声及废弃物等对邻近建筑物的影响。

根据需要,饮食建筑还宜有适当的停车空间。

### (二)餐厅空间方面的规定要求

餐厅的室内净高应符合下列规定:小餐厅(40座以下的餐馆)不应低于2.60m;设空调餐厅不应低于2.40m;大餐厅(40座以上的餐馆)不应低于3.00 m;异形顶棚的大餐厅最低处不应低于2.40 m。

餐馆、饮食店、食堂的餐厅与饮食厅每座最小使用面积应符合下列规定:一级、二级及三级餐馆餐厅每座使用面积分别为$1.30m^2$、$1.10m^2$、$1.00m^2$;一级、二级饮食店餐厅每座最小使用面积分别为$1.30m^2$、$1.10m^2$;一级、二级食堂餐厅每座最小使用面积分别为$1.10m^2$、$0.85m^2$。

此外,100座及100座以上餐馆、食堂中的餐厅与厨房(包括辅助部分)的面积比(简称餐厨比)应符合下列规定:餐馆的餐厨比宜为1:1.1;食堂餐厨比宜为1:1;位于三层及三层以上的一级餐馆与饮食店和四层及四层以上的其他各级餐馆与饮食店均宜设置乘客电梯;方便残疾人使用的饮食建筑,在平面设计和设施上应符合有关规范的规定。

## 二、餐厅基本卫生

餐厅内环境卫生要做好地面卫生、餐桌卫生、台布和餐巾卫生、香巾卫生等工作。

**（一）地面卫生**

餐厅地面清洁应根据地面的性质和受污染的程度不同而有所区别。对于一般的地面，餐前餐后将食物残渣汤汁清除干净，再用拖把湿拖干净即可；地毯则需要使用吸尘器，以及专门的清洗剂进行清洁去污。豪华餐厅地毯，每日要安排全面清洁保养，一般在夜晚停业之后至次日营业之前进行。

**（二）餐桌卫生**

每日营业前应彻底擦拭餐桌、餐椅，应注意清洁餐桌缘、桌腿、蹬腿上的食物残渣。如使用沙发椅时，应在椅面上加布套，以利于经常洗涤和更换，保持干净。对油腻桌面要先用碱水清洗；对备有转盘的桌面，打扫卫生时，应取掉转盘，打扫完毕后，再将转盘放好备用；每次进餐完毕之后必须及时清除食物残渣；台面餐、茶、酒具要保持清洁卫生，摆放整齐美观；供顾客自取的调味料，应当符合相应的食品卫生标准和要求；营业前将糖罐、口纸杯、牙签盅、四味架擦净续满，定期刷洗，保持清洁卫生。

**（三）台布和餐巾卫生**

台布和餐巾直接与餐具和客人口腔接触，关系到餐具卫生和客人的健康安全。每次进餐完毕后，必须翻台更换干净台布，保持餐桌卫生。

餐巾由服务员折制成形插入玻璃杯，或摆放在餐盘上。操作之前，首先做好手的清洁卫生，或戴上干净的白手套操作，以保证餐巾的卫生。餐巾纸应选用正规厂商产品，储存时应注意清洁卫生，对启封剩余品要妥善保管，以免污染而影响饭菜卫生。

每次更换下来的台布、餐巾应及时送洗涤间洗涤和消毒，熨烫平整待用，同时注意保存时的卫生。

**（四）香巾卫生**

香巾先用洗涤剂洗净，还要用开水浸泡消毒，应该注意开水浸泡时间，以确保杀灭香巾上的病菌，保持香巾的清洁卫生。

**（五）工作台卫生**

工作台是服务人员工作和存放饮料、酒水及其他所用物品的地方，要定期或不定期地进行清理，使工作台内外和存放的物品及用具保持整洁卫生。另外，还要有防蟑螂措施，防止蟑螂滋生和污染食品及用具而影响菜肴卫生。

## 三、食品安全事故的处理

食物中毒是餐饮业对就餐宾客生命健康危害最大的食品安全事故。为确保食品安全和维护广大就餐宾客的合法权益，《办法》第41条规定：餐饮服务提供者发生食品安全事故时，应立即采取封存等控制措施，并按有关要求及时报告有关部门。

### 四、就餐宾客投诉的处理

为提高餐饮服务质量,餐饮经营管理人员要虚心听取就餐宾客的投诉意见,满足就餐宾客合理的要求,餐饮企业要建立合理有效的投诉反馈机制。《办法》第43条规定:餐饮服务提供者应建立投诉受理制度,对消费者提出的投诉,应立即核实,妥善处理,并且留有记录;餐饮服务提供者接到消费者投诉食品感官异常或可疑变质时,应及时核实该食品,如有异常,应及时撤换,同时告知备餐人员做出相应处理,并对同类食品进行检查。

# 第七节　餐饮从业人员卫生管理

餐饮业从业人员每天从事食品的加工生产、销售,与食品原料、半成品、成品接触频繁,同时每天要与餐饮消费者直接接触,如不注意个人卫生将会给消费者身体健康造成危害。因此,餐饮业从业人员个人卫生的好坏将直接或间接影响食品卫生。

## 一、食品加工人员的卫生要求

《办法》第10条对食品加工人员的提出如下要求:餐饮服务提供者应当按照《食品安全法》规定,建立并执行从业人员健康管理制度,建立从业人员健康档案。餐饮服务从业人员应当依照《食品安全法》的规定每年进行健康检查,取得健康合格证明后方可参加工作。从事直接入口食品工作的人员患有有碍食品安全疾病的,应当将其调整到其他不影响食品安全的工作岗位。

## 二、从业人员的健康管理和卫生要求

为落实《办法》对食品加工人员的卫生要求,《餐具清毒卫生管理规范》对从业人员的健康要求、卫生培训要求、个人卫生要求、标准洗手消毒程序和工作服管理等卫生工作进行科学规范。

### (一)健康要求

根据《规范》第11条的要求,餐饮业从业人员应按《食品安全法》的规定,从业人员(包括新参加和临时参加工作的人员)在上岗前应取得健康证明,并且每年必须进行一次健康检查,必要时进行临时健康检查。患有《食品卫生管理条例》(以下简称《条例》)第23条所列疾病(痢疾、伤寒、甲型病毒性肝炎、戊型病毒性肝炎等消化道传染病,以及活动性肺结核、化脓性或者渗出性皮肤病等有碍食品安全的疾病)的人员,不得从事接触直接入口食品的工作。此外,餐饮服务提供者应建立每日晨检制度。有发热、腹泻、皮肤伤口或感染、咽部炎症等有碍食品安全病症的人员,应立即离开工作岗位,待查明原因并将有碍食品安全的病症治愈后,方可重新上岗。

**（二）从业人员的卫生培训要求**

《规范》第14条对从业人员卫生培训提出如下要求:从业人员(包括新参加和临时参加工作的人员)应参加食品安全培训,合格后方能上岗;从业人员应按照培训计划和要求参加培训;食品安全管理人员原则上每年应接受不少于40小时的餐饮服务食品安全集中培训。

**（三）从业人员个人卫生要求**

《规范》第12条对从业人员卫生提出如下要求:

（1）应保持良好个人卫生,操作时应穿戴清洁的工作衣帽,头发不得外露,不得留长指甲、涂指甲油、佩戴饰物。专间操作人员应戴口罩。

（2）操作前应洗净手部,操作过程中应保持手部清洁,手部受到污染后应及时洗手。

（3）接触直接入口食品的操作人员,有下列情形之一的,应洗手并消毒:①处理食物前;②使用卫生间后;③接触生食物后;④接触受到污染的工具、设备后;⑤咳嗽、打喷嚏或擤鼻涕后;⑥处理动物或废弃物后;⑦触摸耳朵、鼻子、头发、面部、口腔或身体其他部位后;⑧从事任何可能会污染双手的活动后。

（4）专间操作人员进入专间时,应更换专用工作衣帽并佩戴口罩,操作前应严格进行双手清洗消毒,操作中应适时消毒。不得穿戴专间工作衣帽从事与专间内操作无关的工作。

（5）不得将私人物品带入食品处理区。

（6）不得在食品处理区内吸烟、饮食或从事其他可能污染食品的行为。

（7）进入食品处理区的非操作人员,应符合现场操作人员卫生要求。

**（四）标准洗手程序**

1.标准手消毒方法

清洗后的双手在消毒剂水溶液中浸泡20~30秒,或涂擦消毒剂后充分揉搓20~30秒。

2.洗手程序

步骤1:在水龙头下先用水(最好是温水)把双手弄湿。

步骤2:双手涂上洗涤剂。

步骤3:双手互相搓擦20秒(必要时,以干净卫生的指甲刷清洁指甲)。

步骤4:用自来水彻底冲洗双手,工作服为短袖的应洗到肘部。

步骤5:关闭水龙头(手动式水龙头应用肘部或以纸巾包裹水龙头关闭)。

步骤6：用清洁纸巾、卷轴式清洁抹手布或干手机干燥双手。

3.标准洗手方法

标准洗手方法如图7-1所示。

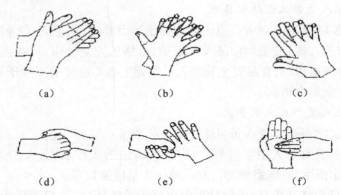

（a） （b） （c）

（d） （e） （f）

**图7-1 标准洗手方法**

（a）掌心对掌心，搓擦手指；（b）交错掌心，对手背搓擦；（c）手指交错，掌心对掌心搓擦；

（d）两手互握互搓指背；（e）拇指在掌中转动搓擦；（f）指尖在掌心中搓擦。

**（五）从业人员工作服管理**

《规范》第13条对从业人员工作服管理提出以下要求：

（1）工作服（包括衣、帽、口罩）宜用白色或浅色布料制作，专间工作服宜从颜色或式样上予以区分。

（2）工作服应定期更换，保持清洁。接触直接入口食品的操作人员的工作服应每天更换。

（3）从业人员上卫生间前应在食品处理区内脱去工作服。

（4）待清洗的工作服应远离食品处理区。

（5）每名从业人员不得少于两套工作服。

## 三、正确处理食品安全工作与经营业务工作的关系

餐饮业从业人员必须执行国家有关食品卫生质量方面的法律、法规。餐饮业负责人要积极落实《食品安全法》《条例》《办法》和《规范》，以及国务院有关部门、各地方颁发实行的各种相关法规和条例，提高本企业人员法律意识，树立良好的食品安全职业道德观。另外，还要正确处理食品卫生安全工作与经营业务的关系、社会效益与经济效益的关系，当二者之间发生矛盾时，经营要服从卫生安全需求，经济效益要服从社会效益。

餐饮企业经营管理者要支持和配合食品药品监督管理部门行使监督职权，这

也是《食品安全法》规定的餐饮企业应尽的义务。

# 本章小结

食品的定义:食品是指各种供人食用或者饮用的成品和原料以及按照传统既是食品又是药品的物品,但是不包括以治疗为目的的物品。

食品标签是指在食品包装容器上或附于食品包装容器上的一切附签、吊牌、文字、图形、符号说明物,是对食品质量特性、安全特性、食(饮)用说明的描述。

食品标签标准的基本内容:标签应当标明下列事项:①名称、规格、净含量、生产日期;②成分或者配料表;③生产者的名称、地址、联系方式;④保质期;⑤产品标准代号;⑥储存条件;⑦所使用的食品添加剂在国家标准中的通用名称;⑧生产许可证编号。

良好生产规范(GMP)简介:所谓良好生产规范(Good Manufacture Practice, GMP),是指为保证食品安全、质量而制定的贯穿食品生产全过程的一系列措施、方法和技术要求。

餐饮具的清洗消毒过程可以简单概括为"一刮、二洗、三冲、四消毒、五保洁"。

餐厅基本卫生,从业人员个人卫生要求,标准洗手程序。

HACCP(Hazard Analysis and Critical Control Point,HACCP)直译为危害分析和关键点控制。HACCP 是一种食品安全保证体系,食品行业用它来分析食品生产的各个环节,找出具体的安全卫生危害,并且通过采取有效的预防措施,对各个关键点实施严格的监控,从而实现对食品卫生的有效控制。

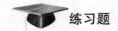 练习题

一、填空题

1.《食品安全法》明确规定餐饮服务的食品安全工作由国家_____部门承担。

2.国务院卫生行政部门应当对现行的食用农产品质量安全标准、食品卫生标准、食品质量标准和有关食品的行业标准中强制执行的标准予以整合,统一公布为_____。

3._____是美国首创的一种保障产品质量的管理方法。

4.按照级别分类,食品安全标准可分为_____、_____、地方标准和_____四大类。

5.食品卫生质量是否合格,判断依据就是_____。

6._____是一种食品安全保证体系。

7._____和_____是建立 HACCP 的前提性条件或支持程序。

8.消毒可分为_____和_____两大类。

9._____是餐饮业对就餐宾客生命健康危害最大的食品安全事故。

10.食品安全管理人员,每年应接受不少_____小时的餐饮服务食品安全集中培训。

二、单项选择题

1.新修订通过的《中华人民共和国食品安全法》自( )起施行。

A.2015 年 10 月 1 日　　　　　　B.2015 年 8 月 1 日

C.2015 年 7 月 1 日　　　　　　　D.2015 年 9 月 1 日

2.《食品安全法》规定,制定、修订食品安全标准和对食品安全实施监督管理的科学依据是( )。

A.食品安全调研报告　　　　　　B.食品安全风险评估结果

C.食品安全风险监测结果　　　　D.食品安全国际标准

3.《预包装食品标签通则》自( )颁布。

A.2009 年　　　　B.2010 年　　　　C.2012 年　　　　D.2013 年

4.HACCP 体系诞生于( )。

A.中国　　　　　B.美国　　　　　C.英国　　　　　D.法国

5.SSOP 是指( )。

A.食品安全法　　　　　　　　　B.良好生产规范

C.卫生标准操作规程　　　　　　D.危害分析和关键点控制

6.国家对食品生产经营实行许可制度,从事食品生产应当依法取得( )。

A.食品流通许可　　　　　　　　B.餐饮服务许可

C.食品生产许可　　　　　　　　D.食品卫生许可

7.食品生产经营人员( )应当进行健康检查,取得健康证明后方可参加工作。

A.每半年　　　　B.每年　　　　C.每两年　　　　D.每三年

8.下面关于食品安全的表述,正确的是( )。

A.经过高温灭菌过程,食品中不含有任何致病微生物

B.食品无毒、无害,符合应当有的营养要求,对健康不造成任何急性、恶性或者慢性危害

C.原料天然,食品中不含有任何人工合成物质

D.虽然过了保质期,但外观、口感正常

9.以下消毒方法,不适于餐具消毒的是( )。

A.蒸汽消毒 B.湿热消毒 C.紫外线消毒 D.消毒剂消毒

10.大餐厅(40座以上的餐馆)室内净高宜在( )以上。

A.1.5m B.2.0m C.2.6m D.3.0m

三、多项选择题

1.接触直接入口食品的操作人员在下列( )情形时应洗手。

A.开始工作前 B.处理食物前 C.上厕所后 D.处理生食物后

2.进行危害分析时,应考虑( )。

A.危害发生的可能性

B.危害的严重性

C.有关生物性危害、化学性危害和物理性危害

D.官方是否知道有此危害

3.HACCP体系中的危害分析部分包括( )。

A.确定显著危害 B.确定预防措施

C.最终产品(成品)分析 D.控制效果检验

4.下列( )不能混放在一起。

A.待加工食品与直接入口食品 B.原料与成品

C.食品与有毒物 D.食品与不洁物

5.食品安全事故,指( )等源于食品,对人体健康有危害或者可能有危害的事故。

A.食物中毒 B.食源性疾病 C.食品污染 D.食品微量元素

6.食品生产经营人员上岗时应遵守( )。

A.穿戴清洁的工作服、工作帽 B.有腹泻、化脓性皮肤病不得上岗

C.不涂指甲油和佩戴戒指 D.保持手的清洁卫生

7.食品添加剂的标签、说明书上应当具有的项目包括( )。

A.使用范围 B.使用用量 C.使用方法 D.“食品添加剂”字样

8.下列( )使用前必须洗净、消毒。

A.餐具 B.饮具

C.盛放直接入口食品的容器 D.炊具

9.餐用具使用卫生要求是:( )。

A.不得重复使用一次性餐饮具

B.已消毒和未消毒的餐用具应分开存放

C.使用过的一次性餐具,经冲洗后仍可以使用

D.已消毒和未消毒的餐用具不用分开存放

10.食品生产经营人员生产、销售食品时,必须做好(　　)工作。

A.经常保持个人卫生

B.洗手

C.穿戴清洁的工作衣、帽

D.销售直接入口食品时,必须清洗售货工具

四、名词解释

1.食品

2.食品安全

3.保质期

4.食源性疾病

5.食品安全事故

6.食品标准

7.食品标签

8.良好生产规范(GMP)

9.HACCP

10.消毒

五、简答题

1.食品安全标准的内容有哪些?

2.简述 GMP 法规的含义及内容。

3.简述 HACCP 的意义。

4.简述餐具的消毒方法。

5.从业人员的个人卫生要求有哪些?

6.餐具的清洗和消毒应该注意哪些事项?

7.简述食品标准的作用。

六、论述题

由于食品种类不同,食品加工条件、生产工艺、管理水平和生产人员素质等也存在差异,因此,不同食品企业制订的 HACCP 计划也就不同。论述实施 HACCP 的步骤。

# 附录一 中华人民共和国食品安全法

## 中华人民共和国食品安全法(2015年修订)

(2015年4月24日第十二届全国人民代表大会常务委员会第十四次会议修订)

目 录

## 第一章 总 则

第一条 为了保证食品安全,保障公众身体健康和生命安全,制定本法。

第二条 在中华人民共和国境内从事下列活动,应当遵守本法:

(一)食品生产和加工(以下称食品生产),食品销售和餐饮服务(以下称食品经营);

(二)食品添加剂的生产经营;

（三）用于食品的包装材料、容器、洗涤剂、消毒剂和用于食品生产经营的工具、设备（以下称食品相关产品）的生产经营；

（四）食品生产经营者使用食品添加剂、食品相关产品；

（五）食品的贮存和运输；

（六）对食品、食品添加剂、食品相关产品的安全管理。

供食用的源于农业的初级产品（以下称食用农产品）的质量安全管理，遵守《中华人民共和国农产品质量安全法》的规定。但是，食用农产品的市场销售、有关质量安全标准的制定、有关安全信息的公布和本法对农业投入品作出规定的，应当遵守本法的规定。

第三条　食品安全工作实行预防为主、风险管理、全程控制、社会共治，建立科学、严格的监督管理制度。

第四条　食品生产经营者对其生产经营食品的安全负责。

食品生产经营者应当依照法律、法规和食品安全标准从事生产经营活动，保证食品安全，诚信自律，对社会和公众负责，接受社会监督，承担社会责任。

第五条　国务院设立食品安全委员会，其职责由国务院规定。

国务院食品药品监督管理部门依照本法和国务院规定的职责，对食品生产经营活动实施监督管理。

国务院卫生行政部门依照本法和国务院规定的职责，组织开展食品安全风险监测和风险评估，会同国务院食品药品监督管理部门制定并公布食品安全国家标准。

国务院其他有关部门依照本法和国务院规定的职责，承担有关食品安全工作。

第六条　县级以上地方人民政府对本行政区域的食品安全监督管理工作负责，统一领导、组织、协调本行政区域的食品安全监督管理工作以及食品安全突发事件应对工作，建立健全食品安全全程监督管理工作机制和信息共享机制。

县级以上地方人民政府依照本法和国务院的规定，确定本级食品药品监督管理、卫生行政部门和其他有关部门的职责。有关部门在各自职责范围内负责本行政区域的食品安全监督管理工作。

县级人民政府食品药品监督管理部门可以在乡镇或者特定区域设立派出机构。

第七条　县级以上地方人民政府实行食品安全监督管理责任制。上级人民政府负责对下一级人民政府的食品安全监督管理工作进行评议、考核。县级以上地方人民政府负责对本级食品药品监督管理部门和其他有关部门的食品安全监督管理工作进行评议、考核。

第八条　县级以上人民政府应当将食品安全工作纳入本级国民经济和社会发

展规划,将食品安全工作经费列入本级政府财政预算,加强食品安全监督管理能力建设,为食品安全工作提供保障。

县级以上人民政府食品药品监督管理部门和其他有关部门应当加强沟通、密切配合,按照各自职责分工,依法行使职权,承担责任。

第九条　食品行业协会应当加强行业自律,按照章程建立健全行业规范和奖惩机制,提供食品安全信息、技术等服务,引导和督促食品生产经营者依法生产经营,推动行业诚信建设,宣传、普及食品安全知识。

消费者协会和其他消费者组织对违反本法规定,损害消费者合法权益的行为,依法进行社会监督。

第十条　各级人民政府应当加强食品安全的宣传教育,普及食品安全知识,鼓励社会组织、基层群众性自治组织、食品生产经营者开展食品安全法律、法规以及食品安全标准和知识的普及工作,倡导健康的饮食方式,增强消费者食品安全意识和自我保护能力。

新闻媒体应当开展食品安全法律、法规以及食品安全标准和知识的公益宣传,并对食品安全违法行为进行舆论监督。有关食品安全的宣传报道应当真实、公正。

第十一条　国家鼓励和支持开展与食品安全有关的基础研究、应用研究,鼓励和支持食品生产经营者为提高食品安全水平采用先进技术和先进管理规范。

国家对农药的使用实行严格的管理制度,加快淘汰剧毒、高毒、高残留农药,推动替代产品的研发和应用,鼓励使用高效低毒低残留农药。

第十二条　任何组织或者个人有权举报食品安全违法行为,依法向有关部门了解食品安全信息,对食品安全监督管理工作提出意见和建议。

第十三条　对在食品安全工作中做出突出贡献的单位和个人,按照国家有关规定给予表彰、奖励。

## 第二章　食品安全风险监测和评估

第十四条　国家建立食品安全风险监测制度,对食源性疾病、食品污染以及食品中的有害因素进行监测。

国务院卫生行政部门会同国务院食品药品监督管理、质量监督等部门,制订、实施国家食品安全风险监测计划。

国务院食品药品监督管理部门和其他有关部门获知有关食品安全风险信息后,应当立即核实并向国务院卫生行政部门通报。对有关部门通报的食品安全风险信息以及医疗机构报告的食源性疾病等有关疾病信息,国务院卫生行政部门应当会同国务院有关部门分析研究,认为必要的,及时调整国家食品安全风险监测计划。

省、自治区、直辖市人民政府卫生行政部门会同同级食品药品监督管理、质量监督等部门,根据国家食品安全风险监测计划,结合本行政区域的具体情况,制订、调整本行政区域的食品安全风险监测方案,报国务院卫生行政部门备案并实施。

第十五条　承担食品安全风险监测工作的技术机构应当根据食品安全风险监测计划和监测方案开展监测工作,保证监测数据真实、准确,并按照食品安全风险监测计划和监测方案的要求报送监测数据和分析结果。

食品安全风险监测工作人员有权进入相关食用农产品种植养殖、食品生产经营场所采集样品、收集相关数据。采集样品应当按照市场价格支付费用。

第十六条　食品安全风险监测结果表明可能存在食品安全隐患的,县级以上人民政府卫生行政部门应当及时将相关信息通报同级食品药品监督管理等部门,并报告本级人民政府和上级人民政府卫生行政部门。食品药品监督管理等部门应当组织开展进一步调查。

第十七条　国家建立食品安全风险评估制度,运用科学方法,根据食品安全风险监测信息、科学数据以及有关信息,对食品、食品添加剂、食品相关产品中生物性、化学性和物理性危害因素进行风险评估。

国务院卫生行政部门负责组织食品安全风险评估工作,成立由医学、农业、食品、营养、生物、环境等方面的专家组成的食品安全风险评估专家委员会进行食品安全风险评估。食品安全风险评估结果由国务院卫生行政部门公布。

对农药、肥料、兽药、饲料和饲料添加剂等的安全性评估,应当有食品安全风险评估专家委员会的专家参加。

食品安全风险评估不得向生产经营者收取费用,采集样品应当按照市场价格支付费用。

第十八条　有下列情形之一的,应当进行食品安全风险评估:

(一)通过食品安全风险监测或者接到举报发现食品、食品添加剂、食品相关产品可能存在安全隐患的;

(二)为制定或者修订食品安全国家标准提供科学依据需要进行风险评估的;

(三)为确定监督管理的重点领域、重点品种需要进行风险评估的;

(四)发现新的可能危害食品安全因素的;

(五)需要判断某一因素是否构成食品安全隐患的;

(六)国务院卫生行政部门认为需要进行风险评估的其他情形。

第十九条　国务院食品药品监督管理、质量监督、农业行政等部门在监督管理工作中发现需要进行食品安全风险评估的,应当向国务院卫生行政部门提出食品安全风险评估的建议,并提供风险来源、相关检验数据和结论等信息、资料。属于本法第十八条规定情形的,国务院卫生行政部门应当及时进行食品安全风险评估,并向国务院有关部门通报评估结果。

第二十条 省级以上人民政府卫生行政、农业行政部门应当及时相互通报食品、食用农产品安全风险监测信息。

国务院卫生行政、农业行政部门应当及时相互通报食品、食用农产品安全风险评估结果等信息。

第二十一条 食品安全风险评估结果是制定、修订食品安全标准和实施食品安全监督管理的科学依据。

经食品安全风险评估,得出食品、食品添加剂、食品相关产品不安全结论的,国务院食品药品监督管理、质量监督等部门应当依据各自职责立即向社会公告,告知消费者停止食用或者使用,并采取相应措施,确保该食品、食品添加剂、食品相关产品停止生产经营;需要制定、修订相关食品安全国家标准的,国务院卫生行政部门应当会同国务院食品药品监督管理部门立即制定、修订。

第二十二条 国务院食品药品监督管理部门应当会同国务院有关部门,根据食品安全风险评估结果、食品安全监督管理信息,对食品安全状况进行综合分析。对经综合分析表明可能具有较高程度安全风险的食品,国务院食品药品监督管理部门应当及时提出食品安全风险警示,并向社会公布。

第二十三条 县级以上人民政府食品药品监督管理部门和其他有关部门、食品安全风险评估专家委员会及其技术机构,应当按照科学、客观、及时、公开的原则,组织食品生产经营者、食品检验机构、认证机构、食品行业协会、消费者协会以及新闻媒体等,就食品安全风险评估信息和食品安全监督管理信息进行交流沟通。

## 第三章 食品安全标准

第二十四条 制定食品安全标准,应当以保障公众身体健康为宗旨,做到科学合理、安全可靠。

第二十五条 食品安全标准是强制执行的标准。除食品安全标准外,不得制定其他食品强制性标准。

第二十六条 食品安全标准应当包括下列内容:

(一)食品、食品添加剂、食品相关产品中的致病性微生物,农药残留、兽药残留、生物毒素、重金属等污染物质以及其他危害人体健康物质的限量规定;

(二)食品添加剂的品种、使用范围、用量;

(三)专供婴幼儿和其他特定人群的主辅食品的营养成分要求;

(四)对与卫生、营养等食品安全要求有关的标签、标志、说明书的要求;

(五)食品生产经营过程的卫生要求;

（六）与食品安全有关的质量要求；

（七）与食品安全有关的食品检验方法与规程；

（八）其他需要制定为食品安全标准的内容。

第二十七条　食品安全国家标准由国务院卫生行政部门会同国务院食品药品监督管理部门制定、公布，国务院标准化行政部门提供国家标准编号。

食品中农药残留、兽药残留的限量规定及其检验方法与规程由国务院卫生行政部门、国务院农业行政部门会同国务院食品药品监督管理部门制定。

屠宰畜、禽的检验规程由国务院农业行政部门会同国务院卫生行政部门制定。

第二十八条　制定食品安全国家标准，应当依据食品安全风险评估结果并充分考虑食用农产品安全风险评估结果，参照相关的国际标准和国际食品安全风险评估结果，并将食品安全国家标准草案向社会公布，广泛听取食品生产经营者、消费者、有关部门等方面的意见。

食品安全国家标准应当经国务院卫生行政部门组织的食品安全国家标准审评委员会审查通过。食品安全国家标准审评委员会由医学、农业、食品、营养、生物、环境等方面的专家以及国务院有关部门、食品行业协会、消费者协会的代表组成，对食品安全国家标准草案的科学性和实用性等进行审查。

第二十九条　对地方特色食品，没有食品安全国家标准的，省、自治区、直辖市人民政府卫生行政部门可以制定并公布食品安全地方标准，报国务院卫生行政部门备案。食品安全国家标准制定后，该地方标准即行废止。

第三十条　国家鼓励食品生产企业制定严于食品安全国家标准或者地方标准的企业标准，在本企业适用，并报省、自治区、直辖市人民政府卫生行政部门备案。

第三十一条　省级以上人民政府卫生行政部门应当在其网站上公布制定和备案的食品安全国家标准、地方标准和企业标准，供公众免费查阅、下载。

对食品安全标准执行过程中的问题，县级以上人民政府卫生行政部门应当会同有关部门及时给予指导、解答。

第三十二条　省级以上人民政府卫生行政部门应当会同同级食品药品监督管理、质量监督、农业行政等部门，分别对食品安全国家标准和地方标准的执行情况进行跟踪评价，并根据评价结果及时修订食品安全标准。

省级以上人民政府食品药品监督管理、质量监督、农业行政等部门应当对食品安全标准执行中存在的问题进行收集、汇总，并及时向同级卫生行政部门通报。

食品生产经营者、食品行业协会发现食品安全标准在执行中存在问题的，应当立即向卫生行政部门报告。

# 第四章　食品生产经营

## 第一节　一般规定

第三十三条　食品生产经营应当符合食品安全标准,并符合下列要求:

(一)具有与生产经营的食品品种、数量相适应的食品原料处理和食品加工、包装、贮存等场所,保持该场所环境整洁,并与有毒、有害场所以及其他污染源保持规定的距离;

(二)具有与生产经营的食品品种、数量相适应的生产经营设备或者设施,有相应的消毒、更衣、盥洗、采光、照明、通风、防腐、防尘、防蝇、防鼠、防虫、洗涤以及处理废水、存放垃圾和废弃物的设备或者设施;

(三)有专职或者兼职的食品安全专业技术人员、食品安全管理人员和保证食品安全的规章制度;

(四)具有合理的设备布局和工艺流程,防止待加工食品与直接入口食品、原料与成品交叉污染,避免食品接触有毒物、不洁物;

(五)餐具、饮具和盛放直接入口食品的容器,使用前应当洗净、消毒,炊具、用具用后应当洗净,保持清洁;

(六)贮存、运输和装卸食品的容器、工具和设备应当安全、无害,保持清洁,防止食品污染,并符合保证食品安全所需的温度、湿度等特殊要求,不得将食品与有毒、有害物品一同贮存、运输;

(七)直接入口的食品应当使用无毒、清洁的包装材料、餐具、饮具和容器;

(八)食品生产经营人员应当保持个人卫生,生产经营食品时,应当将手洗净,穿戴清洁的工作衣、帽等;销售无包装的直接入口食品时,应当使用无毒、清洁的容器、售货工具和设备;

(九)用水应当符合国家规定的生活饮用水卫生标准;

(十)使用的洗涤剂、消毒剂应当对人体安全、无害;

(十一)法律、法规规定的其他要求。

非食品生产经营者从事食品贮存、运输和装卸的,应当符合前款第六项的规定。

第三十四条　禁止生产经营下列食品、食品添加剂、食品相关产品:

(一)用非食品原料生产的食品或者添加食品添加剂以外的化学物质和其他可能危害人体健康物质的食品,或者用回收食品作为原料生产的食品;

(二)致病性微生物,农药残留、兽药残留、生物毒素、重金属等污染物质以及其他危害人体健康的物质含量超过食品安全标准限量的食品、食品添加剂、食品相

关产品;

（三）用超过保质期的食品原料、食品添加剂生产的食品、食品添加剂;

（四）超范围、超限量使用食品添加剂的食品;

（五）营养成分不符合食品安全标准的专供婴幼儿和其他特定人群的主辅食品;

（六）腐败变质、油脂酸败、霉变生虫、污秽不洁、混有异物、掺假掺杂或者感官性状异常的食品、食品添加剂;

（七）病死、毒死或者死因不明的禽、畜、兽、水产动物肉类及其制品;

（八）未按规定进行检疫或者检疫不合格的肉类，或者未经检验或者检验不合格的肉类制品;

（九）被包装材料、容器、运输工具等污染的食品、食品添加剂;

（十）标注虚假生产日期、保质期或者超过保质期的食品、食品添加剂;

（十一）无标签的预包装食品、食品添加剂;

（十二）国家为防病等特殊需要明令禁止生产经营的食品;

（十三）其他不符合法律、法规或者食品安全标准的食品、食品添加剂、食品相关产品。

第三十五条　国家对食品生产经营实行许可制度。从事食品生产、食品销售、餐饮服务，应当依法取得许可。但是，销售食用农产品，不需要取得许可。

县级以上地方人民政府食品药品监督管理部门应当依照《中华人民共和国行政许可法》的规定，审核申请人提交的本法第三十三条第一款第一项至第四项规定要求的相关资料，必要时对申请人的生产经营场所进行现场核查;对符合规定条件的，准予许可;对不符合规定条件的，不予许可并书面说明理由。

第三十六条　食品生产加工小作坊和食品摊贩等从事食品生产经营活动，应当符合本法规定的与其生产经营规模、条件相适应的食品安全要求，保证所生产经营的食品卫生、无毒、无害，食品药品监督管理部门应当对其加强监督管理。

县级以上地方人民政府应当对食品生产加工小作坊、食品摊贩等进行综合治理，加强服务和统一规划，改善其生产经营环境，鼓励和支持其改进生产经营条件，进入集中交易市场、店铺等固定场所经营，或者在指定的临时经营区域、时段经营。

食品生产加工小作坊和食品摊贩等的具体管理办法由省、自治区、直辖市制定。

第三十七条　利用新的食品原料生产食品，或者生产食品添加剂新品种、食品相关产品新品种，应当向国务院卫生行政部门提交相关产品的安全性评估材料。国务院卫生行政部门应当自收到申请之日起六十日内组织审查;对符合食品安全要求的，准予许可并公布;对不符合食品安全要求的，不予许可并书面说明理由。

第三十八条 生产经营的食品中不得添加药品,但是可以添加按照传统既是食品又是中药材的物质。按照传统既是食品又是中药材的物质目录由国务院卫生行政部门会同国务院食品药品监督管理部门制定、公布。

第三十九条 国家对食品添加剂生产实行许可制度。从事食品添加剂生产,应当具有与所生产食品添加剂品种相适应的场所、生产设备或者设施、专业技术人员和管理制度,并依照本法第三十五条第二款规定的程序,取得食品添加剂生产许可。

生产食品添加剂应当符合法律、法规和食品安全国家标准。

第四十条 食品添加剂应当在技术上确有必要且经过风险评估证明安全可靠,方可列入允许使用的范围;有关食品安全国家标准应当根据技术必要性和食品安全风险评估结果及时修订。

食品生产经营者应当按照食品安全国家标准使用食品添加剂。

第四十一条 生产食品相关产品应当符合法律、法规和食品安全国家标准。对直接接触食品的包装材料等具有较高风险的食品相关产品,按照国家有关工业产品生产许可证管理的规定实施生产许可。质量监督部门应当加强对食品相关产品生产活动的监督管理。

第四十二条 国家建立食品安全全程追溯制度。

食品生产经营者应当依照本法的规定,建立食品安全追溯体系,保证食品可追溯。国家鼓励食品生产经营者采用信息化手段采集、留存生产经营信息,建立食品安全追溯体系。

国务院食品药品监督管理部门会同国务院农业行政等有关部门建立食品安全全程追溯协作机制。

第四十三条 地方各级人民政府应当采取措施鼓励食品规模化生产和连锁经营、配送。

国家鼓励食品生产经营企业参加食品安全责任保险。

## 第二节 生产经营过程控制

第四十四条 食品生产经营企业应当建立健全食品安全管理制度,对职工进行食品安全知识培训,加强食品检验工作,依法从事生产经营活动。

食品生产经营企业的主要负责人应当落实企业食品安全管理制度,对本企业的食品安全工作全面负责。

食品生产经营企业应当配备食品安全管理人员,加强对其培训和考核。经考核不具备食品安全管理能力的,不得上岗。食品药品监督管理部门应当对企业食品安全管理人员随机进行监督抽查考核并公布考核情况。监督抽查考核不得收取费用。

第四十五条　食品生产经营者应当建立并执行从业人员健康管理制度。患有国务院卫生行政部门规定的有碍食品安全疾病的人员，不得从事接触直接入口食品的工作。

从事接触直接入口食品工作的食品生产经营人员应当每年进行健康检查，取得健康证明后方可上岗工作。

第四十六条　食品生产企业应当就下列事项制定并实施控制要求，保证所生产的食品符合食品安全标准：

（一）原料采购、原料验收、投料等原料控制；

（二）生产工序、设备、贮存、包装等生产关键环节控制；

（三）原料检验、半成品检验、成品出厂检验等检验控制；

（四）运输和交付控制。

第四十七条　食品生产经营者应当建立食品安全自查制度，定期对食品安全状况进行检查评价。生产经营条件发生变化，不再符合食品安全要求的，食品生产经营者应当立即采取整改措施；有发生食品安全事故潜在风险的，应当立即停止食品生产经营活动，并向所在地县级人民政府食品药品监督管理部门报告。

第四十八条　国家鼓励食品生产经营企业符合良好生产规范要求，实施危害分析与关键控制点体系，提高食品安全管理水平。

对通过良好生产规范、危害分析与关键控制点体系认证的食品生产经营企业，认证机构应当依法实施跟踪调查；对不再符合认证要求的企业，应当依法撤销认证，及时向县级以上人民政府食品药品监督管理部门通报，并向社会公布。认证机构实施跟踪调查不得收取费用。

第四十九条　食用农产品生产者应当按照食品安全标准和国家有关规定使用农药、肥料、兽药、饲料和饲料添加剂等农业投入品，严格执行农业投入品使用安全间隔期或者休药期的规定，不得使用国家明令禁止的农业投入品。禁止将剧毒、高毒农药用于蔬菜、瓜果、茶叶和中草药材等国家规定的农作物。

食用农产品的生产企业和农民专业合作经济组织应当建立农业投入品使用记录制度。

县级以上人民政府农业行政部门应当加强对农业投入品使用的监督管理和指导，建立健全农业投入品安全使用制度。

第五十条　食品生产者采购食品原料、食品添加剂、食品相关产品，应当查验供货者的许可证和产品合格证明；对无法提供合格证明的食品原料，应当按照食品安全标准进行检验；不得采购或者使用不符合食品安全标准的食品原料、食品添加剂、食品相关产品。

　　食品生产企业应当建立食品原料、食品添加剂、食品相关产品进货查验记录制度,如实记录食品原料、食品添加剂、食品相关产品的名称、规格、数量、生产日期或者生产批号、保质期、进货日期以及供货者名称、地址、联系方式等内容,并保存相关凭证。记录和凭证保存期限不得少于产品保质期满后六个月;没有明确保质期的,保存期限不得少于两年。

　　第五十一条　食品生产企业应当建立食品出厂检验记录制度,查验出厂食品的检验合格证和安全状况,如实记录食品的名称、规格、数量、生产日期或者生产批号、保质期、检验合格证号、销售日期以及购货者名称、地址、联系方式等内容,并保存相关凭证。记录和凭证保存期限应当符合本法第五十条第二款的规定。

　　第五十二条　食品、食品添加剂、食品相关产品的生产者,应当按照食品安全标准对所生产的食品、食品添加剂、食品相关产品进行检验,检验合格后方可出厂或者销售。

　　第五十三条　食品经营者采购食品,应当查验供货者的许可证和食品出厂检验合格证或者其他合格证明(以下称合格证明文件)。

　　食品经营企业应当建立食品进货查验记录制度,如实记录食品的名称、规格、数量、生产日期或者生产批号、保质期、进货日期以及供货者名称、地址、联系方式等内容,并保存相关凭证。记录和凭证保存期限应当符合本法第五十条第二款的规定。

　　实行统一配送经营方式的食品经营企业,可以由企业总部统一查验供货者的许可证和食品合格证明文件,进行食品进货查验记录。

　　从事食品批发业务的经营企业应当建立食品销售记录制度,如实记录批发食品的名称、规格、数量、生产日期或者生产批号、保质期、销售日期以及购货者名称、地址、联系方式等内容,并保存相关凭证。记录和凭证保存期限应当符合本法第五十条第二款的规定。

　　第五十四条　食品经营者应当按照保证食品安全的要求贮存食品,定期检查库存食品,及时清理变质或者超过保质期的食品。

　　食品经营者贮存散装食品,应当在贮存位置标明食品的名称、生产日期或者生产批号、保质期、生产者名称及联系方式等内容。

　　第五十五条　餐饮服务提供者应当制定并实施原料控制要求,不得采购不符合食品安全标准的食品原料。倡导餐饮服务提供者公开加工过程,公示食品原料及其来源等信息。

　　餐饮服务提供者在加工过程中应当检查待加工的食品及原料,发现有本法第三十四条第六项规定情形的,不得加工或者使用。

　　第五十六条　餐饮服务提供者应当定期维护食品加工、贮存、陈列等设施、设备;定期清洗、校验保温设施及冷藏、冷冻设施。

餐饮服务提供者应当按照要求对餐具、饮具进行清洗消毒,不得使用未经清洗消毒的餐具、饮具;餐饮服务提供者委托清洗消毒餐具、饮具的,应当委托符合本法规定条件的餐具、饮具集中消毒服务单位。

第五十七条 学校、托幼机构、养老机构、建筑工地等集中用餐单位的食堂应当严格遵守法律、法规和食品安全标准;从供餐单位订餐的,应当从取得食品生产经营许可的企业订购,并按照要求对订购的食品进行查验。供餐单位应当严格遵守法律、法规和食品安全标准,当餐加工,确保食品安全。

学校、托幼机构、养老机构、建筑工地等集中用餐单位的主管部门应当加强对集中用餐单位的食品安全教育和日常管理,降低食品安全风险,及时消除食品安全隐患。

第五十八条 餐具、饮具集中消毒服务单位应当具备相应的作业场所、清洗消毒设备或者设施,用水和使用的洗涤剂、消毒剂应当符合相关食品安全国家标准和其他国家标准、卫生规范。

餐具、饮具集中消毒服务单位应当对消毒餐具、饮具进行逐批检验,检验合格后方可出厂,并应当随附消毒合格证明。消毒后的餐具、饮具应当在独立包装上标注单位名称、地址、联系方式、消毒日期以及使用期限等内容。

第五十九条 食品添加剂生产者应当建立食品添加剂出厂检验记录制度,查验出厂产品的检验合格证和安全状况,如实记录食品添加剂的名称、规格、数量、生产日期或者生产批号、保质期、检验合格证号、销售日期以及购货者名称、地址、联系方式等相关内容,并保存相关凭证。记录和凭证保存期限应当符合本法第五十条第二款的规定。

第六十条 食品添加剂经营者采购食品添加剂,应当依法查验供货者的许可证和产品合格证明文件,如实记录食品添加剂的名称、规格、数量、生产日期或者生产批号、保质期、进货日期以及供货者名称、地址、联系方式等内容,并保存相关凭证。记录和凭证保存期限应当符合本法第五十条第二款的规定。

第六十一条 集中交易市场的开办者、柜台出租者和展销会举办者,应当依法审查入场食品经营者的许可证,明确其食品安全管理责任,定期对其经营环境和条件进行检查,发现其有违反本法规定行为的,应当及时制止并立即报告所在地县级人民政府食品药品监督管理部门。

第六十二条 网络食品交易第三方平台提供者应当对入网食品经营者进行实名登记,明确其食品安全管理责任;依法应当取得许可证的,还应当审查其许可证。

网络食品交易第三方平台提供者发现入网食品经营者有违反本法规定行为的,应当及时制止并立即报告所在地县级人民政府食品药品监督管理部门;发现严重违法行为的,应当立即停止提供网络交易平台服务。

第六十三条　国家建立食品召回制度。食品生产者发现其生产的食品不符合食品安全标准或者有证据证明可能危害人体健康的,应当立即停止生产,召回已经上市销售的食品,通知相关生产经营者和消费者,并记录召回和通知情况。

食品经营者发现其经营的食品有前款规定情形的,应当立即停止经营,通知相关生产经营者和消费者,并记录停止经营和通知情况。食品生产者认为应当召回的,应当立即召回。由于食品经营者的原因造成其经营的食品有前款规定情形的,食品经营者应当召回。

食品生产经营者应当对召回的食品采取无害化处理、销毁等措施,防止其再次流入市场。但是,对因标签、标志或者说明书不符合食品安全标准而被召回的食品,食品生产者在采取补救措施且能保证食品安全的情况下可以继续销售;销售时应当向消费者明示补救措施。

食品生产经营者应当将食品召回和处理情况向所在地县级人民政府食品药品监督管理部门报告;需要对召回的食品进行无害化处理、销毁的,应当提前报告时间、地点。食品药品监督管理部门认为必要的,可以实施现场监督。

食品生产经营者未依照本条规定召回或者停止经营的,县级以上人民政府食品药品监督管理部门可以责令其召回或者停止经营。

第六十四条　食用农产品批发市场应当配备检验设备和检验人员或者委托符合本法规定的食品检验机构,对进入该批发市场销售的食用农产品进行抽样检验;发现不符合食品安全标准的,应当要求销售者立即停止销售,并向食品药品监督管理部门报告。

第六十五条　食用农产品销售者应当建立食用农产品进货查验记录制度,如实记录食用农产品的名称、数量、进货日期以及供货者名称、地址、联系方式等内容,并保存相关凭证。记录和凭证保存期限不得少于六个月。

第六十六条　进入市场销售的食用农产品在包装、保鲜、贮存、运输中使用保鲜剂、防腐剂等食品添加剂和包装材料等食品相关产品,应当符合食品安全国家标准。

### 第三节　标签、说明书和广告

第六十七条　预包装食品的包装上应当有标签。标签应当标明下列事项:

(一)名称、规格、净含量、生产日期;

(二)成分或者配料表;

(三)生产者的名称、地址、联系方式;

(四)保质期;

（五）产品标准代号；

（六）贮存条件；

（七）所使用的食品添加剂在国家标准中的通用名称；

（八）生产许可证编号；

（九）法律、法规或者食品安全标准规定应当标明的其他事项。

专供婴幼儿和其他特定人群的主辅食品，其标签还应当标明主要营养成分及其含量。

食品安全国家标准对标签标注事项另有规定的，从其规定。

第六十八条　食品经营者销售散装食品，应当在散装食品的容器、外包装上标明食品的名称、生产日期或者生产批号、保质期以及生产经营者名称、地址、联系方式等内容。

第六十九条　生产经营转基因食品应当按照规定显著标示。

第七十条　食品添加剂应当有标签、说明书和包装。标签、说明书应当载明本法第六十七条第一款第一项至第六项、第八项、第九项规定的事项，以及食品添加剂的使用范围、用量、使用方法，并在标签上载明"食品添加剂"字样。

第七十一条　食品和食品添加剂的标签、说明书，不得含有虚假内容，不得涉及疾病预防、治疗功能。生产经营者对其提供的标签、说明书的内容负责。

食品和食品添加剂的标签、说明书应当清楚、明显，生产日期、保质期等事项应当显著标注，容易辨识。

食品和食品添加剂与其标签、说明书的内容不符的，不得上市销售。

第七十二条　食品经营者应当按照食品标签标示的警示标志、警示说明或者注意事项的要求销售食品。

第七十三条　食品广告的内容应当真实合法，不得含有虚假内容，不得涉及疾病预防、治疗功能。食品生产经营者对食品广告内容的真实性、合法性负责。

县级以上人民政府食品药品监督管理部门和其他有关部门以及食品检验机构、食品行业协会不得以广告或者其他形式向消费者推荐食品。消费者组织不得以收取费用或者其他牟取利益的方式向消费者推荐食品。

### 第四节　特殊食品

第七十四条　国家对保健食品、特殊医学用途配方食品和婴幼儿配方食品等特殊食品实行严格监督管理。

第七十五条　保健食品声称保健功能，应当具有科学依据，不得对人体产生急性、亚急性或者慢性危害。

保健食品原料目录和允许保健食品声称的保健功能目录，由国务院食品药品监督管理部门会同国务院卫生行政部门、国家中医药管理部门制定、调整并公布。

保健食品原料目录应当包括原料名称、用量及其对应的功效;列入保健食品原料目录的原料只能用于保健食品生产,不得用于其他食品生产。

第七十六条 使用保健食品原料目录以外原料的保健食品和首次进口的保健食品应当经国务院食品药品监督管理部门注册。但是,首次进口的保健食品中属于补充维生素、矿物质等营养物质的,应当报国务院食品药品监督管理部门备案。其他保健食品应当报省、自治区、直辖市人民政府食品药品监督管理部门备案。

进口的保健食品应当是出口国(地区)主管部门准许上市销售的产品。

第七十七条 依法应当注册的保健食品,注册时应当提交保健食品的研发报告、产品配方、生产工艺、安全性和保健功能评价、标签、说明书等材料及样品,并提供相关证明文件。国务院食品药品监督管理部门经组织技术审评,对符合安全和功能声称要求的,准予注册;对不符合要求的,不予注册并书面说明理由。对使用保健食品原料目录以外原料的保健食品作出准予注册决定的,应当及时将该原料纳入保健食品原料目录。

依法应当备案的保健食品,备案时应当提交产品配方、生产工艺、标签、说明书以及表明产品安全性和保健功能的材料。

第七十八条 保健食品的标签、说明书不得涉及疾病预防、治疗功能,内容应当真实,与注册或者备案的内容相一致,载明适宜人群、不适宜人群、功效成分或者标志性成分及其含量等,并声明"本品不能代替药物"。保健食品的功能和成分应当与标签、说明书相一致。

第七十九条 保健食品广告除应当符合本法第七十三条第一款的规定外,还应当声明"本品不能代替药物";其内容应当经生产企业所在地省、自治区、直辖市人民政府食品药品监督管理部门审查批准,取得保健食品广告批准文件。省、自治区、直辖市人民政府食品药品监督管理部门应当公布并及时更新已经批准的保健食品广告目录以及批准的广告内容。

第八十条 特殊医学用途配方食品应当经国务院食品药品监督管理部门注册。注册时,应当提交产品配方、生产工艺、标签、说明书以及表明产品安全性、营养充足性和特殊医学用途临床效果的材料。

特殊医学用途配方食品广告适用《中华人民共和国广告法》和其他法律、行政法规关于药品广告管理的规定。

第八十一条 婴幼儿配方食品生产企业应当实施从原料进厂到成品出厂的全过程质量控制,对出厂的婴幼儿配方食品实施逐批检验,保证食品安全。

生产婴幼儿配方食品使用的生鲜乳、辅料等食品原料、食品添加剂等,应当符合法律、行政法规的规定和食品安全国家标准,保证婴幼儿生长发育所需的营养成分。

婴幼儿配方食品生产企业应当将食品原料、食品添加剂、产品配方及标签等事项向省、自治区、直辖市人民政府食品药品监督管理部门备案。

婴幼儿配方乳粉的产品配方应当经国务院食品药品监督管理部门注册。注册时，应当提交配方研发报告和其他表明配方科学性、安全性的材料。

不得以分装方式生产婴幼儿配方乳粉，同一企业不得用同一配方生产不同品牌的婴幼儿配方乳粉。

第八十二条　保健食品、特殊医学用途配方食品、婴幼儿配方乳粉的注册人或者备案人应当对其提交材料的真实性负责。

省级以上人民政府食品药品监督管理部门应当及时公布注册或者备案的保健食品、特殊医学用途配方食品、婴幼儿配方乳粉目录，并对注册或者备案中获知的企业商业秘密予以保密。

保健食品、特殊医学用途配方食品、婴幼儿配方乳粉生产企业应当按照注册或者备案的产品配方、生产工艺等技术要求组织生产。

第八十三条　生产保健食品，特殊医学用途配方食品、婴幼儿配方食品和其他专供特定人群的主辅食品的企业，应当按照良好生产规范的要求建立与所生产食品相适应的生产质量管理体系，定期对该体系的运行情况进行自查，保证其有效运行，并向所在地县级人民政府食品药品监督管理部门提交自查报告。

## 第五章　食品检验

第八十四条　食品检验机构按照国家有关认证认可的规定取得资质认定后，方可从事食品检验活动。但是，法律另有规定的除外。

食品检验机构的资质认定条件和检验规范，由国务院食品药品监督管理部门规定。

符合本法规定的食品检验机构出具的检验报告具有同等效力。

县级以上人民政府应当整合食品检验资源，实现资源共享。

第八十五条　食品检验由食品检验机构指定的检验人独立进行。

检验人应当依照有关法律、法规的规定，并按照食品安全标准和检验规范对食品进行检验，尊重科学，恪守职业道德，保证出具的检验数据和结论客观、公正，不得出具虚假检验报告。

第八十六条　食品检验实行食品检验机构与检验人负责制。食品检验报告应当加盖食品检验机构公章，并有检验人的签名或者盖章。食品检验机构和检验人对出具的食品检验报告负责。

第八十七条　县级以上人民政府食品药品监督管理部门应当对食品进行定期

或者不定期的抽样检验,并依据有关规定公布检验结果,不得免检。进行抽样检验,应当购买抽取的样品,委托符合本法规定的食品检验机构进行检验,并支付相关费用;不得向食品生产经营者收取检验费和其他费用。

第八十八条 对依照本法规定实施的检验结论有异议的,食品生产经营者可以自收到检验结论之日起七个工作日内向实施抽样检验的食品药品监督管理部门或者其上一级食品药品监督管理部门提出复检申请,由受理复检申请的食品药品监督管理部门在公布的复检机构名录中随机确定复检机构进行复检。复检机构出具的复检结论为最终检验结论。复检机构与初检机构不得为同一机构。复检机构名录由国务院认证认可监督管理、食品药品监督管理、卫生行政、农业行政等部门共同公布。

采用国家规定的快速检测方法对食用农产品进行抽查检测,被抽查人对检测结果有异议的,可以自收到检测结果时起四小时内申请复检。复检不得采用快速检测方法。

第八十九条 食品生产企业可以自行对所生产的食品进行检验,也可以委托符合本法规定的食品检验机构进行检验。

食品行业协会和消费者协会等组织、消费者需要委托食品检验机构对食品进行检验的,应当委托符合本法规定的食品检验机构进行。

第九十条 食品添加剂的检验,适用本法有关食品检验的规定。

## 第六章 食品进出口

第九十一条 国家出入境检验检疫部门对进出口食品安全实施监督管理。

第九十二条 进口的食品、食品添加剂、食品相关产品应当符合我国食品安全国家标准。

进口的食品、食品添加剂应当经出入境检验检疫机构依照进出口商品检验相关法律、行政法规的规定检验合格。

进口的食品、食品添加剂应当按照国家出入境检验检疫部门的要求随附合格证明材料。

第九十三条 进口尚无食品安全国家标准的食品,由境外出口商、境外生产企业或者其委托的进口商向国务院卫生行政部门提交所执行的相关国家(地区)标准或者国际标准。国务院卫生行政部门对相关标准进行审查,认为符合食品安全要求的,决定暂予适用,并及时制定相应的食品安全国家标准。进口利用新的食品原料生产的食品或者进口食品添加剂新品种、食品相关产品新品种,依照本法第三十七条的规定办理。

出入境检验检疫机构按照国务院卫生行政部门的要求,对前款规定的食品、食品添加剂、食品相关产品进行检验。检验结果应当公开。

第九十四条　境外出口商、境外生产企业应当保证向我国出口的食品、食品添加剂、食品相关产品符合本法以及我国其他有关法律、行政法规的规定和食品安全国家标准的要求，并对标签、说明书的内容负责。

进口商应当建立境外出口商、境外生产企业审核制度，重点审核前款规定的内容；审核不合格的，不得进口。

发现进口食品不符合我国食品安全国家标准或者有证据证明可能危害人体健康的，进口商应当立即停止进口，并依照本法第六十三条的规定召回。

第九十五条　境外发生的食品安全事件可能对我国境内造成影响，或者在进口食品、食品添加剂、食品相关产品中发现严重食品安全问题的，国家出入境检验检疫部门应当及时采取风险预警或者控制措施，并向国务院食品药品监督管理、卫生行政、农业行政部门通报。接到通报的部门应当及时采取相应措施。

县级以上人民政府食品药品监督管理部门对国内市场上销售的进口食品、食品添加剂实施监督管理。发现存在严重食品安全问题的，国务院食品药品监督管理部门应当及时向国家出入境检验检疫部门通报。国家出入境检验检疫部门应当及时采取相应措施。

第九十六条　向我国境内出口食品的境外出口商或者代理商、进口食品的进口商应当向国家出入境检验检疫部门备案。向我国境内出口食品的境外食品生产企业应当经国家出入境检验检疫部门注册。已经注册的境外食品生产企业提供虚假材料，或者因其自身的原因致使进口食品发生重大食品安全事故的，国家出入境检验检疫部门应当撤销注册并公告。

国家出入境检验检疫部门应当定期公布已经备案的境外出口商、代理商、进口商和已经注册的境外食品生产企业名单。

第九十七条　进口的预包装食品、食品添加剂应当有中文标签；依法应当有说明书的，还应当有中文说明书。标签、说明书应当符合本法以及我国其他有关法律、行政法规的规定和食品安全国家标准的要求，并载明食品的原产地以及境内代理商的名称、地址、联系方式。预包装食品没有中文标签、中文说明书或者标签、说明书不符合本条规定的，不得进口。

第九十八条　进口商应当建立食品、食品添加剂进口和销售记录制度，如实记录食品、食品添加剂的名称、规格、数量、生产日期、生产或者进口批号、保质期、境外出口商和购货者名称、地址及联系方式、交货日期等内容，并保存相关凭证。记录和凭证保存期限应当符合本法第五十条第二款的规定。

第九十九条　出口食品生产企业应当保证其出口食品符合进口国（地区）的标准或者合同要求。

出口食品生产企业和出口食品原料种植、养殖场应当向国家出入境检验检疫部门备案。

第一百条　国家出入境检验检疫部门应当收集、汇总下列进出口食品安全信息，并及时通报相关部门、机构和企业：

（一）出入境检验检疫机构对进出口食品实施检验检疫发现的食品安全信息；

（二）食品行业协会和消费者协会等组织、消费者反映的进口食品安全信息；

（三）国际组织、境外政府机构发布的风险预警信息及其他食品安全信息，以及境外食品行业协会等组织、消费者反映的食品安全信息；

（四）其他食品安全信息。

国家出入境检验检疫部门应当对进出口食品的进口商、出口商和出口食品生产企业实施信用管理，建立信用记录，并依法向社会公布。对有不良记录的进口商、出口商和出口食品生产企业，应当加强对其进出口食品的检验检疫。

第一百零一条　国家出入境检验检疫部门可以对向我国境内出口食品的国家（地区）的食品安全管理体系和食品安全状况进行评估和审查，并根据评估和审查结果，确定相应检验检疫要求。

## 第七章　食品安全事故处置

第一百零二条　国务院组织制定国家食品安全事故应急预案。

县级以上地方人民政府应当根据有关法律、法规的规定和上级人民政府的食品安全事故应急预案以及本行政区域的实际情况，制定本行政区域的食品安全事故应急预案，并报上一级人民政府备案。

食品安全事故应急预案应当对食品安全事故分级、事故处置组织指挥体系与职责、预防预警机制、处置程序、应急保障措施等作出规定。

食品生产经营企业应当制定食品安全事故处置方案，定期检查本企业各项食品安全防范措施的落实情况，及时消除事故隐患。

第一百零三条　发生食品安全事故的单位应当立即采取措施，防止事故扩大。事故单位和接收病人进行治疗的单位应当及时向事故发生地县级人民政府食品药品监督管理、卫生行政部门报告。

县级以上人民政府质量监督、农业行政等部门在日常监督管理中发现食品安全事故或者接到事故举报，应当立即向同级食品药品监督管理部门通报。

发生食品安全事故，接到报告的县级人民政府食品药品监督管理部门应当按照应急预案的规定向本级人民政府和上级人民政府食品药品监督管理部门报告。县级人民政府和上级人民政府食品药品监督管理部门应当按照应急预案的规定上报。

任何单位和个人不得对食品安全事故隐瞒、谎报、缓报，不得隐匿、伪造、毁灭有关证据。

第一百零四条　医疗机构发现其接收的病人属于食源性疾病病人或者疑似病人的，应当按照规定及时将相关信息向所在地县级人民政府卫生行政部门报告。县级人民政府卫生行政部门认为与食品安全有关的，应当及时通报同级食品药品监督管理部门。

县级以上人民政府卫生行政部门在调查处理传染病或者其他突发公共卫生事件中发现与食品安全相关的信息，应当及时通报同级食品药品监督管理部门。

第一百零五条　县级以上人民政府食品药品监督管理部门接到食品安全事故的报告后，应当立即会同同级卫生行政、质量监督、农业行政等部门进行调查处理，并采取下列措施，防止或者减轻社会危害：

（一）开展应急救援工作，组织救治因食品安全事故导致人身伤害的人员；

（二）封存可能导致食品安全事故的食品及其原料，并立即进行检验；对确认属于被污染的食品及其原料，责令食品生产经营者依照本法第六十三条的规定召回或者停止经营；

（三）封存被污染的食品相关产品，并责令进行清洗消毒；

（四）做好信息发布工作，依法对食品安全事故及其处理情况进行发布，并对可能产生的危害加以解释、说明。

发生食品安全事故需要启动应急预案的，县级以上人民政府应当立即成立事故处置指挥机构，启动应急预案，依照前款和应急预案的规定进行处置。

发生食品安全事故，县级以上疾病预防控制机构应当对事故现场进行卫生处理，并对与事故有关的因素开展流行病学调查，有关部门应当予以协助。县级以上疾病预防控制机构应当向同级食品药品监督管理、卫生行政部门提交流行病学调查报告。

第一百零六条　发生食品安全事故，设区的市级以上人民政府食品药品监督管理部门应当立即会同有关部门进行事故责任调查，督促有关部门履行职责，向本级人民政府和上一级人民政府食品药品监督管理部门提出事故责任调查处理报告。

涉及两个以上省、自治区、直辖市的重大食品安全事故由国务院食品药品监督管理部门依照前款规定组织事故责任调查。

第一百零七条　调查食品安全事故，应当坚持实事求是、尊重科学的原则，及时、准确查清事故性质和原因，认定事故责任，提出整改措施。

调查食品安全事故，除了查明事故单位的责任，还应当查明有关监督管理部门、食品检验机构、认证机构及其工作人员的责任。

第一百零八条　食品安全事故调查部门有权向有关单位和个人了解与事故有

关的情况,并要求提供相关资料和样品。有关单位和个人应当予以配合,按照要求提供相关资料和样品,不得拒绝。

任何单位和个人不得阻挠、干涉食品安全事故的调查处理。

## 第八章  监督管理

第一百零九条  县级以上人民政府食品药品监督管理、质量监督部门根据食品安全风险监测、风险评估结果和食品安全状况等,确定监督管理的重点、方式和频次,实施风险分级管理。

县级以上地方人民政府组织本级食品药品监督管理、质量监督、农业行政等部门制定本行政区域的食品安全年度监督管理计划,向社会公布并组织实施。

食品安全年度监督管理计划应当将下列事项作为监督管理的重点:

(一)专供婴幼儿和其他特定人群的主辅食品;

(二)保健食品生产过程中的添加行为和按照注册或者备案的技术要求组织生产的情况,保健食品标签、说明书以及宣传材料中有关功能宣传的情况;

(三)发生食品安全事故风险较高的食品生产经营者;

(四)食品安全风险监测结果表明可能存在食品安全隐患的事项。

第一百一十条  县级以上人民政府食品药品监督管理、质量监督部门履行各自食品安全监督管理职责,有权采取下列措施,对生产经营者遵守本法的情况进行监督检查:

(一)进入生产经营场所实施现场检查;

(二)对生产经营的食品、食品添加剂、食品相关产品进行抽样检验;

(三)查阅、复制有关合同、票据、账簿以及其他有关资料;

(四)查封、扣押有证据证明不符合食品安全标准或者有证据证明存在安全隐患以及用于违法生产经营的食品、食品添加剂、食品相关产品;

(五)查封违法从事生产经营活动的场所。

第一百一十一条  对食品安全风险评估结果证明食品存在安全隐患,需要制定、修订食品安全标准的,在制定、修订食品安全标准前,国务院卫生行政部门应当及时会同国务院有关部门规定食品中有害物质的临时限量值和临时检验方法,作为生产经营和监督管理的依据。

第一百一十二条  县级以上人民政府食品药品监督管理部门在食品安全监督管理工作中可以采用国家规定的快速检测方法对食品进行抽查检测。

对抽查检测结果表明可能不符合食品安全标准的食品,应当依照本法第八十七条的规定进行检验。抽查检测结果确定有关食品不符合食品安全标准的,可以作为行政处罚的依据。

第一百一十三条　县级以上人民政府食品药品监督管理部门应当建立食品生产经营者食品安全信用档案,记录许可颁发、日常监督检查结果、违法行为查处等情况,依法向社会公布并实时更新;对有不良信用记录的食品生产经营者增加监督检查频次,对违法行为情节严重的食品生产经营者,可以通报投资主管部门、证券监督管理机构和有关的金融机构。

第一百一十四条　食品生产经营过程中存在食品安全隐患,未及时采取措施消除的,县级以上人民政府食品药品监督管理部门可以对食品生产经营者的法定代表人或者主要负责人进行责任约谈。食品生产经营者应当立即采取措施,进行整改,消除隐患。责任约谈情况和整改情况应当纳入食品生产经营者食品安全信用档案。

第一百一十五条　县级以上人民政府食品药品监督管理、质量监督等部门应当公布本部门的电子邮件地址或者电话,接受咨询、投诉、举报。接到咨询、投诉、举报,对属于本部门职责的,应当受理并在法定期限内及时答复、核实、处理;对不属于本部门职责的,应当移交有权处理的部门并书面通知咨询、投诉、举报人。有权处理的部门应当在法定期限内及时处理,不得推诿。对查证属实的举报,给予举报人奖励。

有关部门应当对举报人的信息予以保密,保护举报人的合法权益。举报人举报所在企业的,该企业不得以解除、变更劳动合同或者其他方式对举报人进行打击报复。

第一百一十六条　县级以上人民政府食品药品监督管理、质量监督等部门应当加强对执法人员食品安全法律、法规、标准和专业知识与执法能力等的培训,并组织考核。不具备相应知识和能力的,不得从事食品安全执法工作。

食品生产经营者、食品行业协会、消费者协会等发现食品安全执法人员在执法过程中有违反法律、法规规定的行为以及不规范执法行为的,可以向本级或者上级人民政府食品药品监督管理、质量监督等部门或者监察机关投诉、举报。接到投诉、举报的部门或者机关应当进行核实,并将经核实的情况向食品安全执法人员所在部门通报;涉嫌违法违纪的,按照本法和有关规定处理。

第一百一十七条　县级以上人民政府食品药品监督管理等部门未及时发现食品安全系统性风险,未及时消除监督管理区域内的食品安全隐患的,本级人民政府可以对其主要负责人进行责任约谈。

地方人民政府未履行食品安全职责,未及时消除区域性重大食品安全隐患的,上级人民政府可以对其主要负责人进行责任约谈。

被约谈的食品药品监督管理等部门、地方人民政府应当立即采取措施,对食品安全监督管理工作进行整改。

责任约谈情况和整改情况应当纳入地方人民政府和有关部门食品安全监督管

理工作评议、考核记录。

第一百一十八条　国家建立统一的食品安全信息平台,实行食品安全信息统一公布制度。国家食品安全总体情况、食品安全风险警示信息、重大食品安全事故及其调查处理信息和国务院确定需要统一公布的其他信息由国务院食品药品监督管理部门统一公布。食品安全风险警示信息和重大食品安全事故及其调查处理信息的影响限于特定区域的,也可以由有关省、自治区、直辖市人民政府食品药品监督管理部门公布。未经授权不得发布上述信息。

县级以上人民政府食品药品监督管理、质量监督、农业行政部门依据各自职责公布食品安全日常监督管理信息。

公布食品安全信息,应当做到准确、及时,并进行必要的解释说明,避免误导消费者和社会舆论。

第一百一十九条　县级以上地方人民政府食品药品监督管理、卫生行政、质量监督、农业行政部门获知本法规定需要统一公布的信息,应当向上级主管部门报告,由上级主管部门立即报告国务院食品药品监督管理部门;必要时,可以直接向国务院食品药品监督管理部门报告。

县级以上人民政府食品药品监督管理、卫生行政、质量监督、农业行政部门应当相互通报获知的食品安全信息。

第一百二十条　任何单位和个人不得编造、散布虚假食品安全信息。

县级以上人民政府食品药品监督管理部门发现可能误导消费者和社会舆论的食品安全信息,应当立即组织有关部门、专业机构、相关食品生产经营者等进行核实、分析,并及时公布结果。

第一百二十一条　县级以上人民政府食品药品监督管理、质量监督等部门发现涉嫌食品安全犯罪的,应当按照有关规定及时将案件移送公安机关。对移送的案件,公安机关应当及时审查;认为有犯罪事实需要追究刑事责任的,应当立案侦查。

公安机关在食品安全犯罪案件侦查过程中认为没有犯罪事实,或者犯罪事实显著轻微,不需要追究刑事责任,但依法应当追究行政责任的,应当及时将案件移送食品药品监督管理、质量监督等部门和监察机关,有关部门应当依法处理。

公安机关商请食品药品监督管理、质量监督、环境保护等部门提供检验结论、认定意见以及对涉案物品进行无害化处理等协助的,有关部门应当及时提供,予以协助。

## 第九章　法律责任

第一百二十二条　违反本法规定,未取得食品生产经营许可从事食品生产经营活动,或者未取得食品添加剂生产许可从事食品添加剂生产活动的,由县级以上人民政府食品药品监督管理部门没收违法所得和违法生产经营的食品、食品添加剂以及用于违法生产经营的工具、设备、原料等物品;违法生产经营的食品、食品添加剂货值金额不足一万元的,并处五万元以上十万元以下罚款;货值金额一万元以上的,并处货值金额十倍以上二十倍以下罚款。

明知从事前款规定的违法行为,仍为其提供生产经营场所或者其他条件的,由县级以上人民政府食品药品监督管理部门责令停止违法行为,没收违法所得,并处五万元以上十万元以下罚款;使消费者的合法权益受到损害的,应当与食品、食品添加剂生产经营者承担连带责任。

第一百二十三条 违反本法规定,有下列情形之一,尚不构成犯罪的,由县级以上人民政府食品药品监督管理部门没收违法所得和违法生产经营的食品,并可以没收用于违法生产经营的工具、设备、原料等物品;违法生产经营的食品货值金额不足一万元的,并处十万元以上十五万元以下罚款;货值金额一万元以上的,并处货值金额十五倍以上三十倍以下罚款;情节严重的,吊销许可证,并可以由公安机关对其直接负责的主管人员和其他直接责任人员处五日以上十五日以下拘留:

(一)用非食品原料生产食品、在食品中添加食品添加剂以外的化学物质和其他可能危害人体健康的物质,或者用回收食品作为原料生产食品,或者经营上述食品;

(二)生产经营营养成分不符合食品安全标准的专供婴幼儿和其他特定人群的主辅食品;

(三)经营病死、毒死或者死因不明的禽、畜、兽、水产动物肉类,或者生产经营其制品;

(四)经营未按规定进行检疫或者检疫不合格的肉类,或者生产经营未经检验或者检验不合格的肉类制品;

(五)生产经营国家为防病等特殊需要明令禁止生产经营的食品;

(六)生产经营添加药品的食品。

明知从事前款规定的违法行为,仍为其提供生产经营场所或者其他条件的,由县级以上人民政府食品药品监督管理部门责令停止违法行为,没收违法所得,并处十万元以上二十万元以下罚款;使消费者的合法权益受到损害的,应当与食品生产经营者承担连带责任。

违法使用剧毒、高毒农药的,除依照有关法律、法规规定给予处罚外,可以由公安机关依照第一款规定给予拘留。

第一百二十四条 违反本法规定,有下列情形之一,尚不构成犯罪的,由县级以上人民政府食品药品监督管理部门没收违法所得和违法生产经营的食品、食品添加剂,并可以没收用于违法生产经营的工具、设备、原料等物品;违法生产经营的食品、食品添加剂货值金额不足一万元的,并处五万元以上十万元以下罚款;货值金额一万元以上的,并处货值金额十倍以上二十倍以下罚款;情节严重的,吊销许可证:

(一)生产经营致病性微生物,农药残留、兽药残留、生物毒素、重金属等污染物质以及其他危害人体健康的物质含量超过食品安全标准限量的食品、食品添加剂;

(二)用超过保质期的食品原料、食品添加剂生产食品、食品添加剂,或者经营上述食品、食品添加剂;

(三)生产经营超范围、超限量使用食品添加剂的食品;

(四)生产经营腐败变质、油脂酸败、霉变生虫、污秽不洁、混有异物、掺假掺杂或者感官性状异常的食品、食品添加剂;

(五)生产经营标注虚假生产日期、保质期或者超过保质期的食品、食品添加剂;

(六)生产经营未按规定注册的保健食品、特殊医学用途配方食品、婴幼儿配方乳粉,或者未按注册的产品配方、生产工艺等技术要求组织生产;

(七)以分装方式生产婴幼儿配方乳粉,或者同一企业以同一配方生产不同品牌的婴幼儿配方乳粉;

(八)利用新的食品原料生产食品,或者生产食品添加剂新品种,未通过安全性评估;

(九)食品生产经营者在食品药品监督管理部门责令其召回或者停止经营后,仍拒不召回或者停止经营。

除前款和本法第一百二十三条、第一百二十五条规定的情形外,生产经营不符合法律、法规或者食品安全标准的食品、食品添加剂的,依照前款规定给予处罚。

生产食品相关产品新品种,未通过安全性评估,或者生产不符合食品安全标准的食品相关产品的,由县级以上人民政府质量监督部门依照第一款规定给予处罚。

第一百二十五条　违反本法规定,有下列情形之一的,由县级以上人民政府食品药品监督管理部门没收违法所得和违法生产经营的食品、食品添加剂,并可以没收用于违法生产经营的工具、设备、原料等物品;违法生产经营的食品、食品添加剂货值金额不足一万元的,并处五千元以上五万元以下罚款;货值金额一万元以上的,并处货值金额五倍以上十倍以下罚款;情节严重的,责令停产停业,直至吊销许可证:

(一)生产经营被包装材料、容器、运输工具等污染的食品、食品添加剂;

(二)生产经营无标签的预包装食品、食品添加剂或者标签、说明书不符合本法规定的食品、食品添加剂;

（三）生产经营转基因食品未按规定进行标示；

（四）食品生产经营者采购或者使用不符合食品安全标准的食品原料、食品添加剂、食品相关产品。

生产经营的食品、食品添加剂的标签、说明书存在瑕疵但不影响食品安全且不会对消费者造成误导的，由县级以上人民政府食品药品监督管理部门责令改正；拒不改正的，处二千元以下罚款。

**第一百二十六条** 违反本法规定，有下列情形之一的，由县级以上人民政府食品药品监督管理部门责令改正，给予警告；拒不改正的，处五千元以上五万元以下罚款；情节严重的，责令停产停业，直至吊销许可证：

（一）食品、食品添加剂生产者未按规定对采购的食品原料和生产的食品、食品添加剂进行检验；

（二）食品生产经营企业未按规定建立食品安全管理制度，或者未按规定配备或者培训、考核食品安全管理人员；

（三）食品、食品添加剂生产经营者进货时未查验许可证和相关证明文件，或者未按规定建立并遵守进货查验记录、出厂检验记录和销售记录制度；

（四）食品生产经营企业未制定食品安全事故处置方案；

（五）餐具、饮具和盛放直接入口食品的容器，使用前未经洗净、消毒或者清洗消毒不合格，或者餐饮服务设施、设备未按规定定期维护、清洗、校验；

（六）食品生产经营者安排未取得健康证明或者患有国务院卫生行政部门规定的有碍食品安全疾病的人员从事接触直接入口食品的工作；

（七）食品经营者未按规定要求销售食品；

（八）保健食品生产企业未按规定向食品药品监督管理部门备案，或者未按备案的产品配方、生产工艺等技术要求组织生产；

（九）婴幼儿配方食品生产企业未将食品原料、食品添加剂、产品配方、标签等向食品药品监督管理部门备案；

（十）特殊食品生产企业未按规定建立生产质量管理体系并有效运行，或者未定期提交自查报告；

（十一）食品生产经营者未定期对食品安全状况进行检查评价，或者生产经营条件发生变化，未按规定处理；

（十二）学校、托幼机构、养老机构、建筑工地等集中用餐单位未按规定履行食品安全管理责任；

（十三）食品生产企业、餐饮服务提供者未按规定制定、实施生产经营过程控制要求。

餐具、饮具集中消毒服务单位违反本法规定用水，使用洗涤剂、消毒剂，或者出厂的餐具、饮具未按规定检验合格并随附消毒合格证明，或者未按规定在独立包装上标注相关内容的，由县级以上人民政府卫生行政部门依照前款规定给予处罚。

食品相关产品生产者未按规定对生产的食品相关产品进行检验的，由县级以上人民政府质量监督部门依照第一款规定给予处罚。

食用农产品销售者违反本法第六十五条规定的，由县级以上人民政府食品药品监督管理部门依照第一款规定给予处罚。

第一百二十七条　对食品生产加工小作坊、食品摊贩等的违法行为的处罚，依照省、自治区、直辖市制定的具体管理办法执行。

第一百二十八条　违反本法规定，事故单位在发生食品安全事故后未进行处置、报告的，由有关主管部门按照各自职责分工责令改正，给予警告；隐匿、伪造、毁灭有关证据的，责令停产停业，没收违法所得，并处十万元以上五十万元以下罚款；造成严重后果的，吊销许可证。

第一百二十九条　违反本法规定，有下列情形之一的，由出入境检验检疫机构依照本法第一百二十四条的规定给予处罚：

（一）提供虚假材料，进口不符合我国食品安全国家标准的食品、食品添加剂、食品相关产品；

（二）进口尚无食品安全国家标准的食品，未提交所执行的标准并经国务院卫生行政部门审查，或者进口利用新的食品原料生产的食品或者进口食品添加剂新品种、食品相关产品新品种，未通过安全性评估；

（三）未遵守本法的规定出口食品；

（四）进口商在有关主管部门责令其依照本法规定召回进口的食品后，仍拒不召回。

违反本法规定，进口商未建立并遵守食品、食品添加剂进口和销售记录制度、境外出口商或者生产企业审核制度的，由出入境检验检疫机构依照本法第一百二十六条的规定给予处罚。

第一百三十条　违反本法规定，集中交易市场的开办者、柜台出租者、展销会的举办者允许未依法取得许可的食品经营者进入市场销售食品，或者未履行检查、报告等义务的，由县级以上人民政府食品药品监督管理部门责令改正，没收违法所得，并处五万元以上二十万元以下罚款；造成严重后果的，责令停业，直至由原发证部门吊销许可证；使消费者的合法权益受到损害的，应当与食品经营者承担连带责任。

食用农产品批发市场违反本法第六十四条规定的，依照前款规定承担责任。

第一百三十一条　违反本法规定，网络食品交易第三方平台提供者未对入网食品经营者进行实名登记、审查许可证，或者未履行报告、停止提供网络交易平台服务等义务的,由县级以上人民政府食品药品监督管理部门责令改正,没收违法所得,并处五万元以上二十万元以下罚款;造成严重后果的,责令停业,直至由原发证部门吊销许可证;使消费者的合法权益受到损害的,应当与食品经营者承担连带责任。

消费者通过网络食品交易第三方平台购买食品,其合法权益受到损害的,可以向入网食品经营者或者食品生产者要求赔偿。网络食品交易第三方平台提供者不能提供入网食品经营者的真实名称、地址和有效联系方式的,由网络食品交易第三方平台提供者赔偿。网络食品交易第三方平台提供者赔偿后,有权向入网食品经营者或者食品生产者追偿。网络食品交易第三方平台提供者作出更有利于消费者承诺的,应当履行其承诺。

第一百三十二条 违反本法规定,未按要求进行食品贮存、运输和装卸的,由县级以上人民政府食品药品监督管理等部门按照各自职责分工责令改正,给予警告;拒不改正的,责令停产停业,并处一万元以上五万元以下罚款;情节严重的,吊销许可证。

第一百三十三条 违反本法规定,拒绝、阻挠、干涉有关部门、机构及其工作人员依法开展食品安全监督检查、事故调查处理、风险监测和风险评估的,由有关主管部门按照各自职责分工责令停产停业,并处二千元以上五万元以下罚款;情节严重的,吊销许可证;构成违反治安管理行为的,由公安机关依法给予治安管理处罚。

违反本法规定,对举报人以解除、变更劳动合同或者其他方式打击报复的,应当依照有关法律的规定承担责任。

第一百三十四条 食品生产经营者在一年内累计三次因违反本法规定受到责令停产停业、吊销许可证以外处罚的,由食品药品监督管理部门责令停产停业,直至吊销许可证。

第一百三十五条 被吊销许可证的食品生产经营者及其法定代表人、直接负责的主管人员和其他直接责任人员自处罚决定作出之日起五年内不得申请食品生产经营许可,或者从事食品生产经营管理工作、担任食品生产经营企业食品安全管理人员。

因食品安全犯罪被判处有期徒刑以上刑罚的,终身不得从事食品生产经营管理工作,也不得担任食品生产经营企业食品安全管理人员。

食品生产经营者聘用人员违反前两款规定的,由县级以上人民政府食品药品监督管理部门吊销许可证。

第一百三十六条 食品经营者履行了本法规定的进货查验等义务,有充分证据证明其不知道所采购的食品不符合食品安全标准,并能如实说明其进货来源的,可以免予处罚,但应当依法没收其不符合食品安全标准的食品;造成人身、财产或者其他损害的,依法承担赔偿责任。

第一百三十七条 违反本法规定,承担食品安全风险监测、风险评估工作的技术机构、技术人员提供虚假监测、评估信息的,依法对技术机构直接负责的主管人员和技术人员给予撤职、开除处分;有执业资格的,由授予其资格的主管部门吊销执业证书。

第一百三十八条 违反本法规定,食品检验机构、食品检验人员出具虚假检验报告的,由授予其资质的主管部门或者机构撤销该食品检验机构的检验资质,没收所收取的检验费用,并处检验费用五倍以上十倍以下罚款,检验费用不足一万元的,并处五万元以上十万元以下罚款;依法对食品检验机构直接负责的主管人员和食品检验人员给予撤职或者开除处分;导致发生重大食品安全事故的,对直接负责的主管人员和食品检验人员给予开除处分。

违反本法规定,受到开除处分的食品检验机构人员,自处分决定作出之日起十年内不得从事食品检验工作;因食品安全违法行为受到刑事处罚或者因出具虚假检验报告导致发生重大食品安全事故受到开除处分的食品检验机构人员,终身不得从事食品检验工作。食品检验机构聘用不得从事食品检验工作的人员的,由授予其资质的主管部门或者机构撤销该食品检验机构的检验资质。

食品检验机构出具虚假检验报告,使消费者的合法权益受到损害的,应当与食品生产经营者承担连带责任。

第一百三十九条 违反本法规定,认证机构出具虚假认证结论,由认证认可监督管理部门没收所收取的认证费用,并处认证费用五倍以上十倍以下罚款,认证费用不足一万元的,并处五万元以上十万元以下罚款;情节严重的,责令停业,直至撤销认证机构批准文件,并向社会公布;对直接负责的主管人员和负有直接责任的认证人员,撤销其执业资格。

认证机构出具虚假认证结论,使消费者的合法权益受到损害的,应当与食品生产经营者承担连带责任。

第一百四十条 违反本法规定,在广告中对食品作虚假宣传,欺骗消费者,或者发布未取得批准文件、广告内容与批准文件不一致的保健食品广告的,依照《中华人民共和国广告法》的规定给予处罚。

广告经营者、发布者设计、制作、发布虚假食品广告,使消费者的合法权益受到损害的,应当与食品生产经营者承担连带责任。

社会团体或者其他组织、个人在虚假广告或者其他虚假宣传中向消费者推荐食品,使消费者的合法权益受到损害的,应当与食品生产经营者承担连带责任。

违反本法规定,食品药品监督管理等部门、食品检验机构、食品行业协会以广告或者其他形式向消费者推荐食品,消费者组织以收取费用或者其他牟取利益的方式向消费者推荐食品的,由有关主管部门没收违法所得,依法对直接负责的主管人员和其他直接责任人员给予记大过、降级或者撤职处分;情节严重的,给予开除处分。

对食品作虚假宣传且情节严重的,由省级以上人民政府食品药品监督管理部门决定暂停销售该食品,并向社会公布;仍然销售该食品的,由县级以上人民政府食品药品监督管理部门没收违法所得和违法销售的食品,并处二万元以上五万元以下罚款。

第一百四十一条　违反本法规定,编造、散布虚假食品安全信息,构成违反治安管理行为的,由公安机关依法给予治安管理处罚。

媒体编造、散布虚假食品安全信息的,由有关主管部门依法给予处罚,并对直接负责的主管人员和其他直接责任人员给予处分;使公民、法人或者其他组织的合法权益受到损害的,依法承担消除影响、恢复名誉、赔偿损失、赔礼道歉等民事责任。

第一百四十二条　违反本法规定,县级以上地方人民政府有下列行为之一的,对直接负责的主管人员和其他直接责任人员给予记大过处分;情节较重的,给予降级或者撤职处分;情节严重的,给予开除处分;造成严重后果的,其主要负责人还应当引咎辞职:

(一)对发生在本行政区域内的食品安全事故,未及时组织协调有关部门开展有效处置,造成不良影响或者损失;

(二)对本行政区域内涉及多环节的区域性食品安全问题,未及时组织整治,造成不良影响或者损失;

(三)隐瞒、谎报、缓报食品安全事故;

(四)本行政区域内发生特别重大食品安全事故,或者连续发生重大食品安全事故。

第一百四十三条　违反本法规定,县级以上地方人民政府有下列行为之一的,对直接负责的主管人员和其他直接责任人员给予警告、记过或者记大过处分;造成严重后果的,给予降级或者撤职处分:

(一)未确定有关部门的食品安全监督管理职责,未建立健全食品安全全程监督管理工作机制和信息共享机制,未落实食品安全监督管理责任制;

(二)未制定本行政区域的食品安全事故应急预案,或者发生食品安全事故后未按规定立即成立事故处置指挥机构、启动应急预案。

第一百四十四条　违反本法规定,县级以上人民政府食品药品监督管理、卫生行政、质量监督、农业行政等部门有下列行为之一的,对直接负责的主管人员和其他直接责任人员给予记大过处分;情节较重的,给予降级或者撤职处分;情节严重的,给予开除处分;造成严重后果的,其主要负责人还应当引咎辞职:

(一)隐瞒、谎报、缓报食品安全事故;

（二）未按规定查处食品安全事故，或者接到食品安全事故报告未及时处理，造成事故扩大或者蔓延；

（三）经食品安全风险评估得出食品、食品添加剂、食品相关产品不安全结论后，未及时采取相应措施，造成食品安全事故或者不良社会影响；

（四）对不符合条件的申请人准予许可，或者超越法定职权准予许可；

（五）不履行食品安全监督管理职责，导致发生食品安全事故。

第一百四十五条 违反本法规定，县级以上人民政府食品药品监督管理、卫生行政、质量监督、农业行政等部门有下列行为之一，造成不良后果的，对直接负责的主管人员和其他直接责任人员给予警告、记过或者记大过处分；情节较重的，给予降级或者撤职处分；情节严重的，给予开除处分：

（一）在获知有关食品安全信息后，未按规定向上级主管部门和本级人民政府报告，或者未按规定相互通报；

（二）未按规定公布食品安全信息；

（三）不履行法定职责，对查处食品安全违法行为不配合，或者滥用职权、玩忽职守、徇私舞弊。

第一百四十六条 食品药品监督管理、质量监督等部门在履行食品安全监督管理职责过程中，违法实施检查、强制等执法措施，给生产经营者造成损失的，应当依法予以赔偿，对直接负责的主管人员和其他直接责任人员依法给予处分。

第一百四十七条 违反本法规定，造成人身、财产或者其他损害的，依法承担赔偿责任。生产经营者财产不足以同时承担民事赔偿责任和缴纳罚款、罚金时，先承担民事赔偿责任。

第一百四十八条 消费者因不符合食品安全标准的食品受到损害的，可以向经营者要求赔偿损失，也可以向生产者要求赔偿损失。接到消费者赔偿要求的生产经营者，应当实行首负责任制，先行赔付，不得推诿；属于生产者责任的，经营者赔偿后有权向生产者追偿；属于经营者责任的，生产者赔偿后有权向经营者追偿。

生产不符合食品安全标准的食品或者经营明知是不符合食品安全标准的食品，消费者除要求赔偿损失外，还可以向生产者或者经营者要求支付价款十倍或者损失三倍的赔偿金；增加赔偿的金额不足一千元的，为一千元。但是，食品的标签、说明书存在不影响食品安全且不会对消费者造成误导的瑕疵的除外。

第一百四十九条 违反本法规定，构成犯罪的，依法追究刑事责任。

## 第十章 附 则

第一百五十条 本法下列用语的含义：

食品，指各种供人食用或者饮用的成品和原料以及按照传统既是食品又是中药材的物品,但是不包括以治疗为目的的物品。

食品安全,指食品无毒、无害,符合应当有的营养要求,对人体健康不造成任何急性、亚急性或者慢性危害。

预包装食品,指预先定量包装或者制作在包装材料、容器中的食品。

食品添加剂,指为改善食品品质和色、香、味以及为防腐、保鲜和加工工艺的需要而加入食品中的人工合成或者天然物质,包括营养强化剂。

用于食品的包装材料和容器,指包装、盛放食品或者食品添加剂用的纸、竹、木、金属、搪瓷、陶瓷、塑料、橡胶、天然纤维、化学纤维、玻璃等制品和直接接触食品或者食品添加剂的涂料。

用于食品生产经营的工具、设备,指在食品或者食品添加剂生产、销售、使用过程中直接接触食品或者食品添加剂的机械、管道、传送带、容器、用具、餐具等。

用于食品的洗涤剂、消毒剂,指直接用于洗涤或者消毒食品、餐具、饮具以及直接接触食品的工具、设备或者食品包装材料和容器的物质。

食品保质期,指食品在标明的贮存条件下保持品质的期限。

食源性疾病,指食品中致病因素进入人体引起的感染性、中毒性等疾病,包括食物中毒。

食品安全事故,指食源性疾病、食品污染等源于食品,对人体健康有危害或者可能有危害的事故。

第一百五十一条　转基因食品和食盐的食品安全管理,本法未作规定的,适用其他法律、行政法规的规定。

第一百五十二条　铁路、民航运营中食品安全的管理办法由国务院食品药品监督管理部门会同国务院有关部门依照本法制定。

保健食品的具体管理办法由国务院食品药品监督管理部门依照本法制定。

食品相关产品生产活动的具体管理办法由国务院质量监督部门依照本法制定。

国境口岸食品的监督管理由出入境检验检疫机构依照本法以及有关法律、行政法规的规定实施。

军队专用食品和自供食品的食品安全管理办法由中央军事委员会依照本法制定。

第一百五十三条　国务院根据实际需要,可以对食品安全监督管理体制作出调整。

第一百五十四条　本法自 2015 年 10 月 1 日起施行。

# 附录二 中国居民膳食营养素参考摄入量
## Chinese Dietary Reference Intakes（DRIs）

DRIs 是在 RDAs 基础上发展起来的一组每日平均膳食营养素摄入量的参考值,包括四项内容:平均需要量(EAR)、推荐摄入量(RNI)、适宜摄入量(AI)和可耐受最高摄入量(UL)。

### 一、平均需要量( EAR,Estimated Average Requirement )

EAR 是某一特定性别、年龄及生理状况群体中对某营养素需要量的平均值。摄入量达到 EAR 水平是可以满足群体中半数个体对该营养素的需要。而不能满足另外半数个体的需要。EAR 是 RNI 的基础。如果个体摄入量呈常态分布,一个人群的 RNI = EAR+2SD。针对个体,可以检查其摄入不足的可能性。

### 二、推荐摄入量( RNI,Recommended Nutrient Intake )

RNI 相当于传统使用的 RDA, 它可以满足某一特定群体中绝大多数(97% ~ 98%)个体需要量的摄入水平,可以维持组织中有适当的储备。RNI 是健康个体的膳食营养素摄入标准,个体摄入量低于 RNI 时,并不一定表明该个体未达到适宜营养状态。如果个体的平均摄入量达到或超过了 RNI,可以认为该个体没有摄入不足的危险。

### 三、适宜摄入量 ( AI,Adequate Intakes )

AI 是通过观察或实验获得的健康人群某种营养素的摄入量。AI 能满足目标人群中几乎所有个体的需要。AI 的准确性远不如 RNI,可能显著高于 RNI。AI 的主要作个体的营养素摄入目标,同时用作过多摄入的标准。当健康个体摄入量达到 AI 时,出现营养缺乏的危险性很小。如长期摄入超过 AI,则有可能产生毒副作用。

### 四、可耐受最高摄入量( UL,Tolerable Upper Intake Level )

UL 是平均每日可以摄入某营养素的最高量。这个量对一般人群中的几乎所有个体都不至于损害健康。UL 的主要用途是检查个体摄入量过高的可能,避免发生中毒。当摄入量超过 UL 时,发生毒副作用的危险性会增加,在大多数情况下,UL 包括膳食、强化食物或添加剂等各种来源的添加剂之和。

表 1　中国居民膳食营养参考摄入量

| 年龄<br>(岁) | 能量 RNI(千卡/天) | | 蛋白质 RNI(克/天) | | 脂肪(脂肪能量占总能量的百分比%)<br>RNI | 碳水化合物(碳水化合物占总能量的百分比%)RNI |
|---|---|---|---|---|---|---|
| | 男 | 女 | 男 | 女 | | |
| 0~ | 95 千卡/(千克体重·天) | | 1.5~3 克/<br>(千克体重·天) | | 45~50 | |
| 0.5~ | 95 千卡/(千克体重·天) | | | | 35~40 | |
| 1~ | 1100 | 1050 | 35 | 35 | 35~40 | |
| 2~ | 1200 | 1150 | 40 | 40 | 30~35 | |
| 3~ | 1350 | 1300 | 45 | 45 | 30~35 | |
| 4~ | 1450 | 1400 | 50 | 50 | 30~35 | |
| 5~ | 1600 | 1500 | 55 | 55 | 30~35 | |
| 6~ | 1700 | 1600 | 55 | 55 | 30~35 | |
| 7~ | 1800 | 1700 | 60 | 60 | 25~30 | |
| 8~ | 1900 | 1800 | 65 | 65 | 25~30 | 建议除 2 岁以下的婴儿外(＜2岁),碳水化合物应提供 55%~65% 的膳食总能量。 |
| 9~ | 2000 | 1900 | 65 | 65 | 25~30 | |
| 10~ | 2100 | 2000 | 70 | 65 | 25~30 | |
| 11~ | 2400 | 2200 | 75 | 75 | 25~30 | |
| 14~ | 2900 | 2400 | 85 | 80 | 25~30 | |
| 18~<br>轻体力活动<br>中体力活动<br>重体力活动 | <br>2400<br>2700<br>3200 | <br>2100<br>2300<br>2700 | <br>75<br>80<br>90 | <br>65<br>70<br>80 | 20~30 | |
| 孕妇<br>早期<br>中期<br>晚期 | <br><br><br>+200 | | | <br>+5<br>+15<br>+20 | 20~30 | |
| 乳母 | +500 | | | +20 | | |

续表

| 年龄（岁） | 能量 RNI（千卡/天） | | 蛋白质 RNI（克/天） | | 脂肪（脂肪能量占总能量的百分比%）RNI | 碳水化合物（碳水化合物占总能量的百分比%）RNI |
|---|---|---|---|---|---|---|
| | 男 | 女 | 男 | 女 | | |
| 50~ | | | | | 20~30 | |
| 轻体力活动 | 2300 | 1900 | 75 | 65 | | |
| 中体力活动 | 2600 | 2000 | 80 | 70 | | |
| 重体力活动 | 3100 | 2200 | 90 | 80 | | |
| 60~ | | | 75 | 65 | 20~30 | |
| 轻体力活动 | 1900 | 1800 | | | | |
| 中体力活动 | 2200 | 2000 | | | | |
| 70~ | | | 75 | 65 | 20~30 | |
| 轻体力活动 | 1900 | 1700 | | | | |
| 中体力活动 | 2100 | 1900 | | | | |
| 80~ | 1900 | 1700 | 75 | 65 | 20~30 | |

注：（1）RNI：推荐摄入量。

（2）a：成年人按（1）16g/（kg.d）计。

（3）b：老年人按（1）27g/（kg.d）或蛋白质占总能量 15%计。

### 表2　中国居民膳食营养素参考摄入量（DRIs）常量元素

单位：毫克/天

| 年龄（岁） | 钙 | | 磷 | | 钾 | 钠 | 氯 | 镁 | |
|---|---|---|---|---|---|---|---|---|---|
| | AI | UL | AI | UL | AI | AI | AI | AI | UL |
| 0~ | 300 | — | 150 | — | 500 | 200 | 400 | 30 | — |
| 0.5~ | 400 | — | 300 | — | 700 | 500 | 800 | 70 | — |
| 1~ | 600 | 2000 | 450 | 3000 | 1000 | 650 | 1000 | 100 | 200 |
| 4~ | 800 | 2000 | 500 | 3000 | 1500 | 900 | 1600 | 150 | 300 |
| 7~ | 800 | 2000 | 700 | 3000 | 1500 | 1000 | 2200 | 250 | 500 |
| 11~ | 1000 | 2000 | 1000 | 3500 | 1500 | 1200 | 2400 | 350 | 700 |
| 14~ | 1000 | 2000 | 1000 | 3500 | 2000 | 1800 | 2800 | 350 | 700 |
| 18~ | 800 | 2000 | 700 | 3500 | 2000 | 2200 | 3400 | 350 | 700 |

续表

| 年龄（岁） | 钙 | | 磷 | | 钾 | 钠 | 氟 | 镁 | |
|---|---|---|---|---|---|---|---|---|---|
| | AI | UL | AI | UL | AI | AI | AI | AI | UL |
| 50~ | 1000 | 2000 | 700 | 3500 | | | | | |
| 60~ | | | | 3000 | | | | | |
| 孕妇 | | | 700 | 3000 | 2500 | 2200 | | +100 | 700 |
| 中期 | 1000 | 2000 | | | | | | | |
| 晚期 | 1200 | 2000 | | | | | | | |
| 乳母 | 1200 | 2000 | 700 | 3500 | 2500 | 2200 | | +100 | 700 |

注：（1）AI：适宜摄入量。

（2）UL：可耐受最高摄入量。

### 表3　中国居民膳食营养素参考摄入量（DRIs）微量元素

单位：毫克/天

| 年龄（岁） | 铁 | | 碘（μg/d） | | 锌 | | 硒（μg/d） | | | 铜 | | 氟 | | 铬（μg/d） | | 钼（μg/d） | |
|---|---|---|---|---|---|---|---|---|---|---|---|---|---|---|---|---|---|
| | AI | UL | RNI | UL | RNI | UL | AI | RNI | UL | AI | UL | AI | UL | AI | UL | AI | UL |
| 0~ | 0.3 | 10 | 50 | — | 1.45 | — | 15 | | 55 | 0.4 | — | 0.1 | 0.4 | 10 | — | — | — |
| 0.5~ | 10 | 30 | 50 | — | 8.0 | 13 | 20 | | 80 | 0.6 | — | 0.4 | 0.8 | 15 | — | — | — |
| 1~ | 12 | 30 | 50 | — | 9.0 | 23 | | 20 | 120 | 0.8 | 1.5 | 0.6 | 1.2 | 20 | 200 | 15 | 80 |
| 4~ | 12 | 30 | 90 | — | 12.0 | 23 | | 25 | 180 | 1.0 | 2.0 | 0.8 | 1.6 | 30 | 300 | 20 | 110 |
| 7~ | 12 | 30 | 90 | 800 | 13.5 | 28 | | 35 | 240 | 1.2 | 3.5 | 1.0 | 2.0 | 30 | 300 | 30 | 160 |
| 11~12 男 | 16 | 50 | 120 | 800 | 18 | 37 | | 45 | 300 | 1.8 | 5.0 | 1.2 | 2.4 | 40 | 400 | 50 | 280 |
| 女 | 18 | | | | 15 | 34 | | | | | | | | | | | |
| 14~ 男 | 20 | 50 | 150 | 800 | 19 | 42 | | 50 | 360 | 2.0 | 7.0 | 1.4 | 2.8 | 40 | 400 | | |
| 女 | 25 | 50 | | | 19.5 | 35 | | | | | | | | | | | |
| 18~ 男 | 15 | 50 | 150 | 1000 | 15.5 | 5 | | 50 | 400 | 2.0 | 8.0 | 1.5 | 3.0 | 50 | 500 | 60 | 350 |
| 女 | 20 | | | | 11.5 | 7 | | | | | | | | | | | |

续表

| 年龄(岁) | 铁 AI | 铁 UL | 碘(μg/d) RNI | 碘(μg/d) UL | 锌 RNI | 锌 UL | 硒(μg/d) AI | 硒(μg/d) RNI | 硒(μg/d) UL | 铜 AI | 铜 UL | 氟 AI | 氟 UL | 铬(μg/d) AI | 铬(μg/d) UL | 钼(μg/d) AI | 钼(μg/d) UL |
|---|---|---|---|---|---|---|---|---|---|---|---|---|---|---|---|---|---|
| 50~ | 15 | 0 | | | | | | | | | | | | 50 | 500 | | |
| 孕妇 | 5 | 60 | 200 | 1000 | 11.5 | 5 | | 50 | 400 | | | | | | | | |
| 早期 | 5 | 60 | | | +5 | | | | | | | | | | | | |
| 中期 | | | | | +5 | | | | | | | | | | | | |
| 晚期 | | | | | | | | | | | | | | | | | |
| 乳母 | 5 | 0 | 1000 | 1000 | +10 | 5 | | 5 | 00 | | | | | | | | |

注:(1)AI:适宜摄入量。

(2)RNI:推荐摄入量。

(3)UL:可耐受最高摄入量。

(4)μg/d:微克/天。

### 表4 中国居民膳食营养素参考摄入量(DRIs)维生素1

单位:毫克/天

| 年龄(岁) | 维生素A(μgRE) RNI | 维生素A UL | 维生素D(μg/d) RNI | 维生素D UL | 维生素E AI | 维生素E UL | 维生素K AI | 维生素B1 RNI | 维生素B1 UL | 维生素B2 RNI | 维生素B6 AI |
|---|---|---|---|---|---|---|---|---|---|---|---|
| 0~ | 400 | | 10 | | 3 | 200 | | 0.2(AI) | | 0.4(AI) | 0.1 |
| 0.5~ | 400 | | 10 | | 3 | 200 | | 0.3(AI) | | 0.5(AI) | 0.3 |
| 1~ | 500 | | 10 | | 4 | 200 | 2微克/(千克重·天) | 0.6 | 50 | 0.6 | 0.5 |
| 4~ | 600 | 2000 | 10 | 20 | 5 | 300 | | 0.7 | 50 | 0.7 | 0.6 |
| 7~ | 700 | | 10 | | 7 | 300 | | 0.9 | 50 | 1.0 | 0.7 |
| 11~12 | 700 | | 5 | | 10 | 600 | | 1.2 | 50 | 1.2 | 0.9 |
| 14~ 男 | 800 | | 5 | 20 | 13.3 | 800 | | 1.5 | 50 | 1.5 | 1.1 |
| 14~ 女 | 700 | | | | 11.8 | | | 1.2 | | 1.2 | |
| 18~ 男 | 800 | 3000 | 5 | 20 | 14 | 800 | | 1.4 | 50 | 1.4 | 1.2 |
| 18~ 女 | 700 | | | | | | | 1.3 | | 1.2 | |

续表

| 年龄（岁） | 维生素 A（µgRE） | | 维生素 D（µg/d） | | 维生素 E | | 维生素 K | 维生素 B₁ | | 维生素 B₂ | 维生素 B₆ |
|---|---|---|---|---|---|---|---|---|---|---|---|
| | RNI | UL | RNI | UL | AI | UL | AI | RNI | UL | RNI | AI |
| 50～ | | | 10 | | 14 | | | | | | |
| 男 | 800 | | | | | | | | | | 1.5 |
| 女 | 700 | | | | | | | | | | |
| 60～ | | | | | | | | | | | |
| 男 | 800 | | 10 | | | | | | | | |
| 女 | 700 | | 10 | | | | | | | | |
| 孕妇 | | 2400 | 10 | | 14 | | | 1.5 | | 1.7 | 1.9 |
| 早期 | 800 | | | | | | | | | | |
| 中期 | 900 | | | | | | | | | | |
| 晚期 | 900 | | | | | | | | | | |
| 乳母 | 1200 | | 10 | | 14 | | | | | 1.7 | 1.9 |

注:(1)AI:适宜摄入量。
(2)RNI:推荐摄入量。
(3)UL:可耐受最高摄入量:微克视黄醇当量。
(4)µg/d:微克/天。
(5)µgRE:微克视黄醇当量。
(6)维生素 E 的 UL 资料源自美国标准。

## 表5　中国居民膳食营养素参考摄入量(DRIs)维生素2

单位:毫克/天

| 年龄（岁） | 维生素 B₁₂（µg/d） | 维生素 C | | 泛酸 | 叶酸（µg/d） | | 烟酸（mgNE/d） | | 胆碱 | | 生物素（µg/d） |
|---|---|---|---|---|---|---|---|---|---|---|---|
| | AI | RNI | UL | AI | RNI | UL | RNI | UL | AI | UL | AI |
| 0～ | 0.4 | 40 | 400 | 1.7 | 65(AI) | — | 2(AI) | | 100 | 600 | 5 |
| 0.5～ | 0.5 | 50 | 500 | 1.8 | 80(AI) | — | 3(AI) | | 150 | 800 | 6 |
| 1～ | 0.9 | 60 | 600 | 2.0 | 150 | 300 | 6 | 10 | 200 | 1000 | 8 |
| 4～ | 1.2 | 70 | 700 | 3.0 | 200 | 400 | 7 | 15 | 250 | 1500 | 12 |

续表

| 年龄<br>(岁) | 维生素<br>B₁₂<br>(μg/d) | 维生素 C | | 泛酸 | 叶酸(μg/d) | | 烟酸(mgNE/d) | | 胆碱 | | 生物素<br>(μg/d) |
|---|---|---|---|---|---|---|---|---|---|---|---|
| | AI | RNI | UL | AI | RNI | UL | RNI | UL | AI | UL | AI |
| 7~ | 1.2 | 80 | 800 | 4.0 | 200 | 400 | 9 | 20 | 300 | 2000 | 16 |
| 11~ | 1.8 | 90 | 900 | 5.0 | 300 | 600 | 12 | 30 | 350 | 2500 | 20 |
| 14~<br>男<br>女 | 2.4 | 100 | 1000 | 5.0 | 400 | 800 | <br>15<br>12 | 30 | 450 | 3000 | 25 |
| 18~<br>男<br>女 | 2.4 | ≤100 | 1000 | 5.0 | 400 | 1000 | <br>14<br>13 | 35 | 450 | 3500 | 30 |
| 孕妇<br>早期<br>中期<br>晚期 | 2.6 | <br>130<br>130 | 1000 | 不分期<br>6.0 | 600 | 1000 | 15 | | 500 | 3500 | 不分期<br>30 |
| 乳母 | 2.8 | 130 | 1000 | 7.0 | 500 | 1000 | 18 | | 500 | 3500 | 35 |

注：(1)AI：适宜摄入量。

(2)RNI：推荐摄入量。

(3)UL：可耐受最高摄入量。

(4)μg/d：微克/天。

(5)mgNE：毫克烟酸当量。

　　说明：上述表格数据引自中国营养学会编著的《中国居民膳食营养素参考摄入量 Chinese DRIs》，请参考该书中如下表格中的有关数据。

　　中国居民膳食营养素参考摄入量(DRIs)——能量及宏量营养素

　　中国居民膳食营养素参考摄入量(DRIs)——常量元素

　　中国居民膳食营养素参考摄入量(DRIs)——微量元素

　　中国居民膳食营养素参考摄入量(DRIs)——维生素1

　　中国居民膳食营养素参考摄入量(DRIs)——维生素2

# 参考文献

［1］林晓明.高级营养学［M］.北京:北京大学出版社,2004.

［2］苏宜香.营养学［M］.北京:北京大学出版社,2006.

［3］中国营养学会.中国居民膳食指南(2007)［M］.拉萨:西藏人民出版社,2011.

［4］葛可佑.中国营养科学全书［M］.北京:人民卫生出版社,2006.

［5］吴坤.营养与食品卫生学［M］.北京:人民卫生出版社,2006.

［6］杨月欣,王光亚,潘兴昌.中国食物成分表(2002)［M］.北京:北京大学医学出版社,2002.

［7］杨月欣.中国食物成分表(2004)［M］.北京:北京大学医学出版社,2005.

［8］黄刚平.营养与卫生［M］.北京:旅游教育出版社,2008.

［9］中国营养学会.中国居民膳食营养素参考摄入量(简要本)［M］.北京:中国工业出版社,2001.

［10］彭景.烹饪营养学［M］.北京:中国轻工业出版社,2000.

［11］李长平.营养课堂［M］.北京:作家出版社,2003.

［12］韩百草.生机饮食健康指南［M］.上海:上海书店出版社,2004.

责任编辑：果凤双

图书在版编目（CIP）数据

食品营养与卫生／吴芳宁主编. -- 北京：旅游教
育出版社，2017. 1（2024.8 重印）
　新编全国旅游中等职业教育系列教材
　ISBN 978-7-5637-3498-6

Ⅰ．①食… Ⅱ．①吴… Ⅲ．①食品营养—中等专业学
校—教材②食品卫生—中等专业学校—教材 Ⅳ．①R15

中国版本图书馆 CIP 数据核字（2016）第 303464 号

新编全国旅游中等职业教育系列教材

### 食品营养与卫生

吴芳宁　主　编

高金兰　副主编

| | |
|---|---|
| 出版单位 | 旅游教育出版社 |
| 地　　址 | 北京市朝阳区定福庄南里 1 号 |
| 邮　　编 | 100024 |
| 发行电话 | （010）65778403 65728372 65767462（传真） |
| 本社网址 | www.tepcb.com |
| E-mail | tepfx@ 163.com |
| 排版单位 | 北京旅教文化传播有限公司 |
| 印刷单位 | 北京虎彩文化传播有限公司 |
| 经销单位 | 新华书店 |
| 开　　本 | 710 毫米×1000 毫米　1/16 |
| 印　　张 | 19 |
| 字　　数 | 297 千字 |
| 版　　次 | 2017 年 1 月第 1 版 |
| 印　　次 | 2024 年 8 月第 4 次印刷 |
| 定　　价 | 29.00 元 |

（图书如有装订差错请与发行部联系）